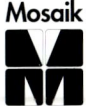

Mosaik

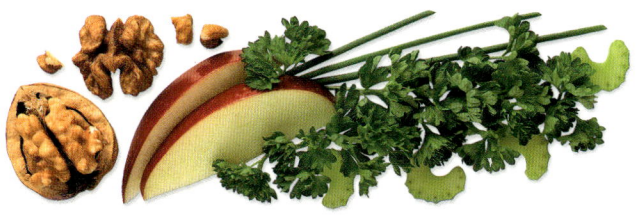

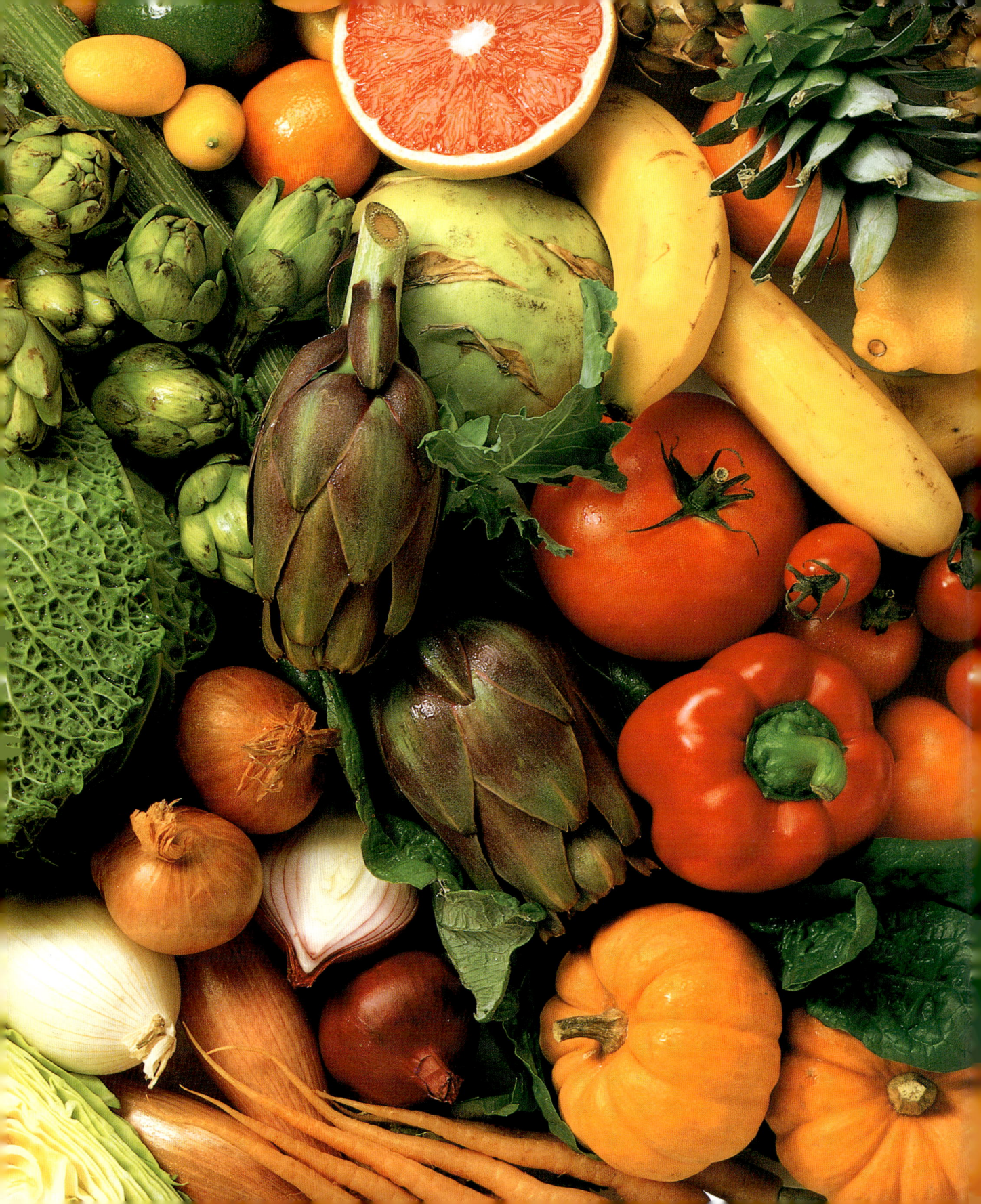

DIE 50 BESTEN LEBENSMITTEL
für Ihre Gesundheit

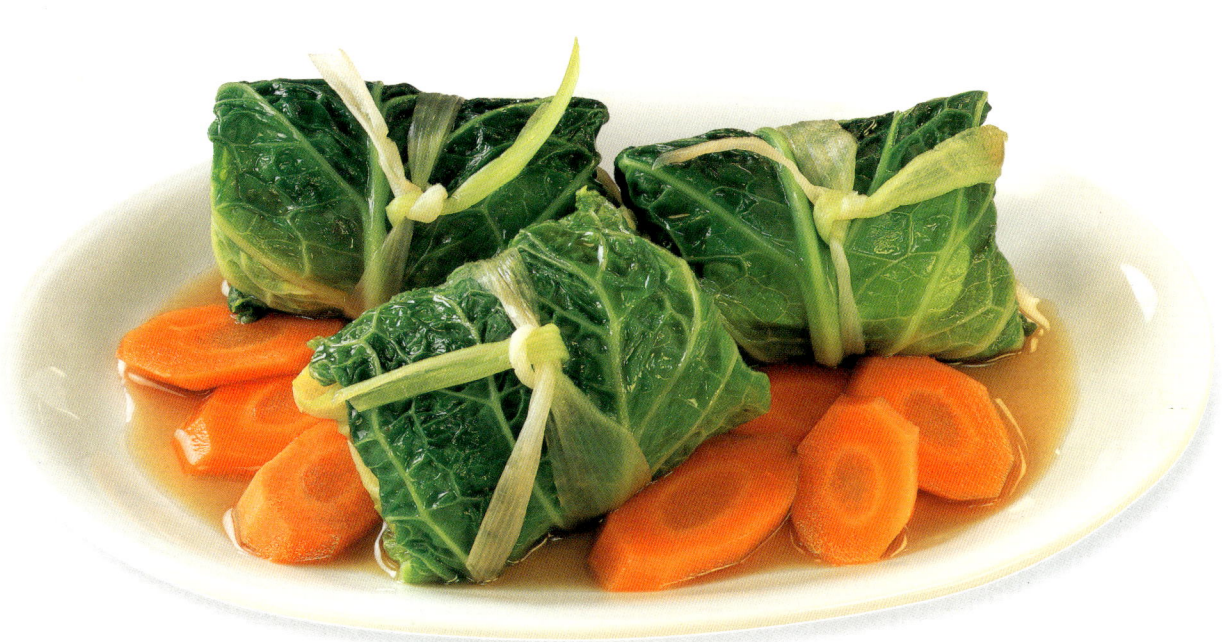

Was sie bewirken, wofür sie gut sind

Mit vielen ausgewählten Rezepten

MIRIAM POLUNIN

Mosaik Verlag

A Dorling Kindersley Book

Meinem Sohn Joe Vester gewidmet

Titel der Originalausgabe: *Healing Foods*

Originalverlag: Dorling Kindersley Limited, London 1997

Food Fotografie: Andrew Whittuck

Der Mosaik Verlag ist ein Unternehmen
der Verlagsgruppe Bertelsmann

Übersetzung: Dr. Inge Hofmann
Redaktion: Christina Hackner
Einbandgestaltung: Martina Eisele, München
Satz: Filmsatz Schröter GmbH, München
Reproduktion: Colourscan, Singapur
Druck und Bindung: Star Standard Industries, Singapur
Printed in Singapore
ISBN 3-576-11051-8

INHALT

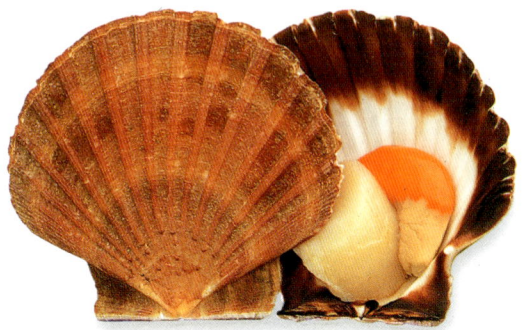

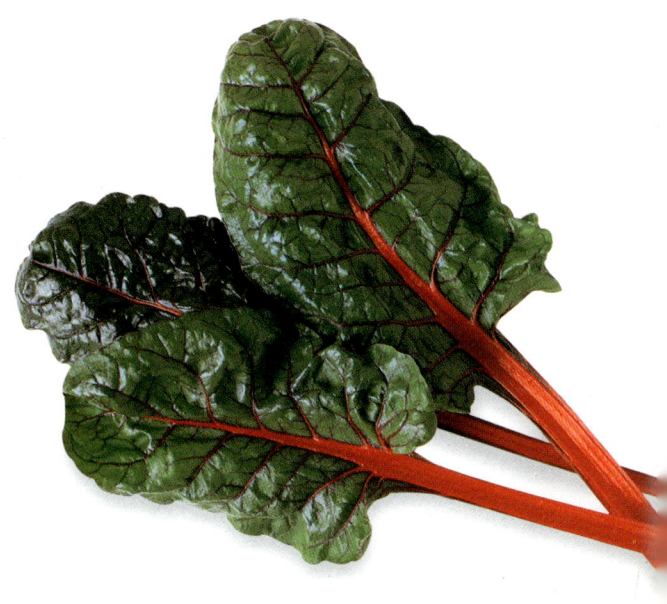

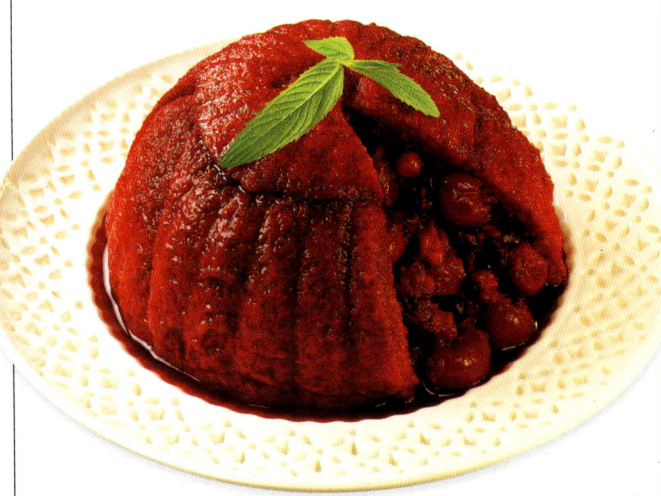

VORWORT

VOR MEHR ALS ZWEITAUSEND JAHREN *schrieb Hippokrates: »Alles, was wir zu uns nehmen, wirkt auf den Körper und verändert ihn in gewisser Weise, und von diesen Veränderungen hängt das ganze Leben ab, egal ob man gesund, krank oder rekonvaleszent ist.«*

In den letzten Jahren rückte Ernährung als Voraussetzung für Wohlbefinden und Gesundheit erneut ins Visier der Forschung. Ihre Botschaft: Bestimmte Lebensmittel sind genauso wichtig für das Wohlbefinden wie das Vermeiden anderer, beispielsweise von zuviel Fett oder Zucker.

Von den Tausenden von Pflanzen und Tieren auf der Erde essen wir Menschen nur einige hundert Arten. Und das nicht ohne Grund: Diese schmecken nicht nur, sondern haben sich über Jahrhunderte hinweg bewährt. Das Wissen um wertvolle Nahrungsmittel, das sich unseren Vorfahren aus der täglichen Beobachtung erschloß, kann jetzt durch die moderne Ernährungswissenschaft bestätigt werden. Viele attraktive Farb-, Geschmacksstoffe und Aromen, wie etwa die bestechende Färbung von Karotten oder Tomaten oder der würzige Geruch von Zwiebeln, sind nicht nur eine Garnierung der Natur, sondern stammen von Substanzen, die für unseren Organismus sehr wichtig sind. Dazu gehören die bekannten Vitamine und Mineralien als auch erst jüngst erforschte Inhaltsstoffe. Somit war man wieder bei dem gleichen Ergebnis wie bereits der griechische Heilkundige Hippokrates vor Beginn unserer Zeitrechnung.

Seit den fünfziger Jahren erbrachten groß angelegte Studien daneben den Nachweis, daß auch in Wohlstandsgesellschaften ungenügende oder einseitige Ernährung die Hauptursache vieler Erkrankungen darstellt. Natürlich ist diese Darstellung zu einfach, da Gesundheit von vielen Faktoren abhängt. Die Empfehlung der Ernährungsexperten lautet daher nicht, einfach nur weniger Fett und mehr Ballaststoffe zu essen, sondern rückt bestimmte Produkte ins Blickfeld, die aus noch nicht eindeutig geklärten Gründen eine Schutzwirkung besitzen. Von dieser Entwicklung konnte das Image der gesunden Ernährung nur profitieren. Denn anstatt sich dauernd beschränken zu müssen und dadurch die Freude am Essen zu verlieren, sind moderne Gerichte schmackhaft und abwechslungsreich. Daneben ist ein weiterer Aspekt bedeutend: Die »neue Vielfalt« scheint in Industrieländern typische Krankheitsbilder wie Herzinfarkt, Schlaganfall, Diabetes und einige Krebsarten zu bekämpfen.

Wir sind aufgefordert, unsere Ernährung dem modernen Lebensstil anzupassen. Tägliche Bewegung ist wichtig, doch im Zeitalter der Maschinen und Autos verbrauchen die meisten Menschen im Alltag bedeutend weniger Kalorien, als noch unsere Vorfahren beim täglichen Kampf um Nahrung benötigten. Anstatt mit fettreicher Kost unsere ureigenen Instinkte – ein Relikt aus der Zeit unserer hungrigen Ahnen – zu wecken, sollten wir unseren Körper mit genügend Schutzvitaminen zur Abwehr moderner Gefahren versorgen.

Dieses Buch zeigt Ihnen die schönen Seiten gesunder Ernährung. Neben der Wahl der richtigen Lebensmittel werden Sie fünfzig Bonus-Nahrungsmitteln mit besonderen gesundheitsfördernden Eigenschaften kennenlernen. Die Profile vereinen neue wissenschaftliche Erkenntnisse und traditionelles Wissen um die Heilwirkungen, die Rezepte sind dem westlichen Geschmack angepaßt.

Da sich dieses Buch an den interessierten Laien richtet, sind ernährungswissenschaftliche Zusammenhänge verkürzt und vereinfacht dargestellt, was leicht den Eindruck von trügerischer Sicherheit erweckt. Insbesondere weiß man noch nicht viel darüber, inwieweit die Beseitigung eines Risikofaktors, beispielsweise erhöhte Cholesterinwerte, die Gefahr von Folgeerkrankungen auch wirklich verringert. Aktuelle Forschungsergebnisse weisen auf jeden Fall in diese Richtung.

Gesunde und abwechslungsreiche Ernährung kann zwar nicht unbedingt Krankheiten verhüten oder heilen – denn dafür spielen neben der individuellen Veranlagung noch eine Vielzahl anderer Faktoren eine Rolle – doch sicherlich erhöht sie das Allgemeinbefinden. Diejenigen von uns, die das Glück haben, immer genügend Nahrungsmittel zur Verfügung zu haben, sollten ein neues Bewußtsein entwickeln. Lernen Sie, Essen zu genießen, und wählen Sie Lebensmittel, die auch der Gesundheit dienen. Doch gehen Sie bei alledem nicht fanatisch vor, jeder Schritt in die richtige Richtung zählt. Es geht nicht so sehr um mehr Jahre in Ihrem Leben, sondern um mehr Leben in Ihren Jahren.

Miriam Polunin

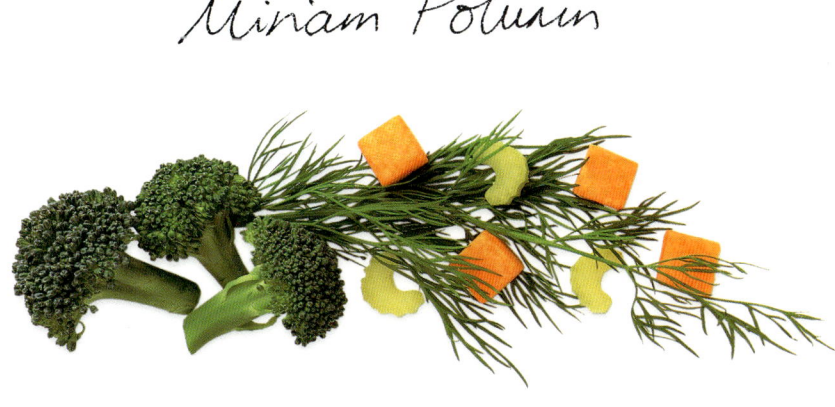

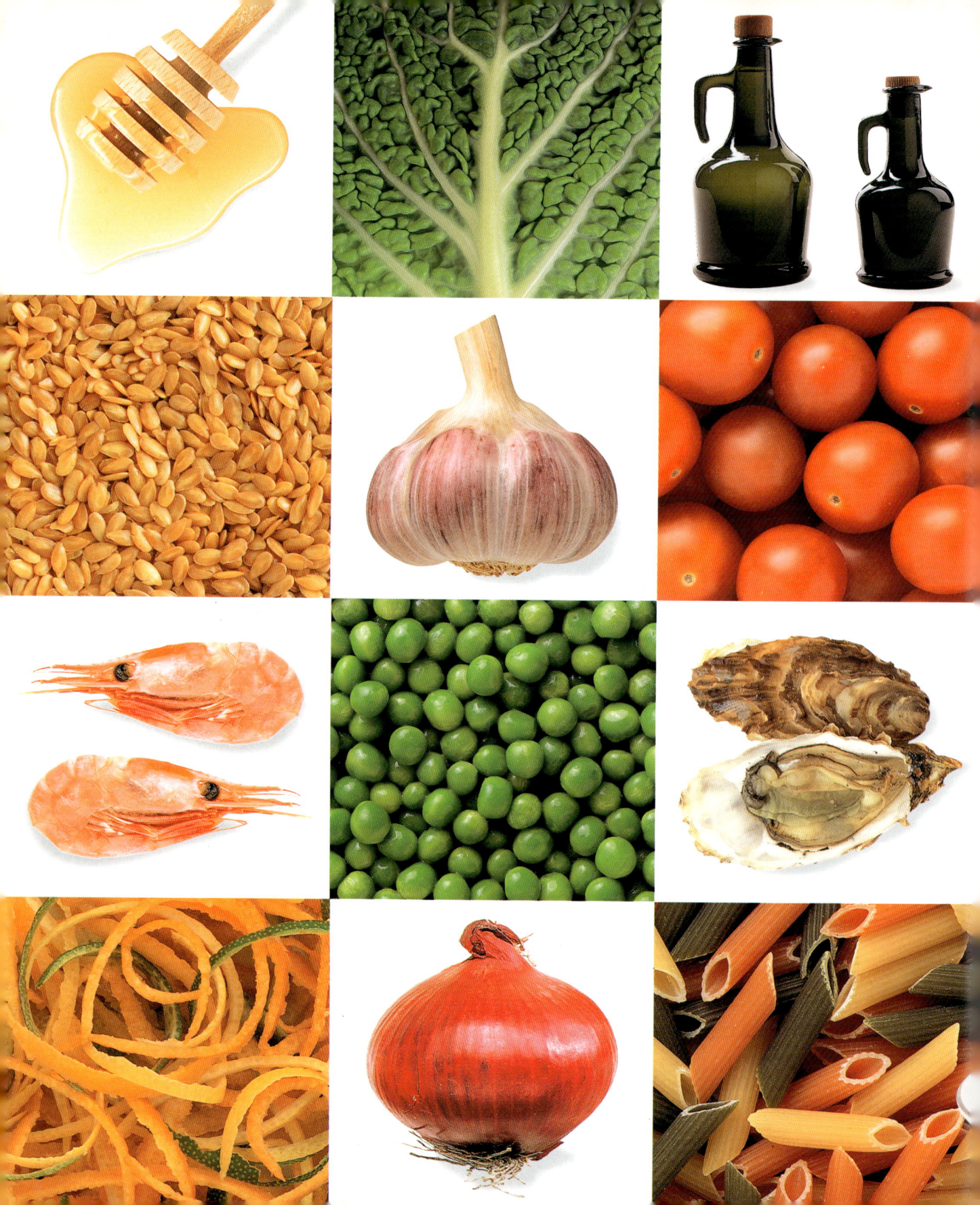

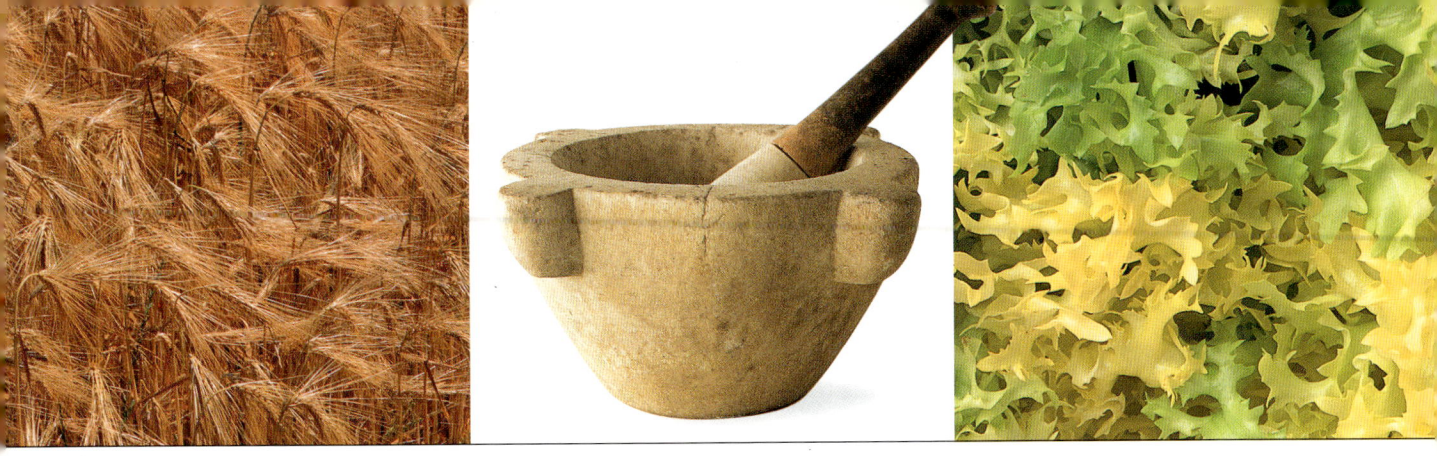

Das Gleichgewicht der Gesundheit

Eine Einführung über die positive Kraft von Essen.

Tips für einen ausgewogenen Ernährungsstil und Führer durch

die speziellen »Wertstoffe«, die uns die Natur liefert,

und für die richtige Auswahl der Nahrungsmittel

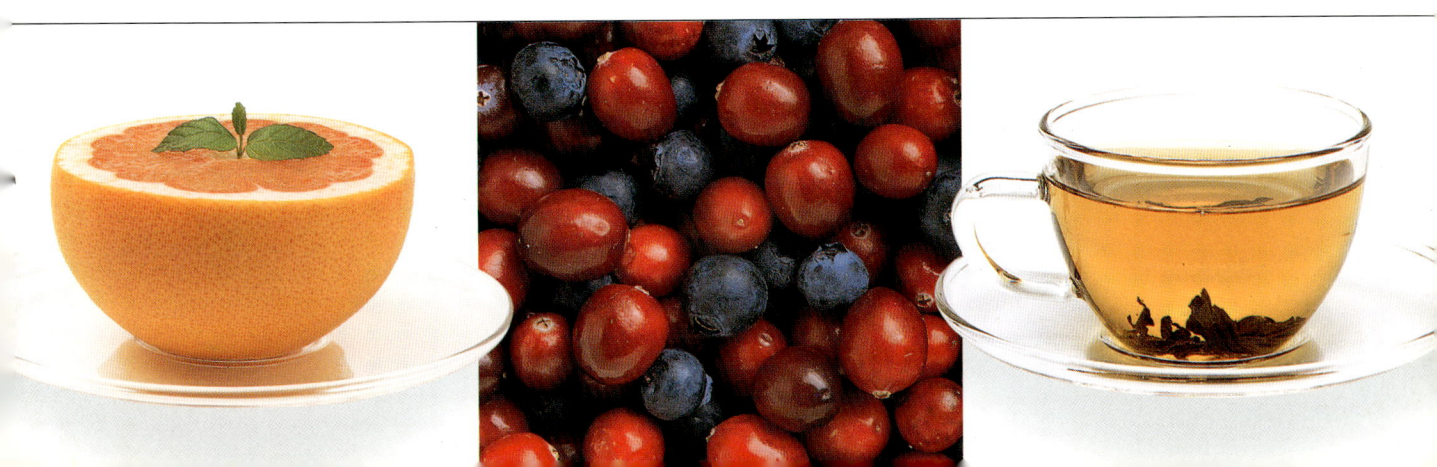

NAHRUNG ALS MEDIZIN

IN ALLEN ALTEN KULTUREN verwendeten Menschen Nahrungsmittel zur Verhütung und Behandlung von Krankheiten. Das Wissen der chinesischen Eroberer beschäftigte britische Heilkundige bereits im 4. Jahrhundert vor Christus, und schon die Ärzte im alten Ägypten empfahlen Leber bei Nachtblindheit. Erst im industriellen Zeitalter mit seiner Apparatemedizin wurde die gesundheitsfördernde Wirkung von Nahrung jahrelang als ineffektiv abgetan. Das alte Wissen wird erst in neuester Zeit wiederentdeckt und mit Hilfe moderner Technik wissenschaftlich untermauert. Großangelegte Studien und Computervergleiche von Eßgewohnheiten und damit verbundene Krankheitsrisiken bestätigen, daß die Ernährung bei der Krankheitsverhütung eine große Rolle spielt.

❖ TRADITIONELLE HEILMITTEL ❖

DIE GESCHICHTE DER ERNÄHRUNGSMEDIZIN

Die Verwendung von Nahrung als Medizin entwickelte sich aus Erfahrung: Unsere Vorfahren beobachteten, daß manche Speisen bestimmte Wirkungen hatten, und gaben dieses wertvolle Wissen von Generation zu Generation weiter. Die Unterscheidung zwischen Nahrung und Medizin war unseren Ahnen wohl noch fremd. Pflanzen und Tiere waren ihre einzigen Ressourcen und mußten beide Zwecke erfüllen. Und in Zeiten, in denen Hunger und Krankheit zu raschen Maßnahmen zwangen, war ihnen jedes Mittel recht. Über den Aberglauben und die Rituale, die damit einhergingen, müssen wir heutzutage lachen. Dennoch ist es unvernünftig, wegen dieses Wunderglaubens die ganze Tradition der Volksmedizin und damit das Wissen um die gesundheitsfördernde Wirkung bestimmter Produkte zu übergehen. Mit wissenschaftlichen Untersuchungen können die Heilwirkungen einiger Nahrungsmittel außerdem nachgewiesen werden: Kohl beispielsweise besitzt tatsächlich die Schutzeigenschaften, die bereits von den alten Römern beschrieben wurden, und Kürbiskerne fördern die Gesundheit der Prostata, wie bereits europäische Kräuterheilkundige im Mittelalter behaupteten.

Aber wie sollen wir Nahrungsmittel bewerten, für die es bisher keine eindeutigen Forschungsergebnisse gibt? Schlüsselfrage sollte immer sein, wie lange und in welchem Umfang ein natürliches Nahrungsmittel als Medizin verwendet wurde. Die gesundheitsfördernden Eigenschaften des Fenchels waren beispielsweise schon im antiken Griechenland und Rom bekannt, eine Tradition, die sich bis ins mittelalterliche Großbritannien und ins moderne China fortsetzte. Für uns hat diese Medizin aus der Natur gegenüber synthetischen Arzneimitteln den Vorteil, daß sie länger und von vielen Menschen getestet wurden, obwohl »natürlich« nicht immer »sicher« bedeutet.

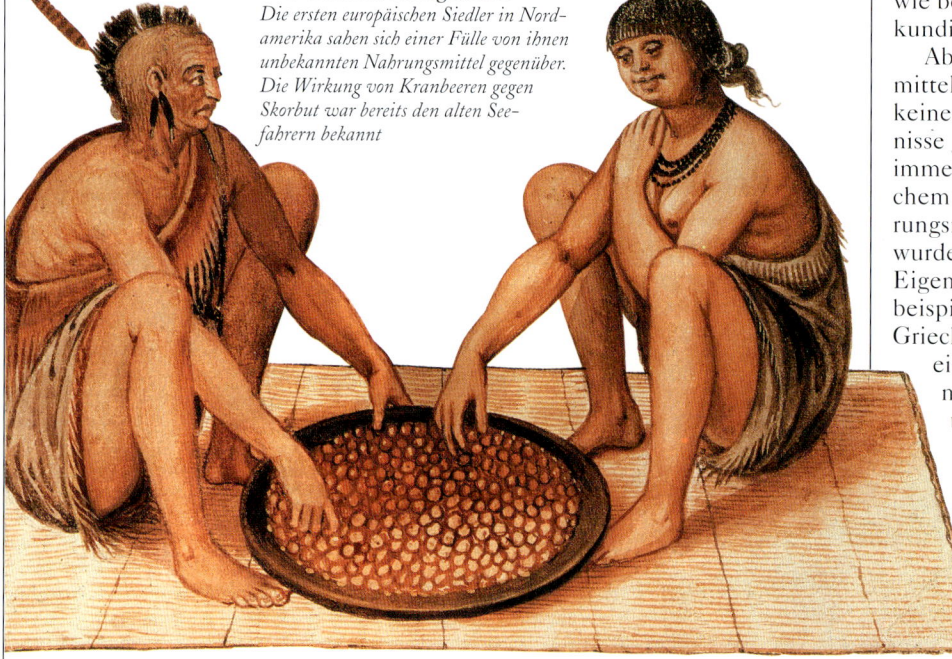

Amerikanische Ureingeborene
Die ersten europäischen Siedler in Nordamerika sahen sich einer Fülle von ihnen unbekannten Nahrungsmittel gegenüber. Die Wirkung von Kranbeeren gegen Skorbut war bereits den alten Seefahrern bekannt

✦ WISSENSCHAFTLICHE FORSCHUNG ✦

ESSEN UND GESUNDHEIT

Wir wissen nicht sicher, ob der gesundheitliche Nutzen vieler Nahrungsmittel darauf beruht, daß dem Körper damit bestimmte Nährstoffe, die er zur Bekämpfung einer Krankheit benötigt, zugeführt werden. Dazu zählen beispielsweise Ballaststoffe oder Substanzen, die eine pharmakologische Wirkung haben (siehe S. 21). In vielen Fällen beruhen die Schutzwirkungen auf einer Kombination aus mehreren Inhaltsstoffen. Denn testet man Einzelsubstanzen, beispielsweise Beta-Carotin aus Gemüse, so erhält man oftmals ein anderes Ergebnis als bei Tests mit den ganzen Produkten.

Vielleicht ist gerade aus diesem Grund das Interesse der Wissenschaft daran, weshalb spezielle Nahrungsmittel Krankheiten verhüten, verursachen oder lindern können, derzeit sehr groß. Doch obwohl die Forschung bereits viele interessante Zusammenhänge nachweisen konnte, sind andere Wirkungen bislang noch ungeklärt. Das liegt zum einen daran, daß nur ein Teil der Nahrungsmittel und Nährstoffe eingehend getestet werden konnte. So wurden bereits etwa tausend wissenschaftliche Arbeiten über Fischöl veröffentlicht, aber nur einige wenige über Honig. Zum anderen gibt es für bestimmte Nährstoffe noch keine zuverlässigen Gesundheitswerte. Hunderte von Studien beschäftigten sich mit den Wirkungen verschiedener Eisenwerte im Körper, aber nur sehr wenige konzentrierten sich auf Zink.

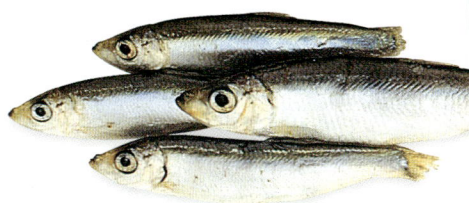

Weißfisch
Fettfisch steht im Mittelpunkt zahlreicher Studien. Die Geldmittel für die Ernährungsforschung sind aber oftmals knapp

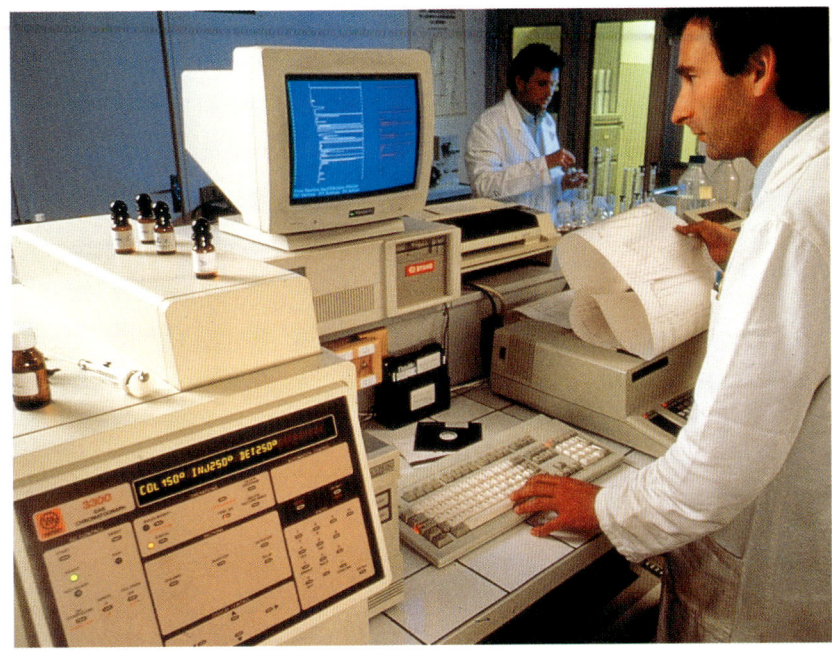

High-Tech-Forschung *In großen Ernährungsstudien werden die über Jahre gesammelten Daten mit Hilfe eines Computers ausgewertet*

WISSENSCHAFTLICHE TESTMÖGLICHKEITEN

Ein fehlender wissenschaftlicher Beweis bedeutet allerdings nicht, daß ein Nahrungsmittel oder ein Nährstoff ohne Bedeutung wären. Oft fehlen der Ernährungswissenschaft die nötigen Geldmittel, auch ethische Probleme, mangelndes Interesse oder einfach nur praktische Schwierigkeiten bei der Analyse sind die Gründe, weshalb einige Nahrungsmittel seltener untersucht werden.

Ein weiteres Problem ist, daß die Wissenschaftler, abhängig von der Vorgehensweise oder dem Forschungsschwerpunkt, oft zu unterschiedlichen Ergebnissen kommen. Am aussagekräftigsten sind Untersuchungen, bei denen Personen in ähnlichen Lebenssituationen oder ähnlichen gesundheitlichen Problemen über einen längeren Zeitraum beobachtet werden (Test- und Placebogruppe). Die sogenannten »Doppel-Blind«-Studien wiederholen die gleichen Tests mit wechselnden Gruppen. Dabei wird alles protokolliert, was ein Personenkollektiv während eines gewissen Zeitraums ißt. Einige Jahre später werden diese Daten mit dem aktuellen Gesundheitszustand verglichen. Dieses Vorgehen ist weitaus sicherer und objektiver als Untersuchungen, bei denen man sich auf das Ernährungsverhalten von bereits erkrankten Menschen beschränkt, als ihre Eßgewohnheiten vielleicht bereits durch die Krankheit beeinflußt waren.

Da Gesundheit und somit auch Krankheit von vielen Faktoren abhängen, steht die Ernährungsforschung aber immer in dem Dilemma, nie bestimmt nachweisen zu können, daß bestimmte Ernährungsgewohnheiten schützen oder heilen. Dennoch kommen die Wissenschaftler zunehmend zu dem gleichen Ergebnis: Wie wir uns ernähren bestimmt in hohem Maße unser Wohlbefinden.

GESUNDE BASISKOST

Jedesmal, wenn Sie Ihren Mund mit Nahrung füllen, betanken Sie eine überaus kompliziert arbeitende chemische Fabrik: den menschlichen Körper. Nahrung und Wasser ergeben ein Treibstoffgemisch aus lebenswichtigen Nährstoffen, die die Körperfunktionen erst ermöglichen. Für den Kampf gegen eindringende Schädlinge, für einen konstanten Flüssigkeitshaushalt und Millionen anderer Prozesse benötigt unser Organismus eine Vielzahl von Substanzen, um effizient arbeiten zu können. Einige Nahrungsmittel liefern davon mehr als andere, aber Sie müssen aus Gesundheitsgründen Ihre Lieblingsspeisen nicht aufgeben. Wichtig für den Gesundheitsschutz sind Kombination und Menge, so daß sich jedes Nahrungsmittel in eine gesunden Kost integrieren läßt.

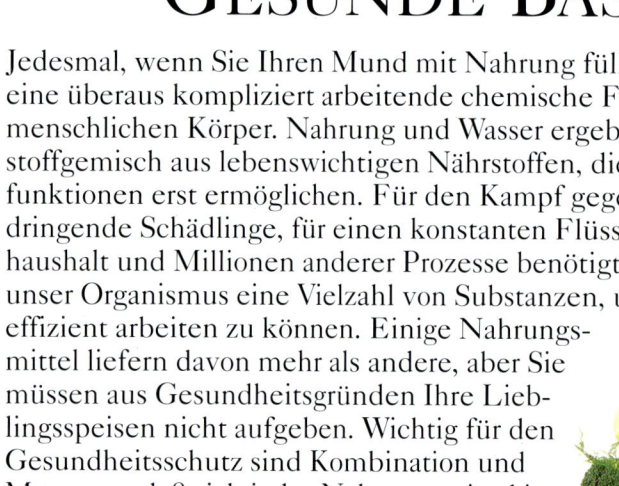

OBST UND GEMÜSE
Ernähren Sie sich abwechslungsreich.
Grüne Blattgemüse und gelbe, orange und rote
Früchte und Gemüse sind besonders nützlich

HAUPTGRUPPEN

Der rechts abgebildete Lebensmittelkreis ist in Segmente unterteilt, die die Hauptgruppen der Nahrungsmittel wiedergeben. Die Größe dieser fünf Gruppen entspricht in etwa dem Verhältnis, das für einen gesunden Ernährungsstil empfohlen wird. Es ist jedoch nicht notwendig, einen strikten Ernährungsplan zu befolgen oder exakte Prozentsätze herauszuarbeiten. Der menschliche Organismus ist bestechend anpassungsfähig und kann kleinere Abweichungen leicht ausgleichen. Obwohl der Kalorienbedarf sehr von der individuellen Lebensweise abhängt, sollten sich bereits Kinder über fünf Jahre nach dem angegebenen Verhältnis ernähren.

FLEISCH, FISCH UND ALTERNATIVE PROTEINLIEFERANTEN
Mäßig essen. In diese Gruppe gehören Fleisch,
Fisch, Geflügel, Eier, Hülsenfrüchte, Schalen-
tiere, Nüsse und Samen

ZUCKER- UND FETTREICHE LEBENSMITTEL
Sparsam verzehren. Zu dieser Gruppe zählen Lebensmittel
wie Käse mit mittlerem und hohem Fettgehalt, Streichfette
und Backöle sowie Kekse und andere gesüßte Lebensmittel

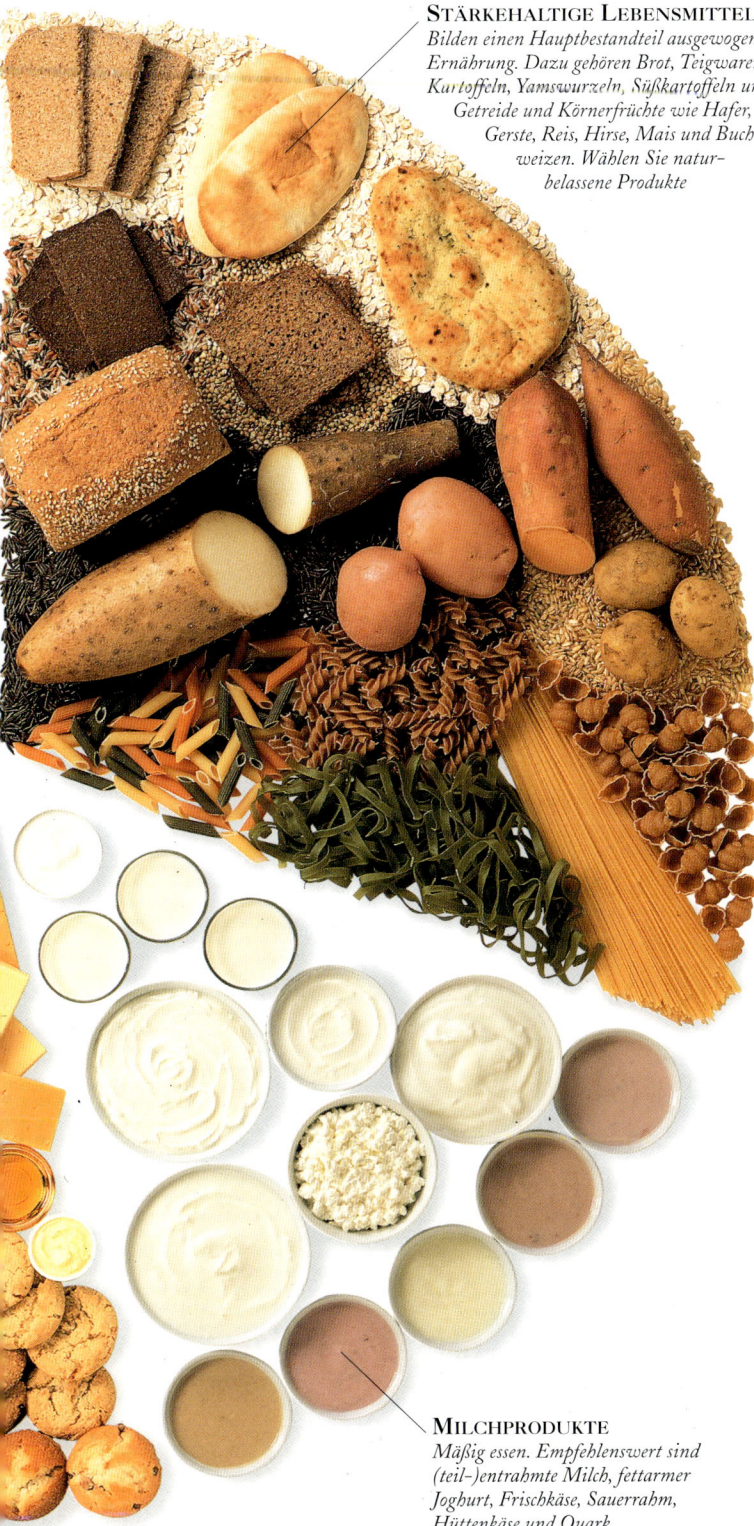

STÄRKEHALTIGE LEBENSMITTEL
Bilden einen Hauptbestandteil ausgewogener Ernährung. Dazu gehören Brot, Teigwaren, Kartoffeln, Yamswurzeln, Süßkartoffeln und Getreide und Körnerfrüchte wie Hafer, Gerste, Reis, Hirse, Mais und Buchweizen. Wählen Sie naturbelassene Produkte

MILCHPRODUKTE
Mäßig essen. Empfehlenswert sind (teil-)entrahmte Milch, fettarmer Joghurt, Frischkäse, Sauerrahm, Hüttenkäse und Quark

WIEVIEL WOVON?

Internationale Empfehlungen für die tägliche Ernährung. Ausgewogene Kost enthält alle Basisnahrungsmittel im richtigen Verhältnis:

STÄRKEHALTIGE NAHRUNGSMITTEL

Stärkehaltige Nahrungsmittel wie Brot, Getreide, Körner und Kartoffeln stellen die Basis einer ausgewogenen Ernährung dar. Menschen in den entwickelten Ländern sollten davon doppelt soviel wie bisher essen, insbesondere von naturbelassenen Produkten.

OBST UND GEMÜSE

Empfohlen werden mindestens fünf Portionen Obst und Gemüse täglich, also etwa 400 g. Dazu zählen jedoch nicht Kartoffeln, Süßkartoffeln oder Yamswurzeln, die zu den stärkehaltigen Lebensmittel gezählt werden. Frische oder gefrorene Produkte sind am besten, daneben kleine Mengen Obstsaft, Dosenobst (ohne Zuckerzusatz) und Trockenobst.

FLEISCH UND FISCH UND ALTERNATIVE PROTEINLIEFERANTEN

Fisch sollte zweimal wöchentlich (davon mindestens eine Portion Fettfisch) auf dem Speisezettel stehen, daneben 30 g Hülsenfrüchte (Trockengewicht), Nüsse oder Samen. Von Fertigprodukten sollten immer fettarme Sorten gewählt werden. Die meisten Menschen in den westlichen Ländern benötigen jedoch mehr stärkehaltige Produkte und Obst und Gemüse.

MILCHPRODUKTE

Milcherzeugnisse sollten nicht zu oft gegessen werden. Vorzuziehen sind fettarme Varianten. Greifen Sie zu Weichkäse mit 7 bis 8 Prozent und Joghurt mit 1 bis 2 Prozent Fett. Griechischer Joghurt und Sauerrahm können sehr fetthaltige Sahneerzeugnisse ersetzen.

ZUCKER- UND FETTREICHE NAHRUNGSMITTEL

Obwohl zu dieser Gruppe auch Produkte wie Käse und Sonnenblumenöl zählen, die in kleinen Mengen wertvoll sind, besitzen zucker- oder fettreiche Lebensmittel wegen ihres hohen Kaloriengehalts einen niedrigen Ernährungswert und sollten sparsam verzehrt werden. Dazu gehören Butter und andere Streichfette, Sahne, gebratene Lebensmittel, Chips, Süßigkeiten, Schokolade, die meisten Kuchen, süße Brötchen, Kekse und Gebäck.

BAUSTEINE DER NAHRUNG

DIE BESTANDTEILE der Nahrung können in vier große Gruppen eingeteilt werden: Makronährstoffe wie Kohlenhydrate, Fett und Eiweiß, die zur Energiegewinnung gebraucht werden; Mikronährstoffe wie Vitamine, Mineralien und zwei essentielle Fettsäuren, die lebensnotwendig sind, aber nur in geringen Mengen benötigt werden; faserartige Kohlenhydrate (Ballaststoffe), die zur Energiegewinnung nicht verwertet werden können; und schließlich Wasser. Doch unsere Nahrung enthält daneben viele weitere Substanzen, die die Gesundheit positiv oder negativ beeinflussen. Einige davon besitzen spezielle Eigenschaften, die für den Gesundheitsschutz wertvoll sind, selbst wenn ihre Bedeutung noch nicht geklärt ist. Glücklicherweise erhalten wir alle Nährstoffe auch ohne Spezialwissen – einfach durch gesunde Basiskost (siehe S. 12–13).

❖ KOHLENHYDRATE ❖

ARTEN VON KOHLENHYDRATEN

Kohlenhydrate stellen die Hauptenergiequelle dar. Die einfachsten Formen sind Zucker, der als Glukose und Fruktose die Bestandteile der Saccharose, des üblichen Kristallzuckers, bildet. Es ist fast unmöglich, große Zuckermengen mit natürlichen Produkten zu konsumieren – in Obst oder Gemüse ist Zucker mehr oder weniger stark mit Wasser und Ballaststoffen verdünnt.

Verbindungen aus mehreren Zuckerbausteinen heißen komplexe Kohlenhydrate. Das häufigste davon ist die Stärke, die hauptsächlich in Brot, Teigwaren und Kartoffeln, aber auch in Hülsenfrüchten und unreifen Bananen vorkommt. Während der Verdauung spaltet der Körper den größten Teil der Kohlenhydrate in Einfachzucker auf und bildet Insulin, um diese energiegewinnend zu verwerten. Nicht vollständig abbaubar sind Ballaststoffe und resistente Stärke.

WICHTIG FÜR GUTE GESUNDHEIT

Stärkehaltige Lebensmittel wie Brot, Teigwaren, Reis und andere Getreidearten, Kartoffeln und Yamswurzel sind die Hauptlieferanten für komplexe Kohlenhydrate. Daneben enthalten diese Nahrungsmittel eine wesentliche Menge an Eiweiß, Vitaminen, Mineralien und Ballaststoffen, aber nur wenig Fett. Stärkehaltige Produkte sind weltweit Grundnahrungsmittel. Dennoch glauben viele irrtümlicherweise, sie seien für den Körper weniger wertvoll als proteinhaltige Lebensmittel.

Bei einer gesunden und ausgewogenen Ernährung bestimmen stärkehaltige Lebensmittel etwa die Hälfte der benötigten Kalorien. In den letzten 50 Jahren ging der Verzehr dieser Produkte in den westlichen Ländern allerdings bis auf etwa 30 Prozent der täglichen Kalorienaufnahme zurück. Die Folgen äußerten sich in einem Anstieg von Herzerkrankungen, Schlaganfall, Fettsucht, vielen Krebsformen, Diabetes, Gallensteinen und Darmleiden. Die wahrscheinliche Ursache dafür liegt darin, daß Menschen, die mehr stärkehaltige Lebensmittel essen, weniger Fett brauchen. Außerdem enthalten stärkehaltige Nahrungsmittel wichtige Ballaststoffe. Stärke hat noch nicht eindeutig nachgewiesene schützende Eigenschaften.

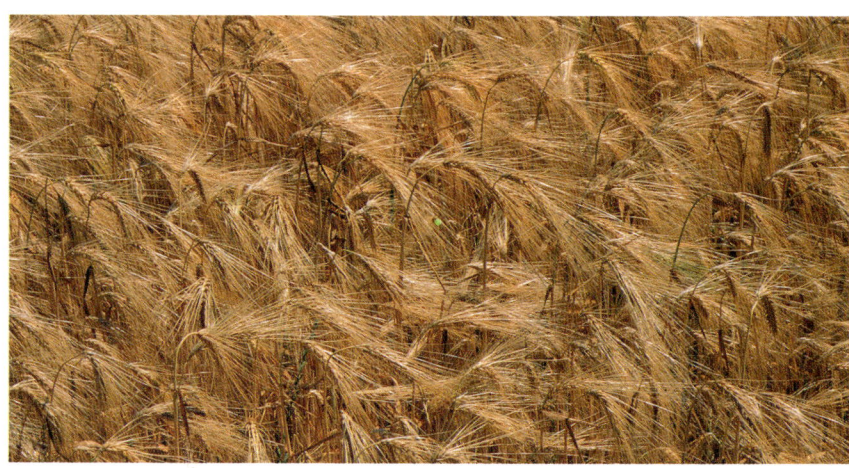

Gerstenfeld *Getreide und Körnerfrüchte sind billiger als tierische Lebensmittel, da zu ihrer Erzeugung weniger Energie verbraucht wird*

WICHTIGE BESTANDTEILE FETTARMER KOST

Wenn Sie sich fett- und zuckerärmer ernähren möchten, ist es notwendig, diese Lücke mit stärkehaltigen Lebensmitteln zu füllen. Dies hat noch ein »gewichtigen« Vorteil: Verzichtet man auf einen Eßlöffel Fett, spart man 135 Kalorien ein, bei vier Teelöffel Zucker weniger etwa 80 Kalorien. Falls Sie abnehmen möchten, sollten Sie diese Energie durch wertvolle Nahrungsmittel, am besten durch zusätzliche Obst- oder Gemüseportionen ersetzen. Diese Produkte enthalten meist – im Verhältnis zu ihrem Volumen – wenig Kalorien und sättigen schnell. Fettarme Milchprodukte, Fleisch oder Fisch in Maßen sind erlaubt. Eine zu eiweißreiche Kost wirkt sich aber nicht nur nachteilig auf die Gesundheit aus (S. 20), sondern ist auch vergleichsweise kostspielig. Stärkehaltige Lebensmittel sind eine schmackhafte Alternative.

Brennwerte der Nahrung *Bereits kleine Mengen fettreicher Lebensmittel (etwa Salami) liefern die gleichen Kalorien wie stärkehaltige Produkte (etwa Reis). Überschüssige Kalorien aus Fetten können vom Körper besser gespeichert werden.*

STÄRKEHALTIGE LEBENSMITTEL ZUR GEWICHTSKONTROLLE

Stärkehaltige Lebensmittel enthalten weit weniger Fett als viele andere Nahrungsmittel und sättigen darüber hinaus besser als die gleiche Kalorienmenge in Form von Fett, wie man mit Kalorienangaben leicht belegen kann. So liefert eine Portion weißer oder brauner Reis (55 g Trockengewicht) 200 Kalorien, die gleiche Menge wie nur 40 g fette Salami! (Merken Sie sich als Richtlinie: 1 g Fett enthält 9 Kalorien, 1 g Kohlenhydrate dagegen nur 3,75 Kalorien.)

Für Menschen, die auf ihre Figur achten müssen, spielt daneben noch ein weiterer Aspekt eine Rolle. Es ist für den Körper aufwendiger, überschüssige Kalorien aus Stärke in Körperfett umzuwandeln als diejenigen aus Fett, die ja von ihrer chemischen Struktur her bereits den unerwünschten Fettablagerungen ähneln.

Mehr Stärkeprodukte, dafür weniger Fett und Zucker sollte aber nicht nur für diejenigen gelten, die ihr Gewicht kontrollieren müssen, sondern für jeden, der sich gesund und ausgewogen ernähren möchte.

DIE RICHTIGE WAHL

Stärkehaltige Lebensmittel verlieren ihre Gesundheitsvorteile, wenn sie mit zuviel Zucker oder Fett versetzt sind. Beispielsweise ist Frühstücksmüsli mit einem geringen Zuckerzusatz immer noch nützlich, der hohe Zucker- und Fettgehalt der meisten Kuchen und Kekse macht den Wert der Stärke und Ballaststoffe aber zunichte. Vergleichen Sie: Die meisten Brotsorten enthalten 7 bis 10 Prozent Fettkalorien, Gebäck und Kuchen dagegen bis zu 56 Prozent. In diese Gruppe der ungesunden stärkehaltigen Lebensmittel gehören neben dem bereits erwähnten süßen Backwerk viele süße und würzige Kekse, zuckerhaltige Frühstücksmüslis, Crisps, Chips und die meisten süßen Brötchen und Kuchen. Empfehlenswert und nicht minder köstlich sind beispielsweise Früchtebrot, Pfannkuchen, Reispudding und Teegebäck.

Stärkehaltige Lebensmittel wie Brot oder Teigwaren sollten mit fettarmen Brotaufstrichen oder Soßen serviert werden. Bevorzugen Sie außerdem Produkte aus naturbelassenen Zutaten wie Vollwertgetreide, die mehr Vitamine und Mineralien enthalten als die veredelten Varianten.

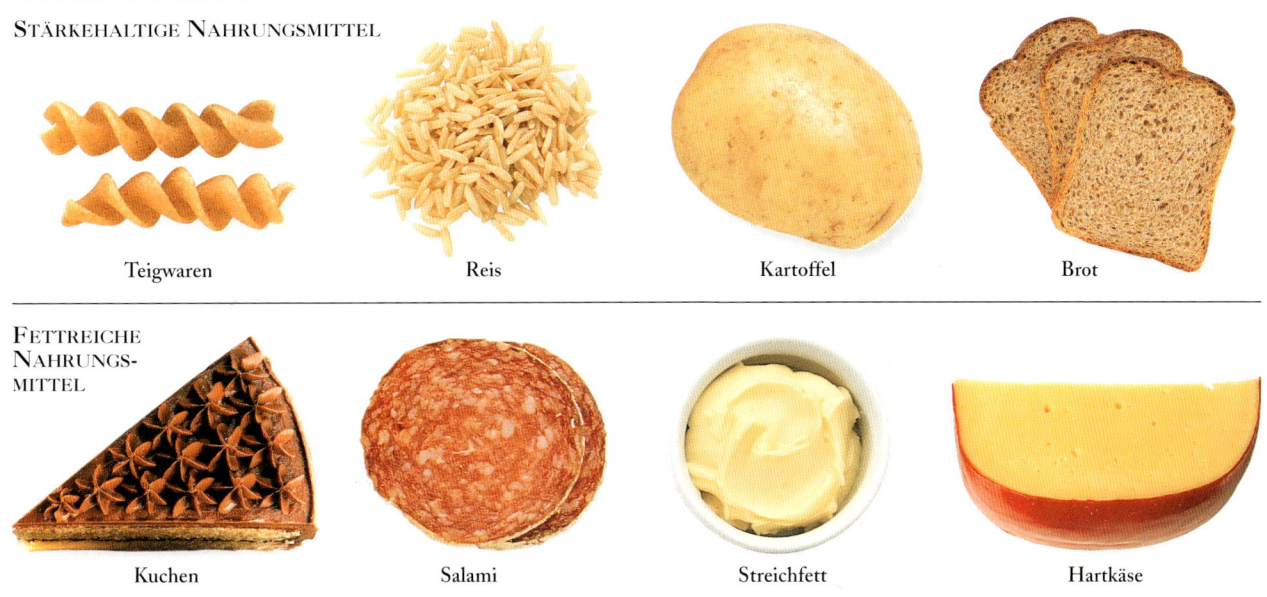

STÄRKEHALTIGE NAHRUNGSMITTEL

Teigwaren · Reis · Kartoffel · Brot

FETTREICHE NAHRUNGSMITTEL

Kuchen · Salami · Streichfett · Hartkäse

❖ BALLASTSTOFFE ❖

Bei den Ballaststoffen werden zwei Hauptgruppen unterschieden: unlösliche und lösliche. Beide Arten sind für die Gesundheit wichtig. Lösliche Ballaststoffe kommen hauptsächlich in Hafer, Hülsenfrüchten, Nüssen, Samen, Obst und Gemüse vor. Zerealien und Getreide, insbesondere unbehandeltes Vollwertgetreide, sind die Hauptlieferanten für unlösliche Ballaststoffe.

LÖSLICHE BALLASTSTOFFE FÜR KONSTANTE ENERGIEFREISETZUNG

Lösliche Ballaststoffe verlangsamen die Aufspaltung der Nahrung im Verdauungstrakt und ermöglichen somit, daß die Energie langsam und gleichmäßig freigesetzt wird. Diese Eigenschaft hat noch einen erfreulichen

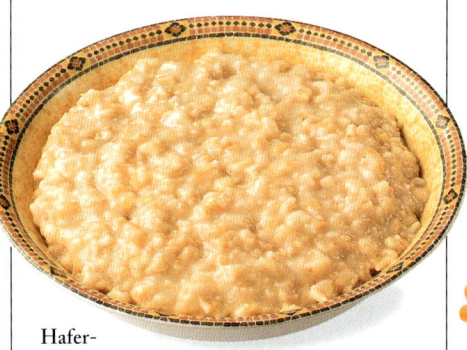

Hafer-flockenbrei

Nebeneffekt: Blutfett- und Cholesterinwerte steigen nicht sprunghaft an. Ballaststoffreiche Kost wird deswegen oft bei krankhaft erhöhtem Blutfett- oder Cholesterinspiegel verordnet.

Zuckerhaltige oder ballaststoffarme Stärkeprodukte werden dagegen rascher verdaut als Nahrungsmittel mit einem hohen Anteil an löslichen Ballaststoffen. Sie erhöhen den Blutzuckerspiegel daher schnell und sorgen für einen raschen Energieschub. Dies hat aber eine unerwünschte Wirkung. Denn je höher der Blutzuckerspiegel steigt, desto rascher fällt er wieder ab. Kohlenhydrate, die reich an löslichen Ballaststoffen oder

resistenter Stärke sind, führen zu einem langsamen Anstieg, die Energie wird konstant freigesetzt und hält länger an. Davon können vor allem Diabetiker oder Übergewichtige profitieren: Ein stabiler Blutzuckerspiegel belastet den sensiblen Insulinmechanismus des Organismus weniger. Hunger oder unechte Hungergefühlen, die durch einen rasch abgefallenen Blutzuckeranteil verursacht werden, werden verzögert. Ist die Energieversorgung ausgewogen, treten auch Stimmungsschwankungen weniger häufig auf. Jüngste Forschungsarbeiten weisen auf einen Zusammenhang zwischen einem hohen Insulinspiegel und der Bauchfettsucht hin.

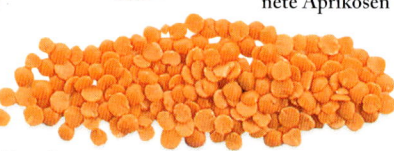

Ballaststoffreiche Nahrungsmittel wie getrocknete Aprikosen, Haferflocken und Linsen erhöhen den Blutzuckerspiegel langsamer und erzeugen eine gleichmäßigere Energiekurve

Getrocknete Aprikosen

Rote Linsen

Anderen Studien zufolge erhöhen ungesunde Blutfettwerte und den Östrogenspiegel und damit das Brustkrebsrisiko.

Selbst unter den ballaststoffreichen Nahrungsmitteln gibt es Unterschiede. So erhöhen Produkte mit wenig Zuckergehalt und viel löslichen Ballaststoffen oder aus grob ausgemahlenen Zutaten den Blutzuckerspiegel weniger als andere. Beispielsweise führt eine unreife Banane zu einer langsameren Energiefreisetzung als die ausgereiften zuckersüßen, ein roher Apfel erhöht die Blutzuckerwerte weniger als reiner Apfelsaft.

UNLÖSLICHE BALLASTSTOFFE KRÄFTIGEN DIE VERDAUUNG

Unlösliche Ballaststoffe erhöhen das Stuhlvolumen und fördern dadurch die Verdauungstätigkeit. Vor allem viele Getreidesorten und Körnerfrüchte helfen nicht nur bei Darmträgheit und Verstopfung, die mit Hämorrhoiden und einem erhöhten Risiko für Darmerkrankungen einhergeht, sondern unterstützen auch die rasche Ausscheidung schädlicher Substanzen. Aktuelle Forschungen gehen in die Richtung, daß der Verzehr von mehr unlöslichen Ballaststoffen und resistenter Stärke (ein nicht abbaubares Kohlenhydrat) das Darmkrebsrisiko senken kann.

Vollwertgetreide zählt zu den wertvollsten Lieferanten für unlösliche Ballaststoffe. In den Außenschichten des Korns sind nicht nur fast die gesamten Ballaststoffe konzentriert, sondern auch die meisten Vitamine und Mineralien. Greifen Sie möglichst zu naturbelassenem Getreide, und essen Sie Obst und Gemüse möglichst immer ungeschält. Vermeiden Sie dagegen sehr große Mengen an unlöslichen Ballaststoffen, insbesondere Weizenkleie. Die in Weizenkleie enthaltenen Ballaststoffe und die sogenannte Phytinsäure (die beim Brotbacken zerstört wird) erschweren die Resorption von Zink, Eisen und Kalzium. Zuviel des Guten erzeugt außerdem Blähungen.

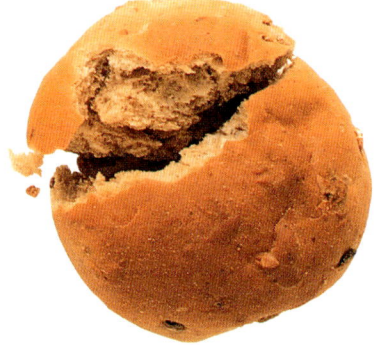

Vollkornbrot *Essen Sie unlösliche Ballaststoffe lieber in Form von Vollkornbrot anstatt als Weizenkleie, die die Mineralstoffabsorption senkt*

SO REICHERN SIE IHRE TÄGLICHE KOST
MIT BALLASTSTOFFEN AN

Viele Menschen in industrialisierten Ländern können von einem erhöhten Ballaststoffverzehr profitieren. Die typische Aufnahme beträgt 12 bis 18 g täglich, verglichen mit empfohlenen 16 bis 28 g. Doch muß man nicht Weizenkleie oder nur Vollwertgetreide essen, um den Körper täglich ausreichend mit Ballaststoffen zu versorgen.

Ballaststoffreiche Kost

		Ungefährer Gehalt in g
FRÜHSTÜCK	2 x 25 g Scheiben Vollkorntoast	3,0
oder	30 g Vollkornmüsli mit Milch	
	150 g Apfel, ungeschält	2,7
ZWISCHENMAHLZEIT	175 g Banane (Gewicht mit Schale)	1,2
MITTAGESSEN	1 Sandwich (75 g Vollkornbrot),	
	ohne Belag	4,5
	100 g Kohlsalat	1,6
ZWISCHENMAHLZEIT	1 Haferkleie-Muffin	2,0
ABENDESSEN	300 ml Tomatencremesuppe	1,5
	1 Portion Brathuhn	0,0
	50 g brauner Reis (Trockengewicht)	1,0
	100 g Erbsen, frisch oder gefroren	5,0
	1 Stück Vollkornapfelkuchen	4,4
INSGESAMT		**26,9**

Ballaststoffarme Kost

		Ungefährer Gehalt in g
FRÜHSTÜCK	2 Scheiben (je 25 g) weißer Toast	1,0
	30 g Cornflakes mit Milch	0,3
ZWISCHENMAHLZEIT	30 g süße Vollkornkekse	0,7
Mittagessen	1 Sandwich aus 75 g Weißbrot,	
	ohne Belag	1,4
	150 g Apfel, geschält	2,7
ZWISCHENMAHLZEIT	1 x 30 g Crisps	1,6
	1 x 50 g Schokolade	0,4
ABENDESSEN	300 ml Hühnersuppe	in Spuren
	1 Portion gegrillter Fisch	0,0
	50 g weiße Nudeln (Trockengewicht)	1,5
	200 g grüner Salat	1,8
	1 Scheibe Käsekuchen	0,6
INSGESAMT		**12,0**

DER SCHLECHTE NÄHRWERT VON ZUCKER

Obwohl Zucker mit 3,75 Kalorien pro Gramm die gleichen Brennwerte wie andere Kohlenhydrate aufweist, ist er das einzige Lebensmittel, das keine Ballaststoffe, Vitamine, Mineralien oder andere nützliche Nährstoffe enthält. Die internationale Ernährungsforschung empfiehlt deshalb, so wenig Zucker wie möglich zu essen, durchschnittlich aber weniger als 60 g täglich (Angabe für einen Erwachsenen). Denn unser Körper braucht keinen zusätzlichen Zucker. Zucker macht zwar nicht besonders dick, und kleine Mengen schaden der Gesundheit ganz sicher nicht, doch ist eine ausreichende Menge bereits in natürlichen in Lebensmitteln wie Obst und Milch vorhanden.

Die meisten Westeuropäer konsumieren täglich etwa 9 bis 14 Prozent ihrer Kalorien oder zusätzlich etwa 50 bis 75 g Zucker in Form von »versteckten Zucker«, beispielsweise in Fertigprodukten, gesüßten Getränken oder Kuchen und Gebäck. Ein großes Colagetränk enthält über 40 g Zucker, ein Schokoladenriegel (60 g) 30 g. Vor allem Kinder haben eine Vorliebe für die süßen Leckereien und bezahlen diese mit Zahnkarieserkrankungen.

Diese Entwicklung ist bedenklich, denn der Kalorienbedarf der meisten Menschen hat signifikant abgenommen, nicht aber ihr Nährstoffbedarf! Es ist daher unsinnig, Zucker zu essen, der außer Kalorien eigentlich keine Nährstoffe enthält.

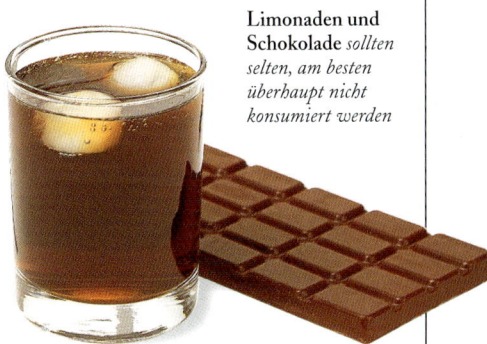

Limonaden und Schokolade *sollten selten, am besten überhaupt nicht konsumiert werden*

❖ FETTE ❖

ARTEN VON FETT

Fast das gesamte Fett, das in Lebensmitteln enthalten ist, besteht aus Fettsäuren, die nach ihrem chemischen Bauplan entweder gesättigt, einfach ungesättigt oder mehrfach ungesättigt sind (siehe unten). Obwohl in den meisten Lebensmitteln Fette aus allen drei Gruppen enthalten sind, dominieren die gesättigten Fette in Fleisch und Milchprodukten, während Pflanzen hauptsächlich ungesättigte Fette und Fisch und Schalentiere fast nur mehrfach ungesättigte Fette liefern. Ein weiterer Typ von Fettsäuren, die Transfettsäure, kommt vor allem in gehärteten Fetten (z. B. in Keksen oder Brotaufstrichen) vor.

Cholesterin ist eine wachsartige Substanz, die zu den Fetten gezählt wird, und findet sich in tierischen Produkten. Es ist in mageren Nahrungsmitteln in den gleichen Mengen wie in fetthaltigen Lebensmitteln enthalten.

CHEMISCHE ZUSAMMENSETZUNG

Es gibt 26 verschiedene Fettsäuren, bei denen an eine Kette aus Kohlenstoffatomen Wasserstoffatome gelagert sind. Je nach Besetzung erhält man die Eigenschaft der Fettsäure: Sind alle Plätze besetzt, spricht man von einer gesättigten Fettsäure. Fehlen dagegen zwei Wasserstoffatome, liegt eine einfach ungesättigte Fettsäure vor, bei vier oder mehr fehlenden bereits eine mehrfach ungesättigte Fettsäure. Nahrungsfette werden wiederum in Gruppen eingeteilt, in die sogenannten Triglyceride. Diese stellen Kombinationen aus drei Fettsäuren mit Glycerin dar.

LEBENSNOTWENDIGES FETT

Die meisten Lebensmittel enthalten einen gewissen Fettanteil. Fette sind die einzige Quelle für essentielle (lebensnotwendige) und andere wichtige Fettsäuren. Darüber hinaus steckt das meiste Vitamin E in fetthaltigen Lebensmitteln, Fett ist außerdem notwendig, um die Vitamine A, D, E und K zu absorbieren. Menschen mit Vitamin-D-Mangel werden oft bestimmte Fette verordnet, die dieses Vitamin enthalten. Tierisches Fett liefert Vitamin A, dessen Bedarf auch mit seiner Vorstufe Carotin durch Gemüse und Obst gedeckt werden kann. Doch obwohl westliche Kost sehr fettreich ist, kann sich dennoch ein Vitaminmangel einstellen. Beispielsweise enthalten viele Fette kein Vitamin D.

ZUVIEL FETT IST GEFÄHRLICH

Ein zu hoher Fettkonsum wirkt sich schnell ungünstig auf die gesamte Konstitution aus. Zuviel Fett bringt den Energiehaushalt aus dem Gleichgewicht und verbraucht Kalorien, die mit stärkehaltigen Lebensmittel und vitamin- und mineralstoffreichem Obst und Gemüse zugeführt werden sollten, führt zu Übergewicht und erhöht die Anfälligkeit für Krankheiten. Besonders gesättigte Fette zählen bereits seit Jahren zu den stärksten Risikofaktoren für Herzerkrankungen und Schlaganfall. Fett hat einen vergleichsweise hohen Brennwert: 9 Kalorien pro g (Kohlenhydrate und Eiweiß ca. 4 Kalorien pro g), daneben werden überschüssige Fett-Kalorien vom Körper leichter als unliebsames Körperfett gespeichert.

Die Empfehlungen gehen allgemein in die Richtung, daß vor allem der Kosum von gesättigten Fettsäuren eingeschränkt werden sollte. Halten Sie sich bei der Auswahl der Fette an folgende Richtlinie: Je härter ein Fett bei Raumtemperatur ist, desto höher ist sein Anteil an gesättigten und sogenannten Transfettsäuren. Ernährungsexperten vertreten die Auffassung, daß bereits eine Einschränkung von 5 bis 10 Prozentpunkten (von typischerweise 40 Prozent der Gesamtkalorien auf 30 bis 35 Prozent)

das Krankheitsrisiko wesentlich senkt. Für eine Frau, die täglich etwa 1800 Kalorien zu sich nimmt, bedeutet dies einen Verzicht von etwa 10 bis 20 g (von etwa 80 g auf 60 bis 70 g), bei einem Mann mit einem täglichen Kalorienverbrauch von 2400 eine Senkung von 106 g auf 80 bis 93 g.

CHOLESTERIN

Cholesterin ist eine Fettform, die unser Organismus für verschiedene Körperfunktionen benötigt, beispielsweise in den Enzymsystemen und bei der Produktion von Hormonen. Prinzipiell kann der Körper seinen gesamten Cholesterinbedarf selbst produzieren und benötigt daher keine zusätzlichen Cholesterine über die Nahrung.

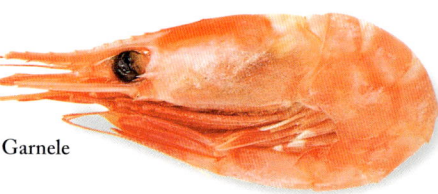

Hartkäse

Garnele

Cholesterin
Bei den meisten Menschen führen Nahrungsmittel, die reich an Fett, insbesonders gesättigten Fettsäuren sind (z. B. Hartkäse), zu einem stärkeren Anstieg des Cholesterinspiegels als Nahrungsmittel, die zwar cholesterinreich, aber fettarm sind (z. B. Garnelen und andere Schalentiere)

Ein hoher Blutcholesterinspiegel ist seit langem als Risikofaktor für Herzinfarkt und Schlaganfall bekannt (siehe S. 82 – 83). In den seltensten Fällen steigt der Cholesteringehalt im Blut jedoch, wenn cholesterinreiche Lebensmittel wie Leber, Eier und Schalentiere verzehrt werden. Die Ursache ist meist in einer unausgewogenen Ernährungsweise zu suchen. Deswegen besteht der effektivste Weg, einen erhöhten Blutcholesterinspiegel zu senken, nicht darin, cholesterinreiche Nahrungsmittel zu meiden, sondern den Verzehr von gesättigten Fetten einzuschränken. Seit einiger Zeit unterscheidet man zwischen »gutem« Cholesterin, dem sogenannten Lipoprotein hoher Dichte (kurz HDL), das eine Schutzfunktion besitzt, und dem »schlechten« oder Lipoprotein niedriger Dichte (kurz LDL), das Cholesterinablagerungen in den Arterien fördert (siehe S. 82–83).

MEHRFACH UNGESÄTTIGTE FETTSÄUREN

Es gibt zwei Gruppen von mehrfach ungesättigten Fettsäuren (PUFAs): Omega-6- und Omega-3-Fettsäuren. Omega-6-Linolensäure und Omega-3-Alpha-Linolensäure sind essentiell und müssen mit der Nahrung zugeführt werden. Aus diesen stellt der Körper die anderen PUFAs her. Einige der Omega-3-Fettsäuren korrelieren mit einem niedrigeren Risiko für Herzinfarkte.

Ungesättigte Fettsäuren kommen hauptsächlich in fetten Fischen vor, während Leinsamen, Walnüsse, Sojabohnen, Portulak und Weizenkeime die »Mutterverbindung« Alpha-

Sonnenblumenkerne *gehören zu den besten Quellen für Omega-6-Linolsäure und Vitamin E*

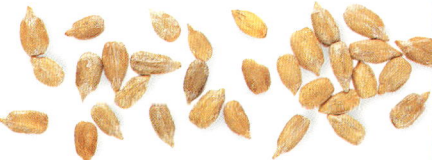

Fetter Fisch und Walnüsse *liefern mehrfach ungesättigte Omega-3-Fettsäuren, die das Risiko für Herzinfarkt, Blutgerinnsel und Entzündungen senken*

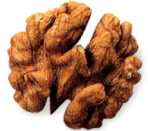

Linolensäure liefern. Linolsäure senkt den Blutcholeseringehalt und ist reichlich in Nüssen, Samen und daraus hergestellten Ölen vorhanden. Wir benötigen nur kleine Mengen an PUFAs, nicht mehr als 10 Prozent der Gesamtkalorien. Diese Menge entspricht etwa 20 g bei 1800 Kalorien täglich. Die meisten Menschen essen zwar genug Omega-6-Fettsäuren, aber zu wenig Omega-3-Fettsäuren, die besonders reich in fetten Fischen enthalten sind.

EINFACH UNGESÄTTIGTE FETTE

Öle, die reich an einfach ungesättigten Fettsäuren sind, wie Olivenöl, Rapsöl und Sesamöl, sollten fester Bestandteil gesunder Ernährung sein. Da wir mit der täglichen Kost in der Regel ausreichend mehrfach ungesättigte Fette zu uns nehmen, sollten einfach ungesättigte Fette die ungesunden gesättigten Varianten beim

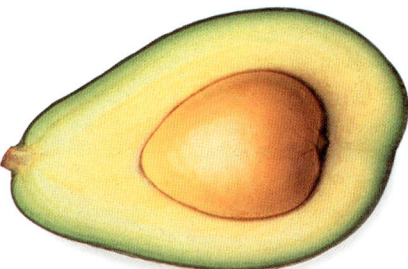

Avocado *Das einfach ungesättigte Fett in dieser Frucht ist gesünder als gesättigtes Fett – bei gleichem Kaloriengehalt*

Kochen ersetzen. Einfach ungesättigte Fette senken den Blutcholesterinspiegel zwar nicht so stark wie die mehrfach ungesättigten Fette, sie wirken sich aber positiv auf die Konzentration von »gutem« HDL-Cholesterin aus. Im Gegensatz zu den mehrfach ungesättigten Fettsäuren erhöhen sie außerdem den Bedarf an Vitamin E nicht und halten höhere Kochtemperaturen aus.

DER VITAMIN-E-FAKTOR

Je mehr mehrfach ungesättigtes Fett wir essen, um so mehr müssen wir mit der Nahrung Vitamin E (und wahrscheinlich Vitamin C) zuführen.

Mehrfach ungesättigte Fette oxidieren leicht, das heißt, sie reagieren mit dem Sauerstoff der Luft. Natürlich hat die Natur vorgesorgt und diesen Nahrungsmitteln Vitamin E als Ausgleich mitgegeben. Doch ein gewisser Anteil dieses Schutzvitamins geht sowohl beim Lagern und als auch bei der Verarbeitung verloren. Beispielsweise ist in Vollkornbrot eine ausreichende Menge vorhanden, während Brot aus stark ausgemahlenen Rohstoffen nur noch geringe Spuren enthält. Fetter Fisch und Leinsamen sind zwar reich an mehrfach ungesättigten Fetten, liefern aber kein Vitamin E, weshalb man sie immer mit Vitamin-E-reichen Lebensmitteln servieren sollte. Bervorzugen Sie deshalb Nahrungsmittel, die bereits Vitamin E enthalten. Dieses Vitamin gilt als ausgezeichneter Schutz vor Herzinfarkt und degenerativen Erkrankungen.

GESUNDES GLEICHGEWICHT DER FETTE

Öfter essen

Mehrfach ungesättigte Omega-3-Fettsäuren, z. B. fetten Fisch (Lachs, Makrele, Sardinen, Weißfisch, Hering und Kipper), Leinsamen; Weizenkeime, Walnüsse; Rapsöl und Sojabohnen

In kleinen Mengen essen

Omega-6-Fettsäuren, z. B. Walnüsse, Sonnenblumenkerne und Sonnenblumenöl und Weizenkeime

Selten essen

Gesättigte und Transfettsäuren, z. B. harte Fette und Milchfette

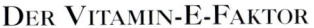

❖ EIWEISS ❖

EIWEISS-(PROTEIN-)REICHE LEBENSMITTEL

Eiweiße (Proteine) werden zum Aufbau und zur Regeneration von Zellen und zur Bildung von Hormonen und Enzymen benötigt. Der Körper stellt seine Proteine selbst her, braucht dafür aber die Bausteine, etwa 20 Aminosäuren. Erwachsene müssen acht dieser essentiellen Aminosäuren, Kinder neun mit der Nahrung zuführen.

Alle essentiellen Aminosäuren kommen in tierischem Eiweiß, in Eiern und Milch in einem ausgewogenen Verhältnis vor. In einzelnen pflanzlichen Nahrungsmitteln wie Nüssen, Samen, Getreide oder Hülsenfrüchten sind dagegen nur bestimmte enthalten, so daß alleine genügende Abwechslung eine aus-reichende Versorgung mit allen Aminosäuren gewährleistet.

Tierische Nahrungsmittel enthalten aber keine Ballaststoffe, zudem sind viele Milchprodukte und Fleisch oft reich an gesättigten Fettsäuren. Wählen Sie daher magere tierische Proteinlieferanten wie Fisch, Wild, Geflügel, mageres Fleisch und fettarme Milch und Käse, und verzehren Sie diese nur in mäßigen Mengen.

WIEVIEL EIWEISS BRAUCHEN WIR?

Eiweiß sollte 10 bis 15 Prozent der täglichen Kalorienaufnahme ausmachen. Überschüssiges Protein wird vom Körper verbrannt, bringt in Übermaßen aber den Energiehaushalt aus dem Gleichgewicht und kann zu Kalziummangel führen.

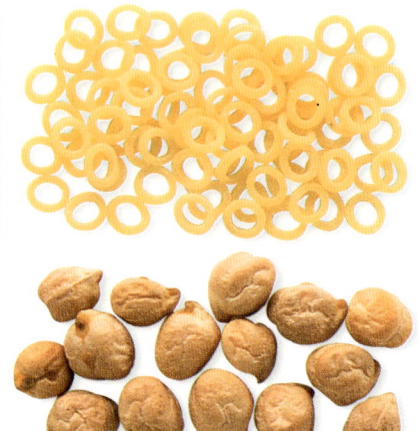

Sich ergänzende Proteine *Hülsenfrüchte wie Bohnen, Erbsen und Linsen ergänzen die Aminosäuren in Getreide, Kartoffeln und Nüssen. Ein Gericht aus Teigwaren und Kichererbsen liefert eine ausgewogene Kombination aus pflanzlichen Eiweißen*

❖ VITAMINE & MINERALIEN ❖

BEDEUTUNG DER VITAMINE UND MINERALIEN

Um gesund zu bleiben, benötigen wir in kleinen Mengen je 15 Vitamine und Mineralien. Mit Ausnahme der Vitamine D und K kommen all diese Nährstoffe in der Nahrung vor. Vitamin- oder Mineralstoffmangel schädigt die Gesundheit entweder direkt oder macht uns anfälliger für Erkrankungen. Diese Mangelerscheinungen sind in den entwickelten Ländern hauptsächlich auf schlechte Nahrungsauswahl zurückzuführen, etwa zu wenig frisches Obst und Gemüse, oder werden durch übermäßigen Alkohol-, Zucker- oder Fettkonsum begünstigt. Auch kalorienarme Kost kann die Nährstoffaufnahme senken. Denn je weniger man dem Körper zuführt, um so mehr ist dieser auf Nahrungsmittel mit einem hohen Nährwert angewiesen. Vielseitige und abwechslungsreiche Ernährung mit nährstoffreichen Produkten ist daher der beste Schutz vor Vitamin- und Mineralstoffunterversorgung.

NAHRUNGSERGÄNZUNGEN

Vitamin- oder Mineralstoffpräparate sind vor allem für Menschen zu empfehlen, die wenig essen. Diese sogenannten Nahrungsergänzungen können aber keine schlechten Ernährungsgewohnheiten kompensieren. Natürliche Produkte liefern ein weitaus komplexeres Gemisch aus Nährstoffen und anderen Substanzen, als diese Ersatzpräparate uns bieten können. Dagegen kann uns die Forschung bei der Auswahl nützlicher Nahrungsmittel behilflich sein, in manchen Fällen können große Mengen eines Vitamins und Mineralstoffs als Arzneimittel verwendet werden. Nährstoffe bestimmen unser empfindliches Stoffwechselgleichgewicht maßgeblich mit. Doch der menschliche Organismus ist an vielseitige Ernährung, nicht an Pillen angepaßt.

Eine ausführliche Liste von Vitaminen und Mineralien, ihrer Bedeutung, Funktion und Symptome bei Mangelerscheinungen finden Sie auf den Seiten 144–149.

Grüne Blattgemüse wie Kopfsalat *gehören zu den wertvollsten Nahrungsmitteln. Sie liefern eine Kombination aus Vitaminen, Mineralien und anderen Substanzen, die besser ist als in jeder Nahrungsergänzung*

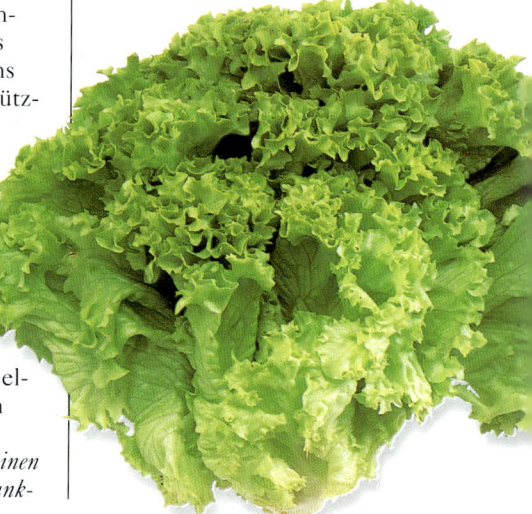

❖ SUBSTANZEN MIT BESONDEREN EIGENSCHAFTEN ❖

AKTIVE BESTANDTEILE IM ESSEN

Jedes Nahrungsmittel besteht aus Hunderten von Substanzen. Nur von wenigen wissen wir, daß sie Energie oder essentielle Nährstoffe liefern. Die anderen, die »Nicht-Nährstoffe«, scheinen Eigenschaften zu besitzen, für die es bisher keine eindeutige Erklärung gibt, von der nasenreinigenden Wirkung des Chili bis zur abführenden Wirkung von Feigen. Das alte Wissen von Nahrung als Medizin beruht zum Teil auf diesen Spezialeigenschaften. Aber meist ist es nicht nur ein Stoff, der eine bestimmte Wirkung hervorruft, während der Rest des Produkts neutral ist. Sehr oft besitzt nur das komplette Nahrungsmittel diese ganz spezielle Wirkmischung, während einzelne Bestandteile isoliert völlig anders reagieren.

Die Wirkung isolierter Substanzen ist also nicht die gleiche wie die des Nahrungsmittels, in dem sie enthalten sind. Daneben können einzelne Stoffe, die als Spurenelemente in Kombination mit einer abwechslungsreichen Kost nützlich sind, in großen Mengen schädlich sein. Daher ist es sicherer, die gesundheitsfördernden Wirkstoffe in ihrem natürlichen Vorkommen, also mit dem Nahrungsmittel, und nicht in Form von Pillen zu essen. Der modernen Ernährungswissenschaft gelang es, einige dieser Spezialeigenschaften von Lebensmitteln zu analysieren. Im folgenden sind die wichtigsten Ergebnisse aufgeführt.

ALLIUM-VERBINDUNGEN

In Zwiebeln und Knoblauch sind mehrere Schwefelverbindungen enthalten, die beim Aufschneiden oder Kauen der Frucht reagieren und dadurch andere Produkte ergeben, die wiederum die Blutgerinnung senken und in Tierversuchen sogar die Krebsabwehr erhöhen konnten. Auch Schnittlauch und Porree ent-

Frisch geschnittene Zwiebeln und Knoblauch *setzen gesundheitsfördernde Schwefelverbindungen frei*

halten diese Substanzen, allerdings in weit geringerer Konzentration. Diese nützlichen Verbindungen sind flüchtig, so daß nicht sicher ist, ob sie auch in Zwiebel- und Knoblauchfertigprodukten oder -pillen enthalten sind. Da diese Wirkstoffe außerdem mit dem Geruch verbunden sind, können sie beispielsweise durch Kochen verlorengehen.

ANTIOXIDANZIEN

Viele Substanzen aus natürlichen Nahrungsmitteln schützen den Körper vor den schädlichen Wirkungen der Oxidationsnebenprodukte. Oxidation geschieht überall in der Natur und natürlich auch im Körper. Dabei greifen ungebundene Sauerstoffmoleküle andere Substanzen an und lösen eine gewebeschädigende Kettenreaktion aus. Sind zuwenig Antioxidanzien vorhanden, um diesem Prozeß entgegenzuwirken, können sich diese sogenannten freien Radikale anreichern und das Immunsystem extrem belasten. Auch Tabakrauch und Luftschadstoffe erhöhen die Belastung mit freien Radikalen. Es ist mittlerweile erwiesen, daß Menschen, die viel antioxidantienreiche Nahrungsmittel essen, seltener an Herzinfarkt, Schlaganfall, Katarakten und einigen Krebsarten erkranken.

Wichtige Antioxidanzien sind die Vitamine E und C und mehrere Carotine. Auch viele Flavonoide (S. 22) besitzen antioxidative Eigenschaften, obwohl ihre Wirkung im einzelnen noch nicht erforscht ist. In jüngst durchgeführten Feldversuchen zeigten Nahrungsergänzungen mit Beta-Carotin und Vitamin C keine Schutzwirkung, der Verzehr von Nahrungsmitteln, in denen diese Stoffe reichlich enthalten sind, zeigte dagegen eindeutig in diese Richtung. Es ist deshalb empfehlenswert, Antioxidanzien in ihrer natürlichen Form und nicht als Pillen einzunehmen. Ein Mangel an Selen, Zink oder Kupfer schwächen die Abwehrkraft durch Antioxidanzien, überschüssiges Eisen kann Oxidationsvorgänge fördern.

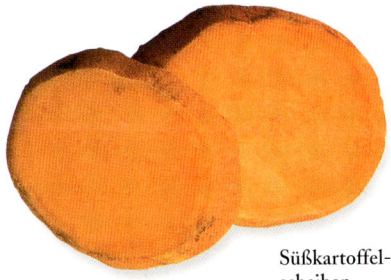

Süßkartoffelscheiben

Antioxidanzien in der Nahrung
Rote und grüne Gemüse und Obst enthalten reichlich Beta-Carotin und Vitamin C und E

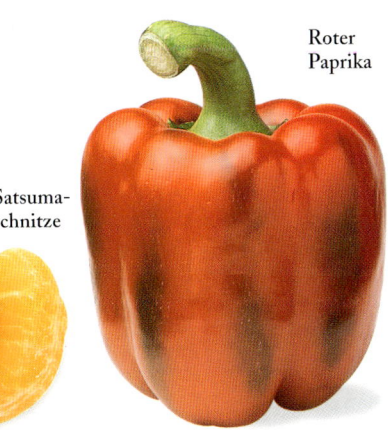

Roter Paprika

Satsumaschnitze

CAROTINE

Carotine sind eigentlich Farbpigmente, die hauptsächlich für die orange, rote und gelbe Färbung von Gemüse und Obst verantwortlich sind. Bislang konnten mehr als 500 verschiedene Carotine identifiziert werden, jüngsten Studien zufolge können nur Alpha- und Beta-Carotine und Kryptoxanthin im Körper in Vitamin A umgewandelt werden.

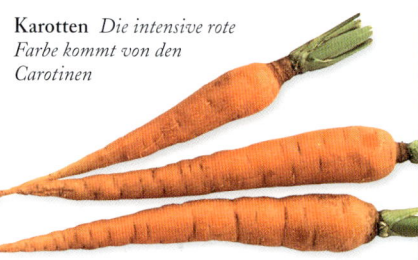

Karotten *Die intensive rote Farbe kommt von den Carotinen*

Die meisten Carotine besitzen antioxidative Eigenschaften. Da diese Wirkkraft in den verschiedenen Carotinen aber stark variiert, ist es ratsam, so viele wie möglich zu essen, bei den Obst- und Gemüsesorten also abzuwechseln. Es konnte nachgewiesen werden, daß Menschen, die reichlich carotinhaltige Gemüse verzehren (oftmals rote, grüne und gelbe Sorten), ein niedrigeres Risiko für Herzerkrankungen, Schlaganfall, Katarakte und einige Krebsformen, insbesondere Lungenkrebs, aufweisen. Isoliertes Beta-Carotin als Nahrungsergänzung zeigte in Laborversuchen dagegen nur eine geringe bis keine Wirkung.

Kürbis und Spinat *Dunkelgrüne Blattgemüse wie Spinat enthalten genauso viel Carotin wie orangefarbige Gemüse, ihre Farbe ist lediglich durch das grüne Chlorophyll überdeckt*

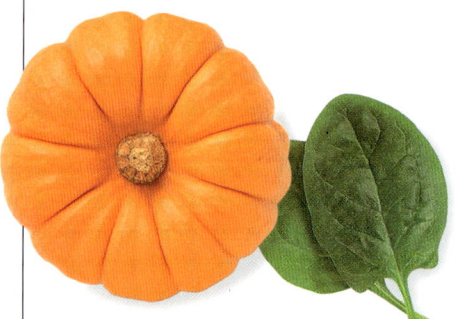

VERDAUUNGSHILFEN

Wenn wir zu bitter schmeckenden Aperitifs wie Tonic-Wasser oder Wermuth greifen, tun wir instinktiv unserer Verdauung etwas Gutes. Denn Bitterstoffe, die vor allem in pflanzlichen Produkten vorkommen, stimulieren die Sekretion der Verdauungssäfte. Dadurch verbessert sich wiederum die Aufnahme von Nährstoffen und die gesamte Verdauungstätigkeit wird angeregt. Zu den verdauungsfördernden Nahrungsmitteln zählen Artischocken und einige grüne Salate mit einer leicht bitteren Note wie Chicorée und Endiviensalat. Weitere, nicht bitter schmeckende Verdauungsstimulanzien sind in Chili, Ingwer, Senfölpflanzen wie grüner Senf, Brunnenkresse und Meerrettich, Fenchel, Sellerie, Petersilie und Kohl und andere Kruziferengemüse enthalten.

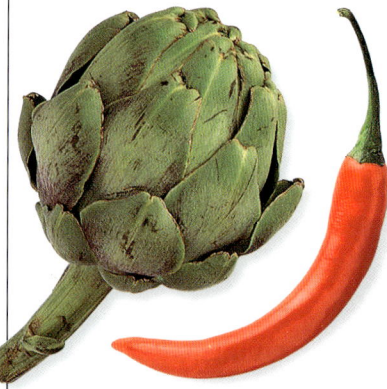

Artischocken und Chili *zählen zu den Verdauungsstimulanzien. Sie wärmen und fördern vor allem die Gallensaftsekretion*

FLAVONOIDE

Fast alle Früchte und Gemüse enthalten sogenannte Flavonoide oder Polyphenole. Der Name Flavonoid leitet sich aus dem Lateinischen flavus oder gelb ab, die Farbe vieler dieser bunten Substanzen. Es gibt über 4000 Flavonoide oder Polyphenole, die in die großen Gruppen Flavone, Flavonole, Katechine, Tannine, Isoflavone (die Phytoöstrogene

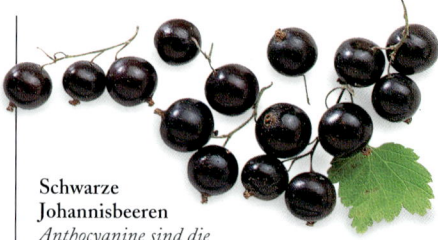

Schwarze Johannisbeeren *Anthocyanine sind die purpurfarbenen, dunkelroten und blauen Pigmente in Früchten wie schwarzen Johannisbeeren, Heidelbeeren und Kirschen*

in Sojabohnen, siehe S. 23) und Anthocyanine unterteilt werden. Ein einzelnes Gemüse oder Obst enthält wahrscheinlich ein breites Spektrum dieser Flavonoide. Aus Zitrusfrüchten konnten alleine vierzig dieser Substanzen isoliert werden.

Im Labortests zeigten einzelne Flavonoide ein breites Wirkungsspektrum: antioxidativ, anti-inflammatorisch, antiviral oder antibakteriell. Man weiß augenblicklich leider noch zu wenig darüber, welche Eigenschaften Flavanoide im Körper entfalten oder wieviele aus den verschiedenen Nahrungsmitteln absorbiert werden können. Doch gibt es Hinweise, daß einzelne dieser Substanzen großen gesundheitlichen Nutzen haben. Quercetin wurde beispielsweise in Zusammenhang mit einem niedrigeren Risiko für Herzerkrankungen und Schlaganfall gebracht. Jüngere Studienergebnisse weisen in die Richtung, daß dieses Flavanoid vielseitige antioxidative Schutzwirkungen entfaltet und die Kreislaufgesundheit fördert. Zwiebeln sind besonders reich an Quercetin, gefolgt von Tee, Rotwein und Äpfeln.

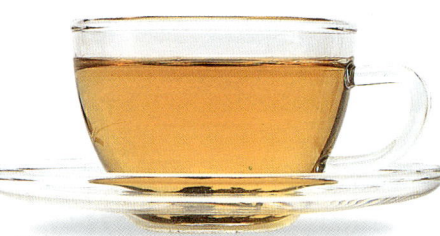

Tee *Tanninflavonoide verleihen Tee adstringierende Eigenschaften. Milch beeinflußt die Aufnahme der Flavonoide nicht*

NÜTZLICHE MIKROFLORA

Jeder kennt Antibiotika, Medikamente, die Bakterien abtöten. In jüngster Zeit hört man in diesem Zusammenhang immer wieder den Begriff Probiotika. Diese Substanzen fördern die natürliche Mikroflora des Darms, die »freundlichen Bakterien«, die bei der Krankheitsabwehr des Organismus eine Schlüsselrolle spielen. Jahrelang glaubte man, daß diese nützlichen Mikroorganismen durch die Zersetzungsprozesse der Magensäure absterben würden, erst jüngere Tests widerlegten diese irrtümliche Annahme und erbrachten, daß einige Bakterien die Verdauung überleben. Probiotika ist der Sammelname für Nahrungsmittel, die zur Regeneration insbesondere bei Durchfall und Abwehrschwäche nach einer Lebensmittelvergiftung oder einer Antibiotika-Therapie eingesetzt werden. Solche Bakterien-Stämme sind Lactobacillus acidophilus, Bulgaricus und Bifidobakterien, die in lebenden Joghurtkulturen oder in rohem Sauerkraut vorkommen.

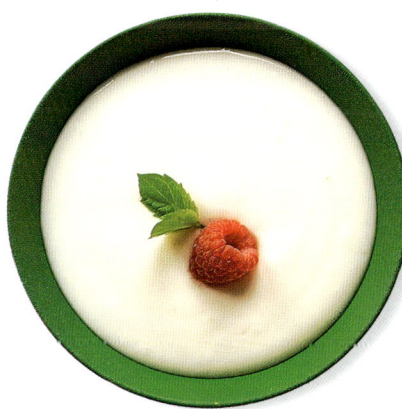

Lebender Joghurt *Nur Joghurt, der weder erhitzt noch pasteurisiert wurde, enthält gesunde lebende Mikroorganismen*

»Präbiotika« ist ein neuer Ausdruck für Nahrungsmittel, die das Wachstum der gesunden Darmflora fördern. Präbiotische Lebensmittel enthalten unverdauliche Kohlenhydrate. Dazu gehören Artischocken, Chicorée und Leinsamen.

GLUKOSINOLATE

Diese Schwefelverbindungen kommen vor allem in Kohl, Brokkoli und anderen Kruziferengemüsen vor.

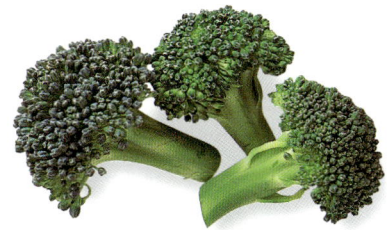

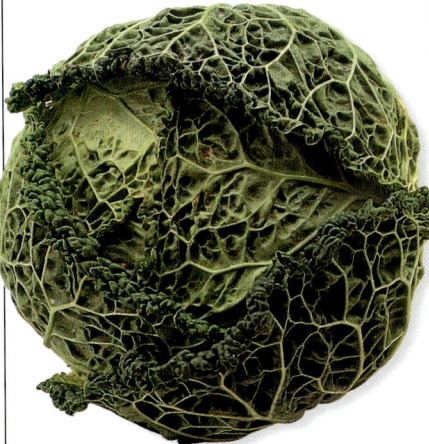

Brokkoli und Kohl *Brassicasorten der Kruziferen wie Brokkoli, Kohl und Rosenkohl enthalten reichlich Glucosinolate*

Werden die Zellwände dieser Gemüse durch Schneiden oder Kauen zerstört, bilden sich die sogenannten Isothiocyanate und Indole, die gesundheitsfördernde Wirkungen entfalten. Verschiedenen Tests zufolge hemmen diese Substanzen das Wachstum von Krebszellen und senken somit das Risiko für Krebserkrankungen.

Die Bildung dieser Substanzen hängt stark von ihrer Umgebung ab, vor allem das empfindliche Vitamin C stimuliert diese chemischen Reaktionen. Daher ist es wichtig, glukosinolatreiche Gemüse richtig zu lagern und vorsichtig zuzubereiten. Über die Wirkungsweise der Isothiocyanate und Indole im einzelnen ist zum derzeitigen Forschungszeitpunkt leider noch relativ wenig bekannt.

PHYTOÖSTROGENE

Viele Samen, Körner, Gemüse und Früchte enthalten ein breites Spektrum von chemischen Verbindungen, die dem weiblichen Hormon Östrogen in ihrer Struktur so ähnlich sind, daß sie dessen Aktivität im Körper nachahmen. Diese sogenannten Phytoöstrogene kommen vor allem in Sojabohnen, Leinsamen, Fenchel, Vollweizen und Hülsenfrüchte vor.

Es ist derzeit noch nicht möglich, die östrogenartige Wirkung der Phytoöstrogene zu messen. Es gilt jedoch als gesichert, daß sie schwächer wirken als körpereigenes oder synthetisches Östrogen. Da Östrogenüberschuß aber mit Unfruchtbarkeit und einem erhöhten Brustkrebsrisiko in Zusammenhang gebracht wird, ist die Bewertung der Phytoöstrogenen in der Ernährungswissenschaft umstritten. Erhebungen aus Japan, wo traditionell viele Sojabohnen (eines der phytoöstrogenreichsten Nahrungsmittel) gegessen werden, erbrachten allerdings eine weitaus niedrigere Brustkrebsrate als bei uns. In der Forschung wird deshalb die Theorie verfolgt, daß schwach östrogene Verbindungen aus Nahrungsmitteln den Östrogenspiegel senken, da sie die »stärkeren« körpereigenen Östrogene verdrängen, was vor allem für jüngere Frauen mit höherem Brustkrebsrisiko wichtig ist (siehe S. 87).

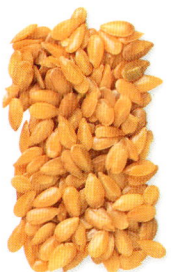

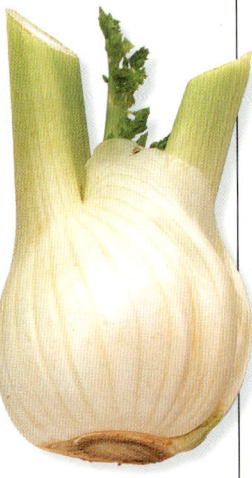

Leinsamen und Fenchel *entfalten eine geringe östrogenartige Aktivität, die den Hormonhaushalt auszugleichen hilft*

VERDAUUNG & RESORPTION

DIE VERSORGUNG mit Nährstoffen hängt nicht nur von der Art der Nahrung ab, sondern auch davon, wie gut diese verdaut wird. Vitamine und Mineralien können bei weitem nicht alle resorbiert werden, was in offiziellen Ernährungsempfehlungen berücksichtigt ist. Diese Einrichtung der Natur ist jedoch wichtig – der Körper benötigt im Augenblick nicht alle zugeführten Nährstoffe und schützt sich somit vor einer Überversorgung. Um an die Inhaltsstoffe zu gelangen, muß der Körper die Nahrung zuerst aufspalten, damit die Nährstoffe durch die Darmwände gelangen können. Ist die Verdauungstätigkeit allerdings gestört, können die benötigten Nährstoffe nicht absorbiert werden, Mangelerscheinungen entstehen. Eine weitere lebenswichtige Aufgabe der Verdauung ist die Entsorgung giftiger Stoffwechselprodukte.

❖ DAS VERDAUUNGSSYSTEM ❖

AUFSPALTUNG DER NAHRUNG IN NÄHRSTOFFE

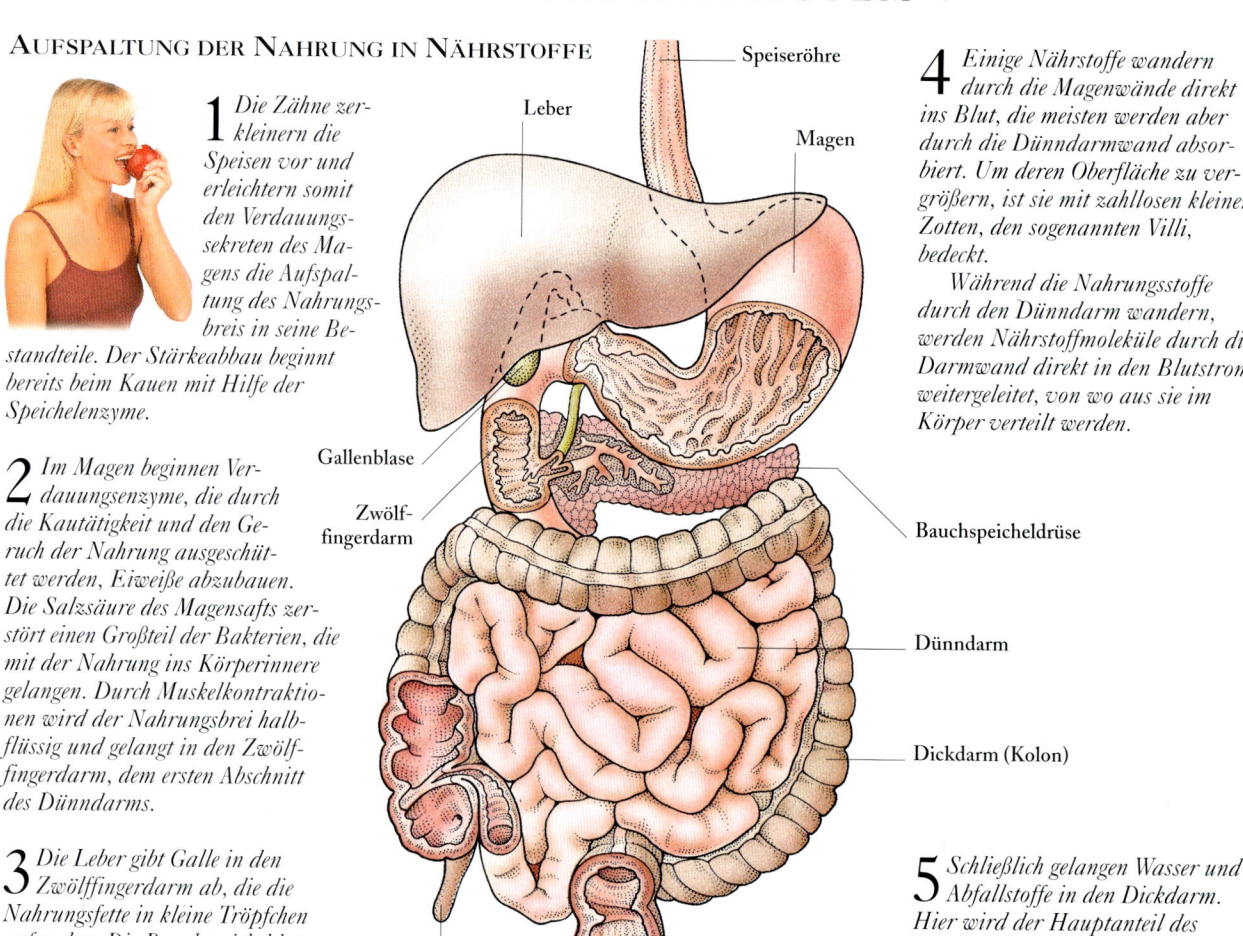

1 *Die Zähne zerkleinern die Speisen vor und erleichtern somit den Verdauungssekreten des Magens die Aufspaltung des Nahrungsbreis in seine Be-*standteile. Der Stärkeabbau beginnt bereits beim Kauen mit Hilfe der Speichelenzyme.

2 *Im Magen beginnen Verdauungsenzyme, die durch die Kautätigkeit und den Geruch der Nahrung ausgeschüttet werden, Eiweiße abzubauen. Die Salzsäure des Magensafts zerstört einen Großteil der Bakterien, die mit der Nahrung ins Körperinnere gelangen. Durch Muskelkontraktionen wird der Nahrungsbrei halbflüssig und gelangt in den Zwölffingerdarm, dem ersten Abschnitt des Dünndarms.*

3 *Die Leber gibt Galle in den Zwölffingerdarm ab, die die Nahrungsfette in kleine Tröpfchen aufspaltet. Die Bauchspeicheldrüse liefert Verdauungssäfte, die Enzyme zum Abbau von Kohlenhydraten, Eiweißen und Fetten enthalten.*

4 *Einige Nährstoffe wandern durch die Magenwände direkt ins Blut, die meisten werden aber durch die Dünndarmwand absorbiert. Um deren Oberfläche zu vergrößern, ist sie mit zahllosen kleinen Zotten, den sogenannten Villi, bedeckt.*

Während die Nahrungsstoffe durch den Dünndarm wandern, werden Nährstoffmoleküle durch die Darmwand direkt in den Blutstrom weitergeleitet, von wo aus sie im Körper verteilt werden.

5 *Schließlich gelangen Wasser und Abfallstoffe in den Dickdarm. Hier wird der Hauptanteil des Wassers rückresorbiert. Unverdaubare Nahrungsbestandteile und Stoffwechselabfälle werden dann als fester Stuhl ausgeschieden.*

Speiseröhre

Leber

Magen

Gallenblase

Zwölffingerdarm

Bauchspeicheldrüse

Dünndarm

Dickdarm (Kolon)

Blinddarm

Mastdarm

❖ RESORPTION DER NÄHRSTOFFE ❖

FAKTOREN, DIE DIE NÄHR-STOFFAUFNAHME VERRINGERN

Jede Erkrankung des Verdauungs-systems verschlechtert die Nährstoff-resorption. Dazu gehören Leberstö-rungen, die den Gallenfluß hemmen, die Crohn-Krankheit (Darmentzün-dungen) oder Durchfall. Doch auch übermäßiger Alkoholkonsum ist häu-fig die Ursache für eine mangelhafte Nährstoffaufnahme. Viele Medika-mente wie starke Abführmittel, Alu-miniumantazida, Diuretika und eini-ge Steroide verringern besonders die Resorption der Vitamine A, B6, D, E, K und von Folat. Schlechte Nähr-stoffresorption kann daneben auf All-ergien zurückzuführen sein, ein Bei-spiel ist die Laktoseintoleranz. Bei Menschen, die an Zöliakie leiden, beschädigt das in Weizen, Roggen und Gerste enthaltene Protein Glu-ten die Dünndarmzotten, durch die die Nährstoffmoleküle in den Körper abgegeben werden.

Mit zunehmendem Alter nimmt die Produktion der Verdauungssekre-te des Magens und der Bauchspei-cheldrüse ab, wodurch die Aufnahme von Eisen, Kalzium, Folat und Vit-amin B12 erschwert wird. Und ob-wohl ballaststoffreiche Lebensmittel reich an lebenswichtigen Mineralien sind, sollten sie nicht im Übermaß gegessen werden: Ballaststoffe, ins-besondere phytinsäurehaltige, verrin-gern die Aufnahme von Eisen, Kal-zium und Zink. Meiden Sie deswegen vor allem Weizen- oder Haferkleie in großen Mengen. Essen Sie dagegen Vollkornbrot, in dem die Phytinsäure durch die hohen Temperaturen beim Backen zerstört wurde. Tee enthält Tannine, die die gleichzeitige Eisen-absorption stark senken. Der regel-mäßige Genuß von starkem Tee zu den Mahlzeiten erhöht deswegen das Risiko für Anämie. Wer eine Lang-zeitmedikation einnimmt oder an ul-cerativer Kolitis (Darmgeschwüren) oder Durchfall leidet, sollte eine Ernährungsberatung aufsuchen.

SO VERBESSERN SIE DIE NÄHRSTOFFRESORPTION

Wenn wir unserer Verdauung helfen wollen, müssen wir zuerst unsere Ernährungsgewohnheiten unter die Lupe nehmen. Die Leistungsfähig-keit des Verdauungssystems ist von Mensch zu Mensch sehr unterschied-lich, doch regelmäßige Beschwerden verringern die Nährstoffresorption.

Die Verdauungssäfte fließen bes-ser, wenn wir hungrig, entspannt und durch das Aussehen und den Geruch der Speisen angeregt essen. Stimulie-ren Sie die Ausschüttung von Ver-dauungssekreten durch natürliche Verdauungshilfen wie Artischocken, Chili, Ingwer, Fenchel, Brunnen-kresse, Sellerie, Petersilie und bittere Salate, beispielsweise Chicorée und Endivie.

Sehr fetthaltige Nahrungsmittel sind häufig Ursache einer schleppen-den Verdauung. Der Körper muß schier Schwerstarbeit leisten, bis die Fette abgebaut sind. Unlösliche Bal-laststoffe und verdauungsresistente Stärke, die in stärkehaltigen Le-bensmittel und Vollkorn-brot reichlich enthalten sind, erleichtern dage-gen die Verdauungs-prozesse. Daneben werden weniger schädliche Stoff-wechselprodukte gebildet, die mit dem Stuhl schnel-ler ausgeschieden werden.

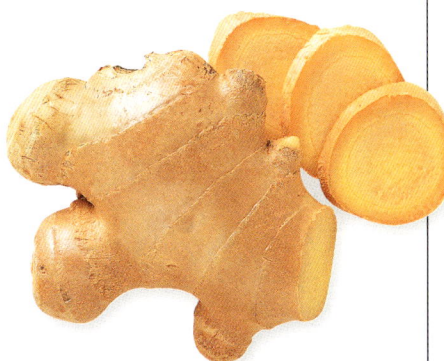

Verdauungsstimulanzien wie Ingwer lassen die Verdauungssäfte fließen. Ingwer wirkt daneben wärmend und lindert Blähungen

Die Eisenabsorption wird durch zu-sätzliches Vitamin C und nur geringe Kalzium-Mengen in der gleichen Mahlzeit verbessert. Zink und Eisen aus pflanzlichen und Milchproduk-ten werden mit Fleisch- oder Fisch-protein leichter aufgenommen. Die Kalzium-Absorption wird am besten durch Kraftsport, durch Sonnenlicht (Vitamin D) oder durch fetten Fisch erhöht. Antibiotika sollten nur eingenommen werden, wenn es unbedingt not-wendig ist, da sie die gesunde Darmflora zerstören, die eini-ge B-Vitamine und das Vitamin K pro-duziert.

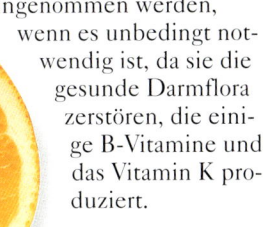

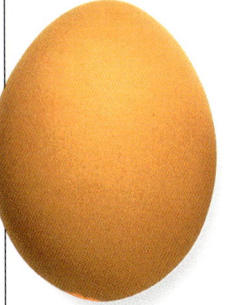

Nahrungsmittel-kombinationen ver-bessern die Nährstoff-resorption. Das Eisen aus Eiern kann durch gleichzeitigen Verzehr von Vitamin-C-rei-chen Produkten wie Orangen oder Kresse leichter aufge-nommen werden

ERNÄHRUNGSBESONDERHEITEN

IM LAUFE DES LEBENS verändern sich die Ernährungsgewohnheiten. Wir scherzen zwar oft darüber, daß uns männliche Teenager »arm essen«, dies ist allerdings auf den wachsenden Energiebedarf und nicht so sehr auf den gestiegenen Nährstoffbedarf zurückzuführen. Oft passen wir uns unbewußt den natürlichen Schwankungen an. Ab dem mittleren Alter essen die meisten Menschen zunehmend weniger und reagieren somit auf den verringerten Energiebedarf ihres Organismus. Doch genauso häufig ernähren wir uns falsch: Teenager, die viel Eisen benötigen, trinken Tee zu den Mahlzeiten, der die Eisenabsorption verringert. Ein Glas Orangensaft würde dagegen die Absorption von Eisen aus Lebensmitteln nahezu verdoppeln. Da sich die Anforderungen an die Ernährung im Laufe des Lebens ändern, müssen wir unsere Eßgewohnheiten und die Nahrungsmittelauswahl ständig an die neuen Bedürfnisse anpassen.

❖ KINDER UND JUGENDLICHE ❖

NÄHRSTOFFBEDARF

Gesunde Ernährung steht für junge Menschen selten im Vordergrund, jedoch erhöhen Wachstumsschübe den Bedarf an fast allen Nährstoffen sprunghaft. Dies trifft besonders auf Kalzium und Eisen zu, das Kinder reichlicher brauchen als Erwachsene, da diese Mineralien wichtig für den Knochenaufbau und die Gewebsbildung sind. Kalziummangel beeinträchtigt das Knochenwachstum insgesamt, die etwa um das 15. Lebensjahr festgelegte Knochendichte kann außerdem das Osteoporose-Risiko in mittleren Jahren und im Alter beeinflussen.

Viele Mädchen hungern, wenn die Veränderungen in der Pubertät sie kurviger werden lassen. Diese »Schlankheitskuren« fallen leider mit einem erhöhten Eisenbedarf zusammen, der sich in diesen Jahren – bedingt durch das Wachstum und den Eisenverlust während der Menstruation – nahezu verdoppelt. Bis zu einem Viertel der Teenager neigt zu Eisenmangel, die

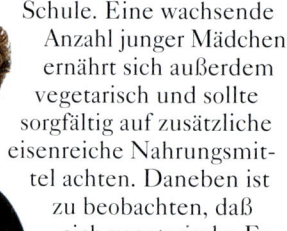

Folgen sind verringerte Leistungsfähigkeit, Krankheitsanfälligkeit und Konzentrationsprobleme in der Schule. Eine wachsende Anzahl junger Mädchen ernährt sich außerdem vegetarisch und sollte sorgfältig auf zusätzliche eisenreiche Nahrungsmittel achten. Daneben ist zu beobachten, daß sich vegetarische Ernährungsvorlieben oft mit dem Wunsch nach Gewichtsreduktion überlagern und Eßstörungen wie Anorexie maskieren können. Dabei spielt vermutlich Zinkmangel, der den Geschmackssinn und den Appetit verringert, eine entscheidende Rolle. Auch Jungen verfallen zunehmend dem schlanken Schönheitsideal – mit ähnlichen Gesundheitsrisiken wie bei den Mädchen.

Viele Kinder essen außerdem zuviel Zucker, der nicht nur Zahnkaries fördert, sondern häufig auch die Ursache für eine mangelhafte Versorgung mit Vitaminen und Mineralien ist. Es ist sehr wichtig, daß bereits junge Menschen lernen, ihre Ernährung ausgewogen zusammenzustellen und damit dem Körper alle benötigten Nährstoffe zuzuführen – und dies ist sicherlich der beste Weg, Übergewicht in späteren Jahren vorzubeugen.

NAHRUNGSMITTEL MIT BESONDEREM WERT

Günstig

• Kalziumreiche Nahrungsmittel: Joghurt, Hartkäse, Milch, Tofu, Mandeln, grüne Blattgemüse, Sardinen

• Eisenreiche Nahrungsmittel: Hühnerleber, getrocknete Aprikosen, Hülsenfrüchte, rotes Fleisch, fetter Fisch, grüne Blattgemüse

• Zinkreiche Nahrungsmittel: Schalentiere, mageres Fleisch, Kürbiskerne

Ungünstig

• Große Mengen an Zucker

• Weizenkleie (außer in Vollkornbrot)

❖ SCHWANGERSCHAFT ❖

NAHRUNGSMITTEL MIT BESONDEREM WERT

Günstig

• Kalziumreiche Produkte: Joghurt, Mandeln, Tofu, grüne Blattsalate, Sardinen, Weißfisch
• Ballaststoffreiche Lebensmittel: getrocknete Aprikosen, Leinsamen
• Folat- und eisenreiche Nahrungsmittel: rotes Fleisch, Kruziferen-Gemüse, Brunnenkresse, Weizenkeime, Hülsenfrüchte
• Fetter Fisch mit reichlich Omega-3-Fettsäuren, Leinsamen

Ungünstig

• Schwangere Frauen sollten Leber meiden: Überschüssiges Retinol (Vitamin A, aber nicht Beta-Carotin) kann Mißbildungen beim Fötus hervorrufen.

NÄHRSTOFFBEDARF

Vor einer geplanten Schwangerschaft sollte man mehrere Monate lang ausgewogen essen, um einen guten Nährstoffstatus aufzubauen. Kritische Phasen bei der Entwicklung des fötalen Nervensystems und Gehirns sind die ersten drei bis vier Wochen. Während einer Schwangerschaft steigt der Folatbedarf enorm an. Werdende Mütter sollten auf folatreiche Ernährung achten (bis zur 12. Schwangerschaftswoche werden täglich 400 µg Folat empfohlen). Folat ist wichtig für die gesunde Entwicklung des Ungeborenen und senkt das Risiko von Mißbildungen (Spina bifida). Wer eine Schwangerschaft plant, sollte Untergewicht vermeiden – und natürlich das Rauchen aufgeben und keinen Alkohol trinken. Diese einfachen Maßnahmen beugen ein niedriges Geburtsgewicht oder eine Frühgeburt vor. Während der Schwangerschaft sollte die Qualität, nicht die Quantität der Nahrung im Vordergrund stehen. Decken Sie den erhöhten Eisenbedarf mit eisenreiche Lebensmittel und nicht mit Eisenpräparaten (Ausnahme ist ein niedriger Hämoglobinspiegel).

❖ ÄLTERE MENSCHEN ❖

NÄHRSTOFFBEDARF

Mit zunehmendem Jahren werden zwar weniger Kalorien, aber ähnliche Mengen an Nährstoffen benötigt. Für ältere Menschen ist es also bedeutend, Lebensmittel mit hoher Nährstoffdichte, aber niedrigem Brennwert auszuwählen. Wer auch im Alter noch aktiv ist, muß nicht so sehr auf sein Gewicht achten. Vermeiden Sie aber Übergewicht, das die Gefahr von Gelenkproblemen, Diabetes, Gallensteinen und anderen Krankheiten erhöht. Bewegung beugt daneben Depressionen, Kreislaufschwäche und

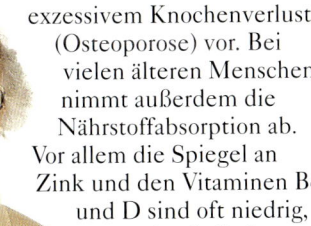

exzessivem Knochenverlust (Osteoporose) vor. Bei vielen älteren Menschen nimmt außerdem die Nährstoffabsorption ab. Vor allem die Spiegel an Zink und den Vitaminen B_6 und D sind oft niedrig, wodurch die körpereigenen Abwehrkräfte, die geistige Fitness und das allgemeine Wohlbefinden geschwächt werden. Ältere Menschen profitieren deutlich von einer besseren und ausgewogenen Nährstoffversorgung (geringere Infektionsanfälligkeit, gesteigerte geistige Leistungsfähigkeit).

NAHRUNGSMITTEL MIT BESONDEREM WERT

Günstig

• Antioxidanzienreiche Nahrungsmittel (siehe S. 21)
• Verdauungsstimulanzien: Chili, Artischocken, Brunnenkresse
• Zink für das Immunsystem: Schalentiere, Kürbiskerne, Hühnerleber
• Ballaststoffreiche Nahrungsmittel: Vollkornbrot, Leinsamen, Sonnenblumenkerne
• Fettfische für Vitamin D und essentielle Fettsäuren
• Kaliumreiche Früchte und Säfte

Ungünstig

• Weizenkleie (außer in Vollkornbrot)
• Austrocknung: reichlich trinken

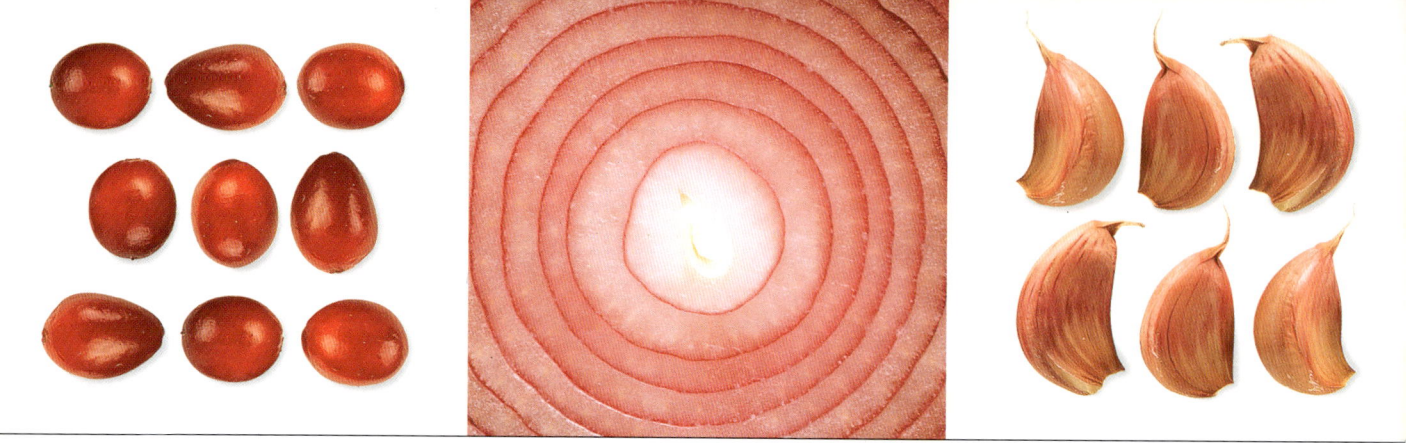

NAHRUNGS-
MITTELPROFILE

Katalog der fünfzig Top-Nahrungsmittel. Die moderne ernährungswissenschaftliche Forschung

bestätigt, was die traditionelle Heillehre bereits wußte und anwandte:

Diese köstlichen Nahrungsmittel sind der beste Gesundheitsschutz.

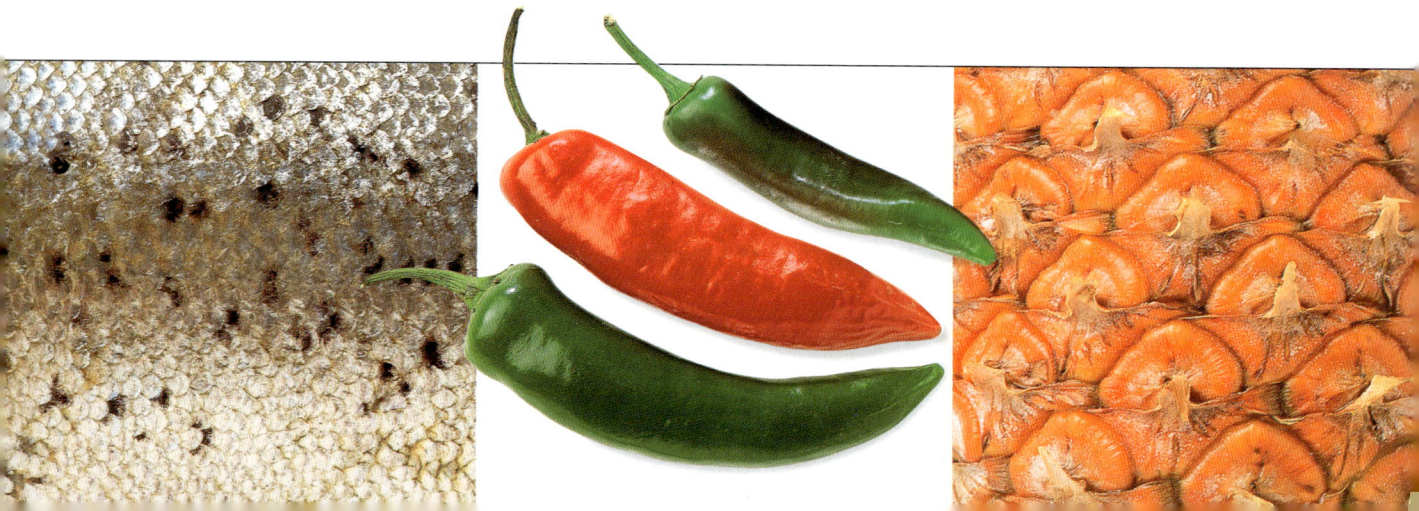

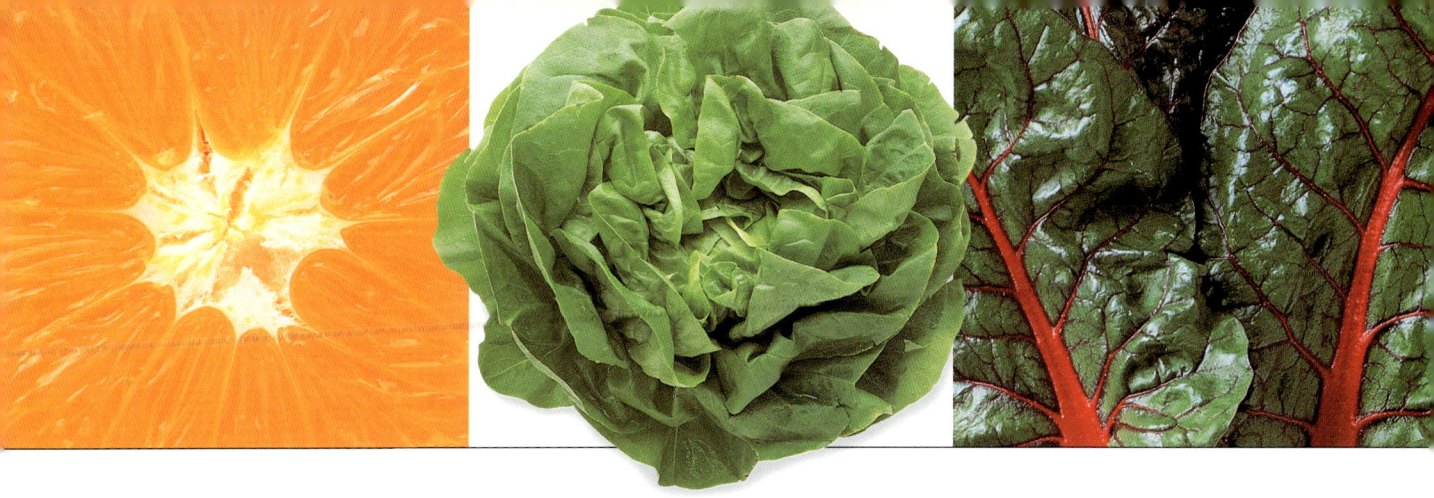

BONUS-
NAHRUNGSMITTEL

Zwanzig beliebte Nahrungsmittel mit außergewöhnlichen Ernährungswerten.

Diese Heilmittel aus der Apotheke der Natur liefern dem Körper in speziellen

Kombinationen Inhaltsstoffe mit ausgesprochen gesundheitsfördernden Eigen-

schaften. Die einzelnen Profile enthalten Angaben zum Nährwert, zum Nutzen

in der Therapeutik und zur empfohlenen Menge. Kulinarische Anregungen

zeigen deren Verwendung in der feinen Küche.

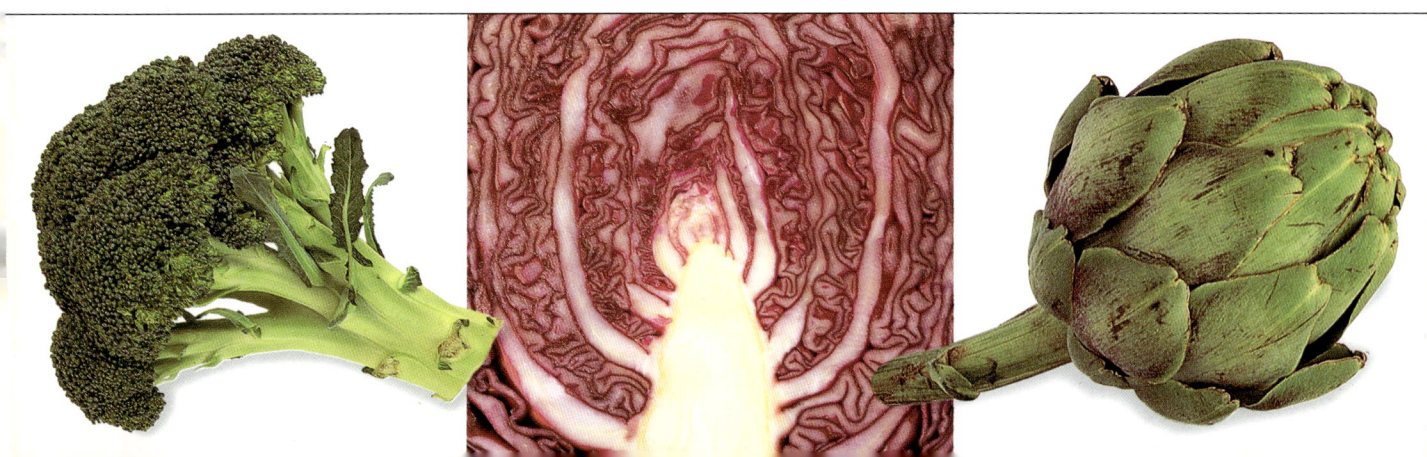

ARTISCHOCKEN

DIE KÖSTLICHE GEMÜSEARTISCHOCKE wurde schon von den alten Römern geschätzt. Ihre verdauungsfördernde Wirkung ist seit dem 16. Jahrhundert bekannt: Artischocken stärken die Funktionen der Galle, Leber und Niere. Nicht verwandt mit der Jerusalemartischocke (= Topinamburknolle).

GESUNDHEITSNUTZEN

Regt Leber- und Gallenfunktionen an

◆

Verdauungsfördernd

◆

Cholesterinsenkend

◆

Vorbeugung gegen Ödeme

◆

Stabilisiert den Blutzucker

HAUPTNÄHRSTOFFE

pro 250 g gekochte Gemüseartischocke

Kilokalorien	20
Kilojoule	85
Folat (µg)	50
Eisen (mg)	0,5
Niacin (mg)	1
Kalium (mg)	330
Zink (mg)	0,5

❖ GESUNDHEIT & ERNÄHRUNG ❖

THERAPEUTISCHE EIGENSCHAFTEN

• *Fördert Leber- und Gallenfunktionen*
Artischocken werden in der traditionellen Heilkunde zur Unterstützung der Leber, der Gallenblase und der Verdauung eingesetzt. Wie andere Bittergemüse fördern Artischocken die Gallensaftsekretion und können Leber-, Gallen- oder Darmprobleme lindern.

• *Senkung des Fett- und Cholesterinspiegels*
In wissenschaftlichen Versuchen (1975, 1980) konnte nachgewiesen werden, daß mit Artischockenextrakt der Fett- und Cholesterinspiegel gesenkt werden kann. Die gleiche Wirkung beim Genuß einer frischen Artischocke konnte jedoch noch nicht bestimmt werden.

• *Traditionelles Diuretikum*
Artischocken wirken harntreibend und helfen dadurch, Wasseransammlungen im Körper zu verringern.

• *Nützlich für Diabetiker*
Artischocken enthalten Inulin, eine verdauungsresistente Form der Stärke, und hemmen somit das Ansteigen des Blutzuckerspiegels nach dem Essen. Traditionell ein natürliches Medikament für Diabetiker.

Farbe von schwach golden bis lavendel

EMPFOHLENE MENGE
Gedünstete Artischocken nach Belieben. Alternative zu den frischen: Babyartischocken oder Artischockenherzen aus der Dose oder dem Glas.

Gemüseartischocken
gehören zu den Distelgewächsen und gedeihen gut in mäßig warmen Gegenden

Behaartes »Herz«

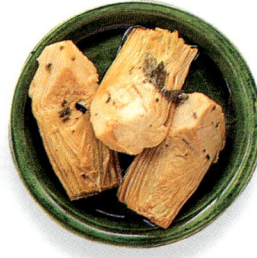

Artischockenherzen
aus der Konserve für den Winter

❖ KÜCHENTIPS ❖

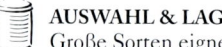 **AUSWAHL & LAGERUNG**
Große Sorten eignen sich am besten zur Zubereitung der Blätter und von Herzen. Bevorzugen Sie zartgrüne Köpfe ohne braune Flecken, und entfernen Sie von den großen Sorten vor dem Essen den behaarten Strunk. Artischocken werden beim Lagern hart. Sie sollten deshalb, in ein feuchtes Tuch eingewickelt, kühl aufbewahrt werden.

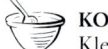 **KOCHEN & ESSEN**
Kleine Artischocken können als Ganzes gekocht und sehr fein aufgeschnitten, mit Öldressing oder sautiert, als Beilage (z. B. zu Risotto) serviert werden. Große Artischocken kocht man am besten für 35 bis 40 Minuten in Wasser (ohne Salz!), bis sich die Blätter leicht ablösen lassen. Artischockenblätter kann man warm oder kalt zu einem Dip essen.

REZEPTE
Artischockenherzen-Salat 109
Artischocken-Frittata 120

BROKKOLI

ZARTER, BUTTERWEICHER BROKKOLI, so geht aus vielen Studien hervor, fördert die Gesundheit und senkt das Krebsrisiko. Denn wie die anderen Mitglieder der Kohlfamilie ist auch Brokkoli sehr nährstoffreich und enthält neben vielen lebenswichtigen Inhaltsstoffen spezielle Schutzstoffe gegen Krebs.

HAUPTNÄHRSTOFFE
pro 100 g roher grüner Brokkoli

Kilokalorien/Kilojoule	33/138
Beta-Carotin (µg)	575
Kalzium (mg)	56
Folat (µg)	90
Eisen (mg)	1,7
Vitamin C (mg)	87
Vitamin E (mg)	1,3
Zink (mg)	0,6

❖ GESUNDHEIT & ERNÄHRUNG ❖

THERAPEUTISCHE EIGENSCHAFTEN

● *Senkt das Krebsrisiko*
Amerikanische Forschungen (1977–78) erbrachten, daß der tägliche Verzehr von Brokkoli das Lungenkrebsrisiko senkt. Menschen, die viel Kruziferengemüse, dazu gehört auch Brokkoli, essen, erkranken außerdem seltener an Dickdarmkrebs.

● *Reich an den Antioxidanzien Beta-Carotin und Vitamin C und E*
Breitangelegte Studien zeigten, daß Menschen mit reichlich Antioxidanzien im Blut (nicht aus einer Nahrungsergänzung) weniger anfällig für Herzerkrankungen, Schlaganfall, Katarakte und Krebs sind.

● *Hoher Gehalt an Folat und Eisen*
Insbesondere der purpurfarbene, knospenreiche Brokkoli ist eine ausgezeichnete Quelle für diese Schutzvitamine. Besonders wichtig ist Folat für werdende Mütter: Folat senkt das Risiko einer Fehlgeburt und einer Mißbildung (Spina bifida) des Ungeborenen. Eisen und Folat beugen Anämie-Erkrankungen (»Blutarmut«) vor.

● *Außergewöhnlich reich an Vitaminen/Mineralien*
In Brokkoli finden sich in hohen Konzentrationen Folat, Antioxidanzien, B-Vitamine, Kalzium, Eisen und Zink – rundweg ein Spitzengemüse.

EMPFOHLENE MENGE
Purpurroter, knospenreicher und grüner Brokkoli enthält mehr Kalzium und Folat als andere Sorten. Bereits ein bis drei Mahlzeiten wöchentlich senken das Krebsrisiko erheblich. Der erhöhte Folatbedarf während der Schwangerschaft kann mit einer leicht gedünsteten 170-g-Portion zu mehr als die Hälfte (der empfohlenen Tagesdosis) gedeckt werden.

Purpurfarbener, knospenreicher Brokkoli

Kopf eines grünen Brokkoli (Calabrese)

·········· *Wichtiger Hinweis* ··········
Da Brokkoli die Jodabsorption des Körpers verringert, sollten Menschen, die öfter als zwei- bis dreimal wöchentlich Brokkoli essen, auf genügende Jodzufuhr achten, insbesondere in Gegenden mit jodarmen Böden.

❖ KÜCHENTIPS ❖

AUSWAHL & LAGERUNG
Die Stengel und Blätter haben ähnliche Eigenschaften wie die Röschen. Greifen Sie zu Produkten aus ökologischem Anbau. Achten Sie auf einen festen Strunk, und vermeiden Sie holzige, bräunliche oder gelbliche Stengel, die oft einen bitteren und zähen Kopf haben. Im wärmsten Fach des Kühlschranks lagern und so schnell wie möglich verbrauchen.

KOCHEN & ESSEN
Frischer Brokkoli ist mundgerecht zerkleinert eine süße und zarte Rohkost in Salaten, die kleinen Röschen eignen sich gut zum Dippen. Brokkoli sollte immer zugedeckt in wenig Wasser und nur kurz gedünstet oder bißfest gekocht werden. Leicht gekochter Brokkoli schmeckt köstlich zu den verschiedensten Gerichten.

REZEPTE
Gemüseeintopf 103
Algen-Brokkoli-Walnuß-Salat 110
Brokkoli-Pfanne 121

GEMÜSE

KOHL

KOHL HAT EINEN hervorragenden Nährwert. Dutzende von Untersuchungen belegen daneben die gesundheitsfördernde Wirkung von Kohl und anderer Kruziferen: Diese Gemüse enthalten reichlich Vitamine, Mineralien, Ballaststoffe und bioaktive Substanzen, deren Nutzen jetzt nachgewiesen werden konnte.

GESUNDHEITSNUTZEN

Senkt das Krebsrisiko

◆

Beugt Herzerkrankungen und Schlaganfall vor

◆

Vermindert die Bildung von Katarakten

◆

Verringert die Gefahr von Mißbildungen (Spina bifida)

HAUPTNÄHRSTOFFE

pro 100 g roher Kohl

Kilokalorien/Kilojoule	26/109
B-Vitamine	gute Quelle
Beta-Carotin (µg)	385
Kalzium (mg)	52
Folat (µg)	75
Kalium (mg)	270
Vitamin C (mg)	50
Vitamin E (mg)	0,2

❖ GESUNDHEIT & ERNÄHRUNG ❖

THERAPEUTISCHE EIGENSCHAFTEN

• *Enthält Antioxidanzien und andere abwehrstärkende Substanzen*
In Studien wurde nachgewiesen, daß Menschen, die viel Kohl essen, seltener an Krebs, insbesondere des Magens, des Dickdarms, der Lunge und der Haut, erkranken und weniger anfällig für Herzinfarkt, Schlaganfall und Katarakte sind.

• *Hilfe bei peptischen Geschwüren*
Die heilende Kraft von rohem Kohlsaft bei Geschwüren im Verdauungstrakt wurde in Versuchen mit Freiwilligen bestätigt.

• *Rohes Sauerkraut enthält Mikroorganismen für eine gute Darmflora*
Sauerkraut (vergorener Kohl) ist ein altes Hausmittel zur Verbesserung der Verdauung und der Darmgesundheit.

• *Roher Grünkohl ist eine gute Quelle für Folat*
Während der Schwangerschaft beugt eine gute Versorgung mit Folat Mißbildungen (Spina bifida) des Ungeborenen vor.

EMPFOHLENE MENGE
Schon eine Portion Kohl (roh, gekocht oder als Sauerkraut) pro Woche senkt das Darmkrebsrisiko erheblich. Für eine generelle Schutzwirkung werden von Ernährungswissenschaftlern zwei bis drei Portionen wöchentlich empfohlen.

...*Wichtiger Hinweis* ...
Da Kohl die Jodabsorption verringert, sollten Menschen, die in der Woche mehr als zwei bis drei Kohlgerichte essen, auf jodreiche Ernährung achten, insbesondere in Gegenden mit jodarmen Böden.

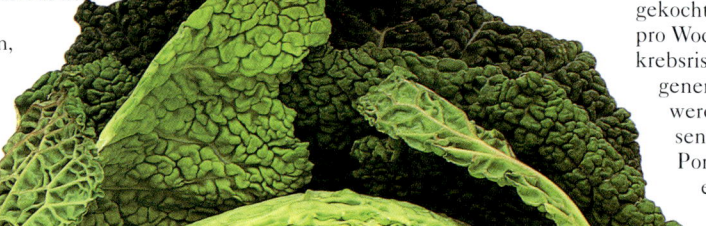

Wirsing

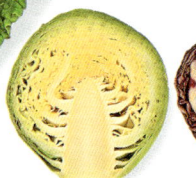

Grünkohl

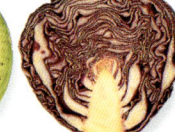

Rotkohl

❖ KÜCHENTIPS ❖

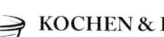

AUSWAHL & LAGERUNG
Kaufen Sie nur frischen Kohl, und verarbeiten Sie ihn möglichst bald. Wenn Sie die Außenblätter verwenden wollen, sollten Sie Produkte aus ökologischem Anbau wählen. Die nützlichen, lebenden Bakterien im rohen Sauerkraut, die übrigens auch Einfrieren überleben, sind in den Konservenwaren (wurden erhitzt) kaum noch vorhanden.

KOCHEN & ESSEN
Es gibt so vielfältige Kohlrezepte, daß auch weniger begeisterte Kohlesser etwas Passendes finden können: geschmort, gefüllt, als Suppeneinlage, gebraten oder roh in Salaten. Um Blähungen zu vermeiden, sollte man den Speisen allerdings verdauungsfördernde Gewürze oder Kräuter wie Kümmel oder Fenchel zusetzen.

REZEPTE
Krautsalat 112
Gefüllte Krautwickel nach Odenart 122
Geschmorter Rotkohl 126

KAROTTEN

KAROTTEN SCHMECKEN nicht nur vorzüglich, sondern zählen auch zu den nährstoffreichen Gemüsearten. Ihre orange Färbung stammt von den Carotinen (siehe S. 22), die nicht nur nach ihrer Umsetzung in Vitamin A lebenswichtig sind. Man weiß heute, daß carotinreiche Lebensmittel die Gesundheit auf vielfältige Weise fördern.

HAUPTNÄHRSTOFFE
pro 100 g rohe Karotte

Kilokalorien	30
Kilojoule	125
Carotine, einschl. Beta-Carotin (µg) #	8115
Ballaststoffe (g)	2,4
Vitamin C (mg)	6
Vitamin E (mg)	0,6

❖ GESUNDHEIT & ERNÄHRUNG ❖

THERAPEUTISCHE EIGENSCHAFTEN

• *Vermindern das Lungenkrebsrisiko*
Menschen, die regelmäßig Karotten essen, erkranken seltener an Lungenkrebs, was auf den hohen Gehalt an Beta-Carotin zurückzuführen ist (das gilt auch für Raucher). Daneben wird vermutet, daß Karotten weitere, bisher noch unerforschte Schutzsubstanzen enthalten.

• *Schützen allgemein vor Krebserkrankungen*
Breitangelegte Studien ergaben: Eine hohe Beta-Carotin-Aufnahme aus natürlichen Nahrungsmitteln (Gemüse und Früchte) verringert die Gefahr, an Krebs an Blase, Gebärmutter, Dickdarm, Prostata, Kehlkopf oder Speiseröhre zu erkranken, um bis zu 50 Prozent, das Brustkrebsrisiko nach der Menopause sinkt um bis zu 20 Prozent.

• *Regulieren erhöhte Blutfettwerte*
In einem schottischen Versuch konnte durch den täglichen Genuß von 200 g rohen Karotten über drei Wochen der Cholesterinspiegel von Risikopatienten um 11 Prozent gesenkt werden. Nach dieser Diät stiegen die Werte wieder an.

• *Beugen Lebensmittelvergiftungen vor*
Untersuchungen erbrachten, daß selbst durch kleine Mengen an rohen Karotten Listerien und andere toxische Mikroorganismen abgetötet werden.

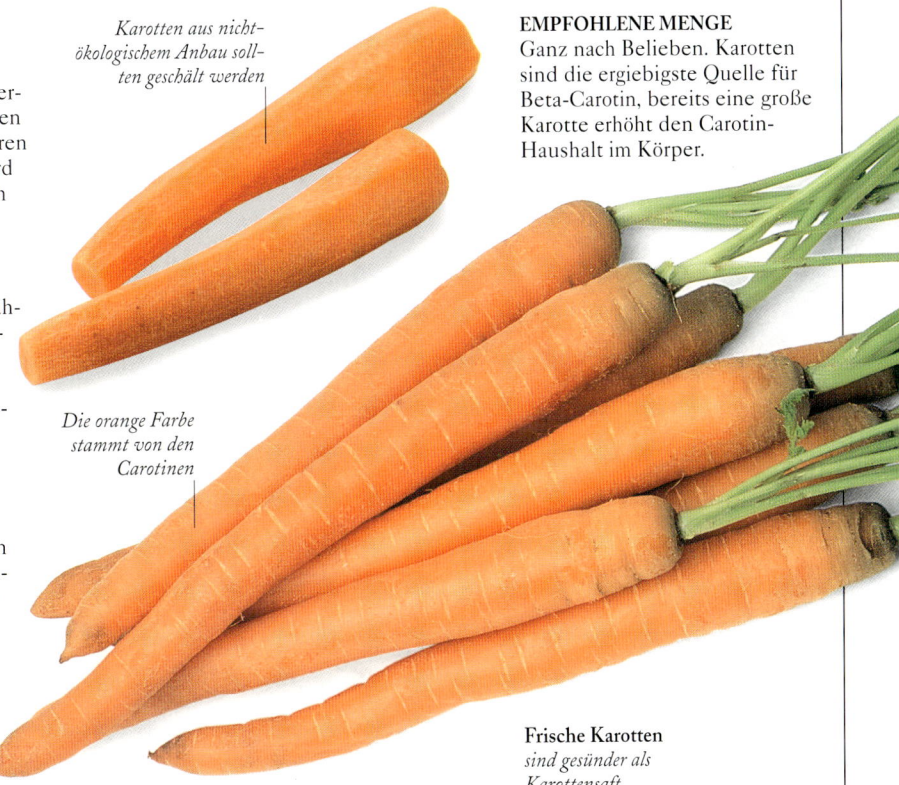

Karotten aus nicht-ökologischem Anbau sollten geschält werden

Die orange Farbe stammt von den Carotinen

Frische Karotten *sind gesünder als Karottensaft*

EMPFOHLENE MENGE
Ganz nach Belieben. Karotten sind die ergiebigste Quelle für Beta-Carotin, bereits eine große Karotte erhöht den Carotin-Haushalt im Körper.

❖ KÜCHENTIPS ❖

AUSWAHL & LAGERUNG
Karotten speichern besonders gut Pestizide und andere schädliche Rückstände aus der Umwelt, weswegen sie vor dem Verzehr immer geschält werden sollten. Reife Karotten enthalten mehr Beta-Carotin als solche aus neuer Ernte. Um Karotten knackig zu halten, sollte man sie im Gemüsefach im Kühlschrank oder in einer kühlen Speisekammer aufbewahren.

KOCHEN & ESSEN
Karotten verleihen vielen Gerichten Farbe sowie Biß und ihr spezielles Aroma. Das Angebot reicht von jungen, süßlichen Karotten aus der frühen Ernte bis zu den aromatischen aus der Herbsternte. Beta-Carotin wird durch Kochen nicht zerstört. Rohe Karotten können geraspelt, zu Dip-Stäbchen geschnitten oder Suppen zugesetzt werden

REZEPTE

KOPFSALAT UND GRÜNE SALATE

ES GIBT MEHR als hundert Sorten von Kopfsalat und grünem Salat. Obwohl sie hauptsächlich aus Wasser bestehen, enthalten diese grünen Blattsalate wertvolle Vitamine, Mineralien und Antioxidanzien und haben im Vergleich zu anderen Lebensmitteln den Vorteil, daß sie fast immer roh gegessen werden.

HAUPTNÄHRSTOFFE	
pro 100 g Kopfsalat und grüner Salat (Durchschnittsmengen)	
Kilokalorien	14
Kilojoule	59
Carotine (µg)	355
Folat (µg)	55
Eisen (mg)	0,7
Kalium (mg)	220
Vitamin C (mg)	5
Vitamin E (mg)	0,57

❖ GESUNDHEIT & ERNÄHRUNG ❖

THERAPEUTISCHE EIGENSCHAFTEN

• *Schutz vor Krebserkrankungen*
19 Studien zufolge senkt der regelmäßige Verzehr von Kopfsalat und anderen grünen Salaten die Gefahr, an Krebs zu erkranken, insbesondere an Magenkrebs.

• *Enthält die Antioxidanzien Vitamin C und E und Carotine*
Ein hoher Verzehr von antioxidantienreicher Nahrung steht in Zusammenhang mit einem verringert Risiko für Krebs, Herzerkrankungen, Schlaganfall und Katarakten. Wichtig zu wissen, daß der Gehalt an Carotinen und Vitamin C in den grünen Außenblättern 50mal höher ist als in den blaßen Blättern des Salatherzens.

• *Reich an Folat und Eisen*
Folat und Eisen sind wichtig bei und gegen Anämie. Unverzichtbar ist eine ausreichende Versorgung mit Folat während der Schwangerschaft für die gesunde Entwicklung des Ungeborenen (Spina bifida). Blaßer Eisbergsalat enthält ebenso viel Folat wie grüner Kopfsalat, empfehlenswert auch Endiviensalat und Mangold. Endivie ist daneben eine hervorragende Eisenquelle (2,8 mg/100 g), ebenso zarter, grüner Kopfsalat (1,5 mg/100 g).

• *Verdauungshilfe und Leberstimulans*
Chicorée, Endivie, Escariol und andere bitter schmeckende Salate stimulieren die Verdauungssäfte und die Leberfunktion. Ein altes Hausmittel gegen Gicht und Rheuma.

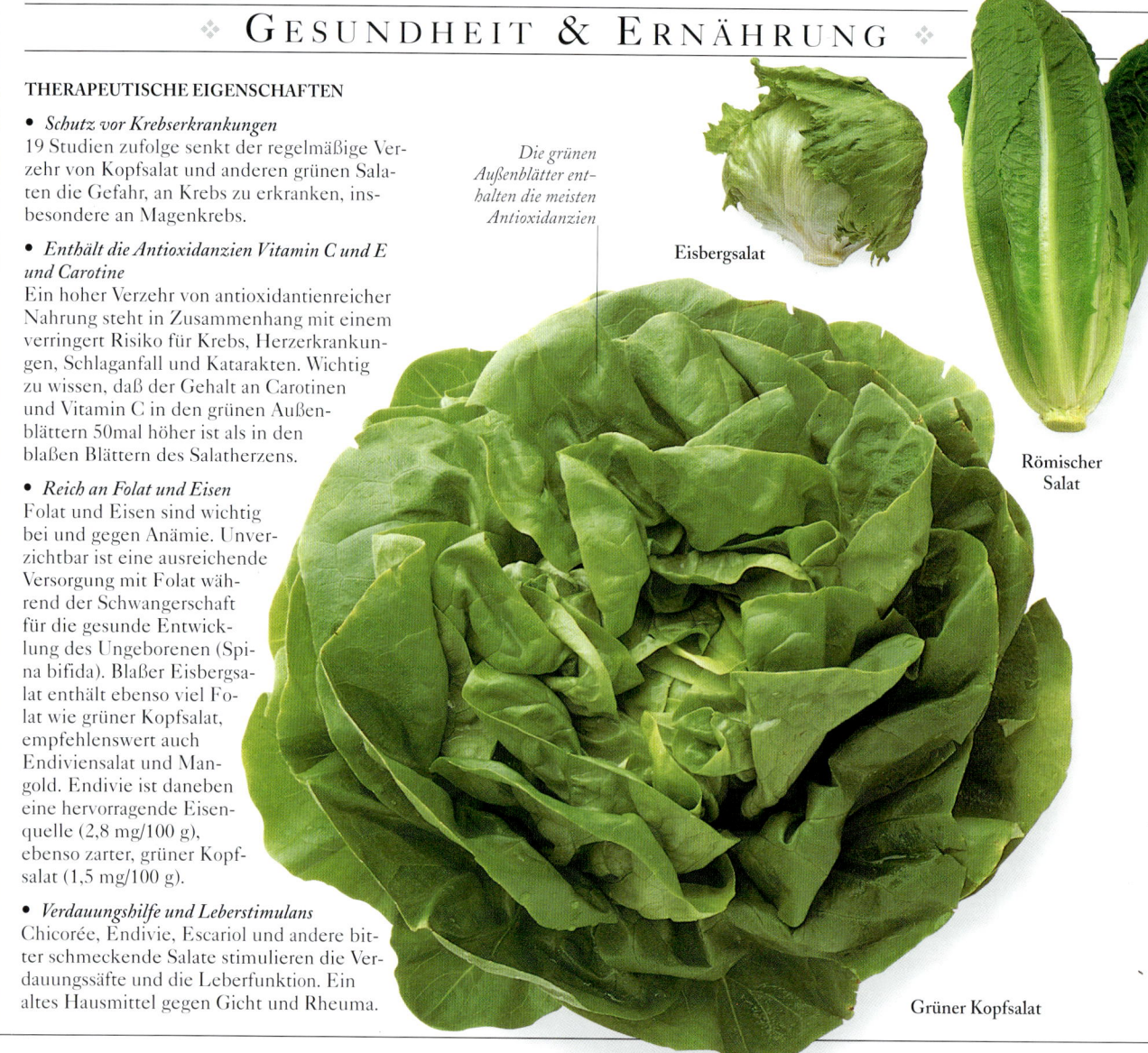

Die grünen Außenblätter enthalten die meisten Antioxidanzien

Eisbergsalat

Römischer Salat

Grüner Kopfsalat

❖ KÜCHENTIPS ❖

AUSWAHL & LAGERUNG

Wählen Sie unbearbeiteten Salat mit grünen Außenblättern, möglichst aus biologischem Anbau. Die Salatblätter sollten frisch und knackig sein. Abgepackte, verzehrfertige Salatportionen, die in vielen Supermärkten angeboten werden, haben dagegen viel von ihrem Vitamin-C- und Folat-Gehalt verloren. Salat sollte zugedeckt und lichtgeschützt, am besten im Kühlschrank aufbewahrt und möglichst bald verarbeitet werden.

KOCHEN & ESSEN

Salate sollten erst kurz vor dem Verzehr frisch zubereitet werden, da sich die empfindlichen Nährstoffe an der Luft rasch zersetzen und die Blätter ihr Aroma verlieren. Gründliches Waschen entfernt nicht nur Pestizidrückstände und andere Umweltgifte, sondern auch schädliche Bakterien wie Listerien. Die Blätter sollten mundgerecht zerrupft werden und behalten, gut mit Dressing bedeckt, einige Zeit ihre gesunden Inhaltsstoffe.

REZEPTE

Grüne Schtschi-Suppe 102
Artischockenherzen-
Salat 109
Grüner Salat mit Sonnen-
blumenkernen 112
Honig-Senf-Dressing 140
Joghurt-Minze-Dressing 141

• *Beruhigende Wirkung*
Der weißliche Milchsaft (Latex), der aus frisch geschnittenem Kopfsalat tropft, wirkt beruhigend und schlaffördernd. Moderne Züchtungen enthalten weniger Milchsaft, aber viele Menschen empfinden auch diese Sorten einschläfernd.

• *Portulak liefert essentielle Fettsäuren*
Portulak (Burzelkraut) ist außerordentlich reich an essentiellen Omega-3-Fettsäuren (vergleichbar mit Fisch). Er wird als kühlende Medizin, gegen Gicht und stechende Kopfschmerzen gepriesen. Die wissenschaftliche Erklärung dafür liegt in der entzündungshemmenden Wirkung der Omega-3-Fettsäuren.

• *Sauerampfer ist ein traditionelles Diuretikum*
Sauerampfer ist ein altes Hausrezept und wird in kleinen Mengen zur Erhöhung der Urinproduktion, z.B. bei Ödemen, verordnet.

EMPFOHLENE MENGE

Genießen Sie grüne Blattsalate nach Belieben, doch wählen Sie nach Möglichkeit Pflanzen aus biologischem Anbau. Eine große Portion Mangold oder Endivie liefert fast die Hälfte des in der Schwangerschaft empfohlenen Folat-Bedarfs. Bevorzugen Sie fettarme Dressings.

·········*Wichtiger Hinweis*··········
Sauerampfer ist oxalatreich. Bei Gicht, Nierensteinen und Rheuma zu vermeiden.

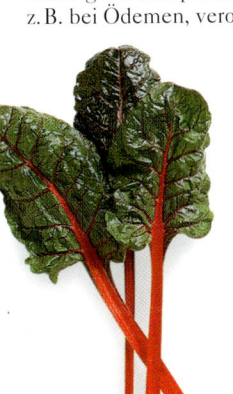

Mangold

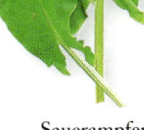

Sauerampfer

Glanzblatt-
Chicorée

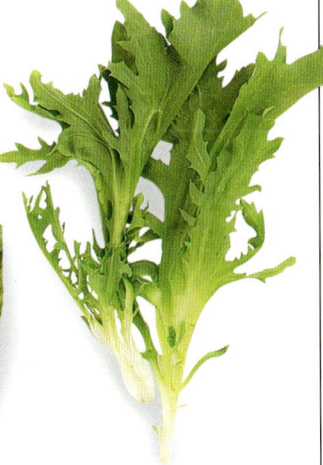

Gekräuselte Endivie

ZWIEBELN

ES IST GUT ZU WISSEN, daß ein so beliebtes und vielseitiges Nahrungsmittel wie die Zwiebel so viel für unsere Gesundheit leistet. Und da unser Wohlbefinden bereits beim Schneiden von den Geruchsstoffen profitiert, sollten Sie wenn möglich mit frischen Zwiebeln anstatt mit Fertigprodukten kochen.

GESUNDHEITSNUTZEN

Beugen Herzerkrankungen und Schlaganfall vor

•

Natürliche antibiotische Wirkung

•

Öffnen die Atemwege

•

Helfen bei Bronchialstauungen

•

Unterstützen die körpereigene Krebsabwehr

HAUPTNÄHRSTOFFE

pro 100 g rohe Zwiebeln (ohne Schale)

Kilokalorien	36
Kilojoule	150
B-Vitamine	reichhaltig
Ballaststoffe (g)	1,4
Niacin (mg)	0,7
Kalium (mg)	160

❖ GESUNDHEIT & ERNÄHRUNG ❖

THERAPEUTISCHE EIGENSCHAFTEN

• *Gegen den Anstieg der Blutfettwerte und der Blutgerinnung nach fettreichem Essen*
Bei vielen Menschen erhöhen sich nach einer fettreichen Mahlzeit der Cholesterinspiegel und die Gerinnungsneigung des Blutes. Vorbeugend hilft der Zusatz von Zwiebeln (roh oder gekocht).

• *Senken den Cholesterinspiegel und erhöhen gleichzeitig ›gutes‹ HDL-Cholesterin*
Menschen, die regelmäßig rohe Zwiebeln essen, weisen bessere Blutfettwerte auf. In einem Versuch mit Risikopatienten konnte mit Zwiebeln der Bluthochdruck in 13 von 20 Fällen gesenkt werden.

• *Stärken die Abwehrkräfte*
Bewährte Hausmittel gegen infektiöse Erkrankungen wie Erkältungen, Husten, Bronchitis oder Mageninfektionen.

• *Hilfe bei Bronchialstauungen*
Wissenschaftliche Untersuchungen erbrachten, daß frischgeschnittene Zwiebeln Asthma lindern und sogar vorbeugen.

• *Unterstützen die Krebsabwehr*
Regelmäßiger Zwiebelgenuß vermindert das Krebsrisiko. Dieser Schutz ist auf Alliumverbindungen und Flavonoide zurückzuführen.

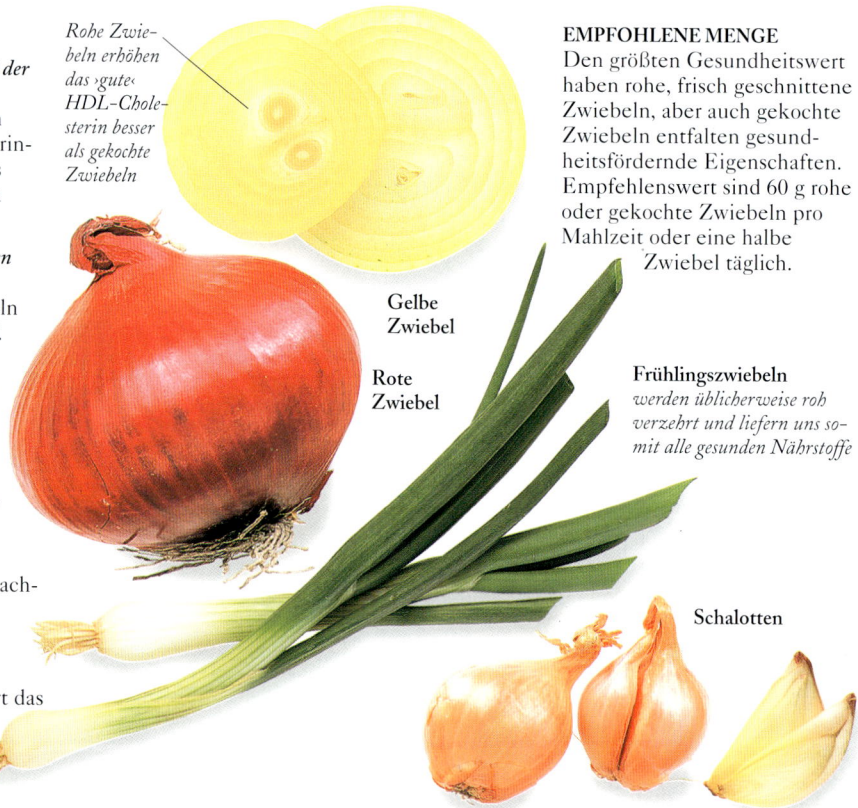

Rohe Zwiebeln erhöhen das ›gute‹ HDL-Cholesterin besser als gekochte Zwiebeln

Gelbe Zwiebel

Rote Zwiebel

Frühlingszwiebeln
werden üblicherweise roh verzehrt und liefern uns somit alle gesunden Nährstoffe

Schalotten

EMPFOHLENE MENGE
Den größten Gesundheitswert haben rohe, frisch geschnittene Zwiebeln, aber auch gekochte Zwiebeln entfalten gesundheitsfördernde Eigenschaften. Empfehlenswert sind 60 g rohe oder gekochte Zwiebeln pro Mahlzeit oder eine halbe Zwiebel täglich.

❖ KÜCHENTIPS ❖

AUSWAHL & LAGERUNG
Viele Menschen bevorzugen zum Rohessen die milderen und süßer schmeckenden Zwiebelsorten. Zwiebeln sollten immer kühl und trocken gelagert werden. Zwiebelfertigprodukte wie Trockenzwiebeln haben nicht nur wenig Aroma, sondern auch den größten Teil der gesunden Inhaltsstoffe des frischen Gemüse verloren.

KOCHEN & ESSEN
Nur wer bisher ganz ohne Zwiebeln gekocht hat, wird ihre Eigenschaften zu schätzen lernen. Andernfalls erhöhen Sie Ihren Zwiebelkonsum, etwa mit traditionellen Zubereitungsmethoden wie geröstete Zwiebeln. Für den Erhalt ihrer wertvollen Substanzen sollten Zwiebeln erst kurz vor dem Servieren oder Kochen geschnitten werden.

REZEPTE

Schweizer Zwiebelsuppe 102

Zwiebeln à la Grecque107

Munkazina-Salat 109

Röstzwiebeln 126

SÜSSKARTOFFELN

WIE KAROTTEN sind die orangefleischigen Süßkartoffeln sowohl pikant als auch süßlich im Geschmack. Mit weit mehr Vitaminen als die (mit ihr nicht verwandte) Speisekartoffel vereinen Süßkartoffeln wertvolle Antioxidanzien und Mineralien. Sie sind das einzige fettarme Nahrungsmittel mit einem hohen Gehalt an Vitamin E.

GESUNDHEITSNUTZEN

Schutzwirkung durch Antioxidanzien

◆

Reichste Vitamin-E-Quelle unter den fettarmen Nahrungsmitteln

◆

Stärkung der Herzgesundheit

◆

Regulierung von Bluthochdruck

◆

Bei Anämie

HAUPTNÄHRSTOFFE
pro 100 g gebackene Süßkartoffel

Kilokal./Kilojoule	115/488
Carotine (µg)	5140
Ballaststoffe (g)	3,3
Eisen (mg)	0,9
Kalium (mg)	480
Vitamin C (mg)	23
Vitamin E (mg)	6
Zink (mg)	0,4

❖ GESUNDHEIT & ERNÄHRUNG ❖

THERAPEUTISCHE EIGENSCHAFTEN

• *Reich an Antioxidanzien*
Lediglich Karotten und Algen können mit dem Carotin-Gehalt von Süßkartoffeln konkurrieren. Es wurde nachgewiesen, daß der Genuß von reichlich Carotin-, Vitamin-C- und E-reichen Nahrungsmitteln mit einem erniedrigten Risiko für Herz- und Krebserkrankungen, Schlaganfall und Katarakten in Wechselbeziehung steht.

• *Außergewöhnlich reich an Vitamin E*
Süßkartoffeln enthalten mehr Vitamin E als jedes andere fettarme Nahrungsmittel. Dieses Vitamin ist wichtig für viele Funktionen (Herz, Haut, Fruchtbarkeit).

• *Ausgezeichnete Kalium-Quelle*
Ein hoher Kalium-Gehalt hilft, Bluthochdruckerkrankungen vorzubeugen und zu regulieren.

• *Reich an Eisen*
Süßkartoffeln sind vorzüglich, um den Eisenbedarf zu decken (wichtig insbesondere für Vegetarier). In westlichen Ländern leidet etwa ein Viertel aller jungen Frauen unter Eisenmangel, die Folgen sind erhöhte Infektanfälligkeit und verringerte Leistungsfähigkeit.

Süßkartoffeln enthalten viel Vitamin E, aber nur die orangefleischigen Sorten sind carotinreich

EMPFOHLENE MENGE
Bereits eine 225-g-Portion gebackene Süßkartoffeln deckt den täglichen Carotin- und mehr als den doppelten Vitamin-E-Bedarf, enthält etwa die Hälfte der empfohlenen Kaliummenge für einen Erwachsenen und liefert 2 g Eisen (dies entspricht 25 Prozent des Tagesbedarfs eines Mannes und 15 Prozent einer Frau). Für eine dauerhafte Schutzwirkung sollten mindestens jeden zweiten Tag carotinreiche Nahrungsmitteln wie Süßkartoffeln oder Nüsse gegessen werden.

Je heller die orange Färbung, desto höher ist der Beta-Carotin-Gehalt der Süßkartoffel

❖ KÜCHENTIPS ❖

AUSWAHL & LAGERUNG
Süßkartoffeln sollten sich fest anfühlen, wählen Sie solche mit einer glatten Haut. Da die Schale sehr dünn ist, brauchen sie vor der Zubereitung nicht geschält zu werden, gründliches Abbürsten reicht in der Regel. Süßkartoffeln sollten kühl, dunkel und luftig oder im wärmsten Teil des Kühlschranks aufbewahrt werden.

KOCHEN & ESSEN
Süßkartoffeln besitzen ein ausgeprägtes süßes, kastanienartiges Aroma. Die Zubereitung ist sehr einfach: je nach Größe ein- oder zweimal durchschneiden und etwa 1 Stunde bei 190 °C (Gas Stufe 5) backen. Süßkartoffeln schmecken sowohl als Beilage als auch als Hauptgericht mit etwas Weichkäse oder Sauerrahm sehr köstlich.

REZEPTE
Warmer Walnuß-Dip mit Grillgemüse 105
Süßkartoffelchips 126

HEIDELBEEREN

DIE PURPURGEFÄRBTEN Früchte aus der Vaccinium-Familie, die uns als Heidelbeeren, Waldbeeren oder Blaubeeren bekannt sind, verdienen es in der Tat, häufiger gegessen zu werden. Und das ist heute leicht, da gezüchtete Beeren das ganze Jahr über zu kaufen sind. Heidelbeeren haben ein einzigartiges, erfrischendes Aroma.

HAUPTNÄHRSTOFFE
pro 100 g rohe Heidelbeeren

Kilokalorien	30
Kilojoule	128
B-Vitamine	ausreichend
Ballaststoffe (g)	1,8
Vitamin C (mg)	17

❖ GESUNDHEIT & ERNÄHRUNG ❖

THERAPEUTISCHE EIGENSCHAFTEN

• *Flavonoide kräftigen die Kapillaren und verbessern deren Durchblutung*
Es sind wahrscheinlich diese Substanzen, die die Beeren zu einem natürlichen Medikament gegen Frostbeulen, bei offenen Venen, Krampfadern und Durchblutungsstörungen bei Diabetikern machen.

• *Heidelbeerextrakt beugt einer Reihe von Sehproblemen vor*
Studien zufolge verbessert Heidelbeerextrakt in Kombination mit 20 mg Carotin, regelmäßig eingenommen, die Helligkeitsanpassung und das Nachtsehvermögen.

• *Es wird angenommen, daß Heidelbeeren das Immunsystem stärken*
Anthocyanin-Flavonoide zeigen antioxidative, antiinfektiöse und entzündungshemmende Wirkungen.

• *Hilfe bei Harnwegsinfektionen*
Blaubeeren enthalten eine chemische Verbindung, die verhindert, daß sich Harnwegsinfektionen verursachende Bakterien an der Blasenwand festsetzen können.

• *Traditionelles Heilmittel bei Durchfall*
Frische oder getrocknete Heidelbeeren oder Blaubeeren (gedünstet oder als Tee) sind ein altes Hausmittel.

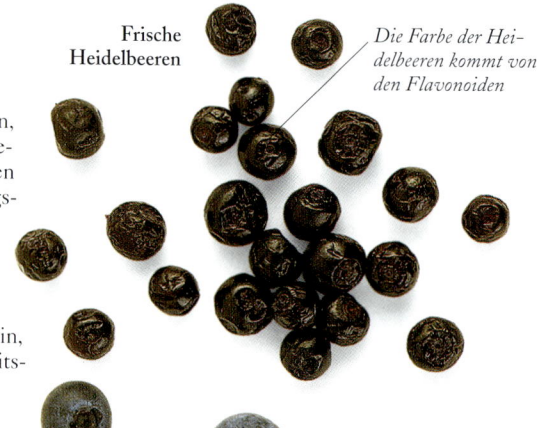

Frische Heidelbeeren

Die Farbe der Heidelbeeren kommt von den Flavonoiden

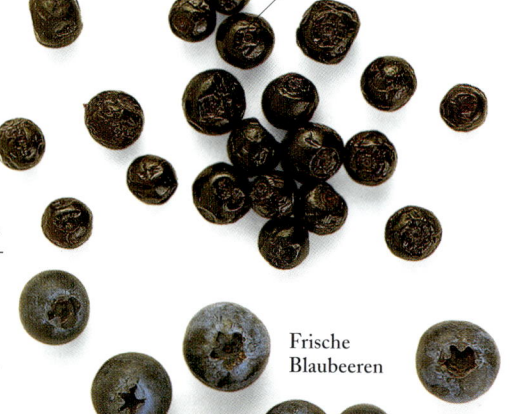

Frische Blaubeeren

EMPFOHLENE MENGE
Schon kleine Mengen Heidelbeeren, ob roh oder gekocht, stärken die feinen Kapillarenblutgefäße. Zur Vorbeugung oder bei akuten Beschwerden empfehlen naturheilkundige Ärzte täglich eine Portion der frischen Früchte, zwei Gläser Saft oder einige Tassen Tee aus 15 g getrockneten oder 60 g frischen Beeren auf 250 ml siedendes Wasser.

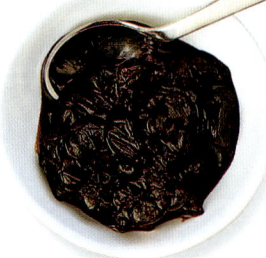

Rohes Heidelbeerkompott
ist ein köstlicher Brotaufstrich oder Kompott, das alleine oder zu süßen und pikanten Gerichten gegessen werden kann. Bis zum Verzehr einfrieren.

❖ KÜCHENTIPS ❖

AUSWAHL & LAGERUNG
Frische Heidelbeeren schmecken am besten zur Erntezeit im Spätsommer und lassen sich kühl für einige Tage aufbewahren. Sie können leicht zu Saft verarbeitet werden. Gefrorene, konservierte und getrocknete Beeren sind ein nützlicher Vorrat für die Wintermonate. Frische Beeren entfalten am besten bei Raumtemperatur ihr Aroma.

KOCHEN & ESSEN
Heidelbeeren schmecken nicht nur erntefrisch köstlich, sondern können auch mit anderen Beeren zu einem herrlichen Obstsalat verarbeitet werden. Heidelbeeren sind weiche Früchte und sollten zum Erhalt ihres Aromas immer nur ein paar Minuten gekocht werden. Die gesunden Substanzen bleiben dabei erhalten.

KRANBEEREN

KRANBEEREN ODER MOOSBEEREN (Gartenpreiselbeeren) werden schon seit Jahrhunderten als Nahrung und Medizin geschätzt. Für die amerikanischen Ureinwohner waren sie eine Medizin bei Blutvergiftung. Sie gehören zur gleichen Familie wie Heidelbeeren und zählten früher zu den wichtigsten Vitamin-C-Lieferanten im Winter.

HAUPTNÄHRSTOFFE
pro 100 g rohe Kranbeeren

Kilokalorien	15
Kilojoule	65
Ballaststoffe (g)	3
Eisen (mg)	0,7
Vitamin C (mg)	1

❖ GESUNDHEIT & ERNÄHRUNG ❖

THERAPEUTISCHE EIGENSCHAFTEN

• *Verhüten und lindern Harnwegs-infektionen und Zystitis*
Der häufigste Verursacher von Harnwegsinfektionen, die Escherichia-coli-Bakterien, nisten sich an den Wänden des Darms und der Blase ein, wo sie einen vorzüglichen Nährboden vorfinden. Eine noch nicht genau identifizierte Substanz in Kranbeeren bekämpft diesen Befall, wie in Tests nachgewiesen werden konnte: 44 von 60 Patienten mit Harnwegsinfektionen, die täglich 450 ml Saft tranken, ging es nach drei Wochen deutlich besser. Eine kleinere Menge Beeren oder Saft (etwa eine halbe Tasse täglich) beugt Infektionen vor und hilft selbst in chronischen Fällen.

• *Stimulieren die Abwehrkräfte*
Kranbeeren bekämpfen schädliche Pilze und Viren (allerdings nicht bei einem Befall mit Candida albicans).

• *Helfen bei Nierensteinen*
Bereits kleine Mengen Kranbeeren senken den Kalziumgehalt im Urin. Kalziumsalze zählen zu den Hauptverursachern der Nierensteinbildung.

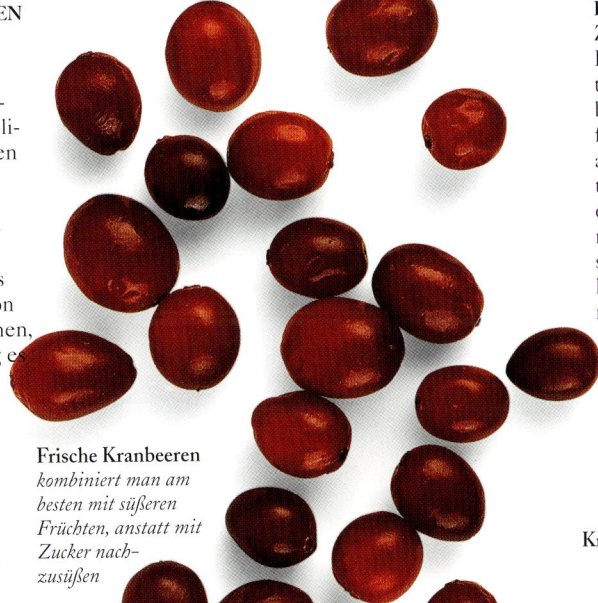

Frische Kranbeeren
kombiniert man am besten mit süßeren Früchten, anstatt mit Zucker nach-zusüßen

EMPFOHLENE MENGE
Zum dauerhaften Schutz vor Harnwegsinfektionen werden täglich etwa 75 g frische Kranbeeren oder 300 ml Saft empfohlen. Zur Behandlung einer akuten Harnwegsinfektion sollten täglich 170 g Kranbeeren oder 340 bis 500 ml Saft eingenommen werden. Da die meisten Säfte zuviel Zucker enthalten, sind frische Früchte nach Möglichkeit vorzuziehen.

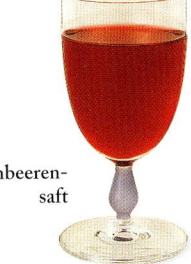

Kranbeeren-saft

.... *Wichtiger Hinweis* ....
Kranbeeren enthalten viel Oxalat, das über lange Zeit die Nierenstein-bildung fördern kann. Größere Mengen daher nicht regelmäßig essen.

❖ KÜCHENTIPS ❖

AUSWAHL & LAGERUNG
Hausgemachte Kranbeerengerichte sind Fertigprodukten, die meist einen hohen Zuckerzusatz enthalten, vorzuziehen. Kaufen Sie daher frische, gefrorene oder getrocknete Früchte. Die Substanzen der Kranbeeren sind hitzeresistent, in Saft und Trockenfrüchten aber weniger wirksam. Frische Kranbeeren halten sich gekühlt wochenlang.

KOCHEN & ESSEN
Eine der traditionellsten Arten, Kranbeeren zu servieren, ist als pikante süße Beigabe zu Fleisch, Wild und Fettfisch. Die Soße kann entweder süß angemacht oder mit weniger Zucker als würziges Salsa-Relish zubereitet werden. Zerhackte oder pürierte Kranbeeren verleihen süßen Früchte wie Birnen, Pfirsichen, Melonen oder Kiwis Pep und Farbe.

ORANGEN

ORANGEN, einer der besten Vitamin-C-Lieferanten, werden meist frisch gegessen, so daß keine Nährstoffe beim Kochen verloren gehen. Doch nicht nur Vitamin C macht diese Früchte so gesund, auch Ballaststoffe, Fruchtflavonoide und ihr Öl. Obwohl Orangensaft als gesunde Alternative gilt, ist der Verzehr der ganzen Frucht besser.

HAUPTNÄHRSTOFFE

pro 100 g Orangen mit Kernen und Schale

Kilokalorien	26
Kilojoule	112
Kalzium (mg)	33
Ballaststoffe (mg)	1,2
Folat (µg)	22
Kalium (mg)	110
Vitamin C (mg)	38

❖ GESUNDHEIT & ERNÄHRUNG ❖

THERAPEUTISCHE EIGENSCHAFTEN

• *Orangen enthalten Vitamin C und Flavonoide für gute Abwehrkräfte*
Vitamin C ist für die körpereigene Immunabwehr sowohl als Antioxidanz als auch wegen der verbesserten Eisenabsorption äußerst wichtig. Orangen enthalten reichlich Vitamin C und Flavonoide wie Hesperidin, was ihre antioxidative Wirkung fördert.

• *Krebsschutz*
Jüngste Untersuchungen bestätigen: Menschen, die viel Orangen und andere Zitrusfrüchte essen, erkranken seltener an Krebs, insbesondere an Magenkrebs. Die Erklärung dafür liefern spezielle Substanzen, die die Nitrosamin-Bildung aus geräucherten Lebensmitteln blockieren.

• *Pektin senkt die Blutfettwerte*
Orangen enthalten reichlich Pektine, eine Form löslicher Ballaststoffe, die den Blutcholesterinspiegel, insbesondere das ›schlechte‹ LDL-Cholesterin, senken.

• *Verbessern die Festigkeit der feinen Blutgefäße*
Flavonoide und Vitamin C stärken die Zellwandfestigkeit und unterstützen die Durchblutung der feinen Blutgefäße.

EMPFOHLENE MENGE
Auch kleine Mengen stärken die Immunabwehr und damit die Krankheitsresistenz. Einer Studie zufolge sinkt das Krebsrisiko bereits durch regelmäßigen Verzehr von 100 g Zitrusfrüchten drastisch. Schale und Öl sind ebenso wertvoll wie das Fruchtfleisch. Frisch gepreßter Orangensaft enthält zwar reichlich Vitamin C, Kalium und Folat, kann aber die Schutzwirkung der ganzen Frucht nicht ersetzen.

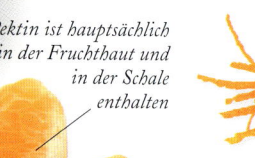

Pektin ist hauptsächlich in der Fruchthaut und in der Schale enthalten

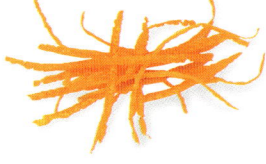

Die ganze Frucht *ist gesünder als Orangensaft*

Orangenschale *enthält reichlich gesundes Orangenöl. Feine Streifen können zur Garnierung von Salaten, pikanten Gerichten und Nachspeisen verwendet werden*

❖ KÜCHENTIPS ❖

🥫 AUSWAHL & LAGERUNG
Reife, saftige Früchte wiegen mehr, weniger reife enthalten aber mehr Pektin. Blutorangen sind besonders reich an Carotin. Um die Schale zu verwenden, sollten die Früchte nicht gewachst sein. Schrubben Sie die Früchte gut mit warmem Seifenwasser ab, um Pestizidreste zu entfernen. Geschälte Orangen verlieren rasch ihren hohen Vitamin-C-Gehalt.

🥣 KOCHEN & ESSEN
Orangengerichte sind schnell zubereitet und müssen kaum gesüßt werden. In Orangenmarmelade und Zitrus-Pickle kann die wertvolle Fruchtschale mitverarbeitet werden. Frische Orangenschale verleiht Salaten und vielen gekochten Gerichten eine besondere Note. Zu geräucherten Lebensmitteln reichen – Ihre Gesundheit wird Ihnen danken.

REZEPTE
Munkazina-Salat 109
Kranbeeren-Orangen-Relish 141

ANANAS

DIESE KÖSTLICHEN FRÜCHTE enthalten das für den Stoffwechsel äußerst wichtige Enzym Bromelain, dessen starke entzündungshemmende und verdauungsfördernde Wirkung inzwischen von mehr als 800 Forschungsstudien nachgewiesen wurde. Ein Grund mehr, Ananas öfter auf den Speiseplan zu setzen.

GESUNDHEITSNUTZEN

Gegen Entzündungen und zur Wundheilung

◆

Verdauungsfördernd

◆

Schutz vor Blutgerinnsel-bildung

◆

Medikament bei Angina

HAUPTNÄHRSTOFFE
pro 100 g rohe Ananas

Kilokalorien	41
Kilojoule	176
Kalium (mg)	160
Vitamin C (mg)	12

❖ GESUNDHEIT & ERNÄHRUNG ❖

THERAPEUTISCHE EIGENSCHAFTEN

• *Eingrenzung von Entzündungsherden*
Die entzündungshemmende Wirkung des Bromelain-Enzyms ist noch nicht eindeutig erforscht, doch man geht davon aus, daß es entzündungshervorrufende Stoffe (Prostaglandine) blockiert. Bromelaine werden mit großem Erfolg zur Behandlung von rheumatoider Arthritis, zur Heilungsbeschleunigung bei Verletzungen, diabetischen Geschwüren und Wunden nach chirurgischen Eingriffen eingesetzt. Sie sind in geringerer Konzentration in der rohen Frucht oder in frisch gepreßtem Saft enthalten.

• *Enzyme bauen Eiweiß ab*
Ananas-Enzyme beschleunigen den Eiweißabbau und fördern daher die Verdauung.

• *Senken die Blutgerinnung und lösen Ablagerungen von den Arterienwänden*
Blutgerinnsel, die ein Blutgefäß verstopfen, sind die Hauptauslöser für Herzinfarkt und Schlaganfall. Die Enzyme in der Ananas verbessern die Durchblutung der verengten Arterien (Angina pectoris).

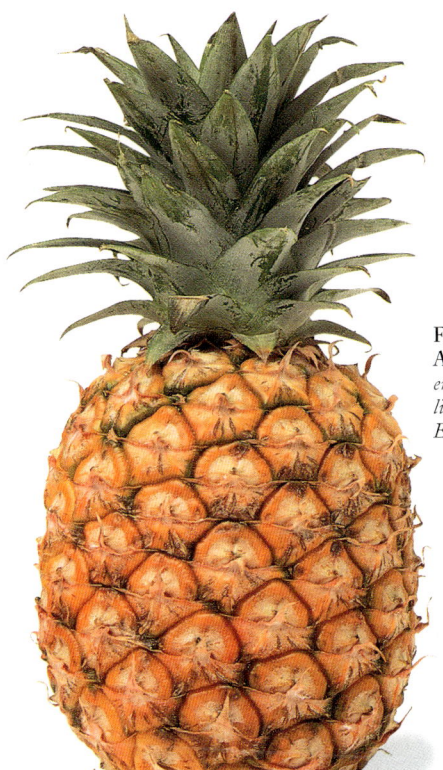

Frische Ananas
enthält reichlich nützliche Enzyme

EMPFOHLENE MENGE
Es ist nicht möglich, genaue Angaben zur Enzymaktivität zu geben, da diese Werte, je nach Sorte und Wachstumsbedingungen, stark schwanken. Den größten gesundheitlichen Nutzen hat häufiger Verzehr der frischen Frucht.

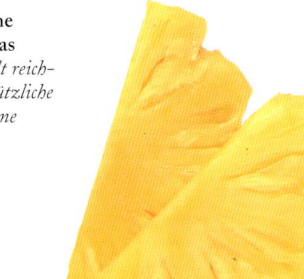

Ananasscheiben
Der Fruchtstrunk kann wie das weichere Fleisch gegessen werden

❖ KÜCHENTIPS ❖

AUSWAHL & LAGERUNG
Ananas-Enzyme werden durch Erhitzen (auch beim Pasteurisieren des Saftes) abgetötet, nur die rohe Frucht und frisch gepreßter Saft enthalten alle gesunden Substanzen, die die Ananas so wertvoll machen. Ananas reifen nach ihrer Ernte nicht weiter, wählen Sie deswegen immer reife, süß schmeckende Früchte. Größere Früchte sind kleinen vorzuziehen.

KOCHEN & ESSEN
Das Schälen einer frischen Ananas ist nicht schwieriger oder aufwendiger als die Zubereitung einer Melone. Die Frucht muß nicht entkernt werden. Ananas ergänzt viele Gerichte. Ananas-Marinade macht Fleisch zart und fördert dadurch die Verdauung im Körper. Frische Ananas läßt Sahne, Eisspeisen und Joghurt rasch gerinnen.

REZEPTE
Ananas-Fondue 130
Ananas-Salsa 138

CHILI

CHILI ODER CAYENNEPFEFFER stehen zu Unrecht im Verdacht, den Mund zu verbrennen. Es gibt Chilisorten für jeden Geschmack und in vielen Schärfegraden. Auch muß der scharfe Würzer die Speisen nicht dominieren, sondern kann in kleinen Mengen zur Geschmacksverstärkung verwendet werden.

❖ GESUNDHEIT & ERNÄHRUNG ❖

THERAPEUTISCHE EIGENSCHAFTEN

• *Hemmt die Bildung von Blutgerinnseln*
Schlaganfall und Herzinfarkt werden durch Blutgerinnsel ausgelöst, die die Blutbahnen verstopfen. Chili stimuliert die Durchblutung und verringert damit die Gefahr der Gerinnselbildung.

• *Befreit die Atemwege und öffnet die Hautporen*
Scharfe Chilis stimulieren die Schweißproduktion, Tränenbildung und die Schleimhäute (laufende Nase). Chili wärmt, erhöht den Schleimfluß und befreit die Atemwege, wodurch Husten und Erkältungen gelindert werden.

• *Fördert die Verdauung*
Chili erhöht die Magensaftsekretion. Magensäure wird nicht nur zur Verdauung, sondern auch zur Bakterienbekämpfung benötigt.

• *Schmerzlindernd*
Aus einem noch nicht erforschten Grund wirkt Chili schmerzbetäubend.

• *Erhöht den Nährstoffumsatz*
3 g Chilisoße zu einer Mahlzeit erhöhte bei Versuchspersonen den Kalorienverbrauch für einige Stunden um durchschnittlich 25 Prozent.

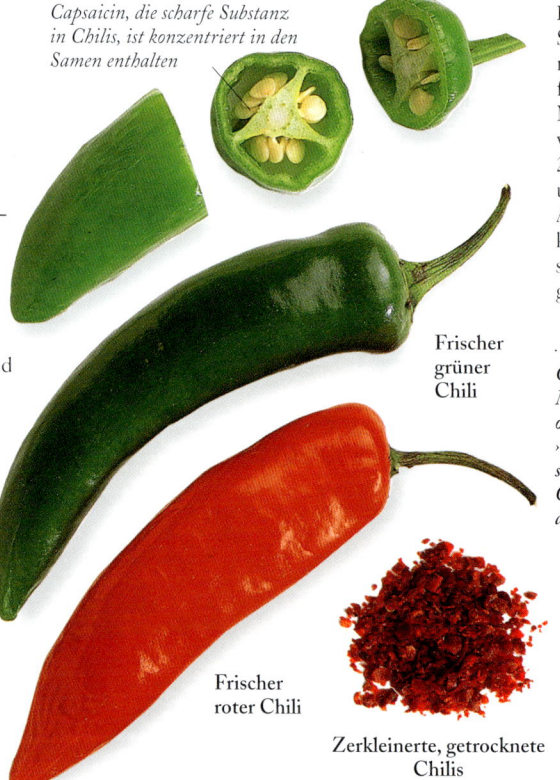

Capsaicin, die scharfe Substanz in Chilis, ist konzentriert in den Samen enthalten

Frischer grüner Chili

Frischer roter Chili

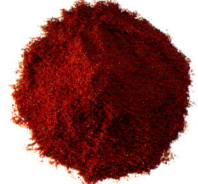

Zerkleinerte, getrocknete Chilis

Ungarischer Paprika

EMPFOHLENE MENGE
Scharfe Chilischoten enthalten mehr Capsaicin, so daß davon für den gleichen medizinischen Nutzen weniger gebraucht wird. Beispielsweise reichen 2 TL frische Jalepeños täglich, um den Kreislauf und die Atemwegsfunktionen zu stärken. Bei regelmäßigem Verzehr sind auch kleinere Mengen gesundheitsfördernd.

·········· *Wichtiger Hinweis* ··········
Große Mengen Chili können das Magenkrebsrisiko erhöhen. Augen oder offene Wunden nicht mit ›Chilifingern‹ berühren. Ob Menschen mit Magengeschwüren scharfes Chili vertragen, ist noch nicht eindeutig geklärt.

❖ KÜCHENTIPS ❖

AUSWAHL & LAGERUNG
Würzkraft und Schärfe von Chili sind variabel. Ungarischer Paprika und spanischer Piment sind die mildesten Sorten, enthalten aber auch weniger Capsaicin. Getrocknete Chilis und Chilipulver haben die Schärfe der frischen Schoten und etwas Beta-Carotin, enthalten dagegen wenig oder kein Vitamin C und sind daher schwächer antioxidativ.

KOCHEN & ESSEN
Vor allem in heißen Gegenden ist Chili sehr verbreitet und unverzichtbares Gewürz vieler landestypischer Gerichte. Üblicherweise werden die Samen vor dem Würzen der Speisen entfernt. Zu scharfe Gerichte können durch Zugabe von etwas Naturjoghurt abgemildert werden. Bevor man Chili einer Speise zusetzt, sollte die Schärfe geprüft werden.

KNOBLAUCH

KNOBLAUCH ist das am weitesten bekannte Nahrungsmittel, das auch in der Heillehre angewendet wird. Seine gesundheitsfördernde Wirkung, die bereits im antiken Griechenland und von den Ägyptern gepriesen wurde, wird von der modernen Forschung seit längerem gestützt. Er stärkt den Kreislauf und die Immunabwehr.

GESUNDHEITSNUTZEN

Bekämpft Infektionen

Fördert die Herzgesundheit

Senkt das Schlaganfallrisiko

Regt den Kreislauf an

Natürliches Medikament bei Diabetes

Reduziert das Krebsrisiko

HAUPTNÄHRSTOFFE
pro 9 g (etwa 2 große Zehen)

Kilokalorien	9
Kilojoule	37

Da immer nur kleine Mengen verzehrt werden, kann der Beitrag zum Energie-, Vitamin- und Mineralbedarf vernachlässigt werden.

❖ GESUNDHEIT & ERNÄHRUNG ❖

THERAPEUTISCHE EIGENSCHAFTEN

• *Antibiotische Wirkung gegen Infektionserreger*
Knoblauch ist sowohl gegen eine Reihe von bakteriellen, viralen und pilzbedingten Infektionen wie Grippe, Erkältung, Gastroenteritis und Soor als auch bei schlecht heilenden Wunden wirksam.

• *Senkt erhöhte Blutfettwerte*
Diese Wirkung wurde von zahlreichen Untersuchungen bestätigt. 1 bis 2 frische Knoblauchzehen täglich können den Cholesterinspiegel um etwa 10 Prozent senken.

• *Fördert den Blutfluß*
Studien zufolge erhöht Knoblauch die Gefäßdehnung und senkt dadurch das Risiko für Blutgerinnsel.

• *Reguliert Bluthochdruck*
Mäßige Mengen an Knoblauch senken den Blutdruck.

• *Gegen hohe Blutzuckerwerte*
Hemmt den Anstieg des Blutzuckerspiegels nach dem Essen. Wichtig vor allem für Diabetiker.

• *Anti-Krebs-Wirkung*
Populationsstudien erbrachten, daß Menschen, die regelmäßig viel Knoblauch essen, ein um mehr als die Hälfte geringeres Risiko für Magenkrebs haben.

Knoblauchzehen *Roher Knoblauch ist die therapeutisch aktivste Form*

Purpurfarbene Knoblauchknolle

EMPFOHLENE MENGE
Die Wirkung von 1 bis 2 frischen Knoblauchzehen (9 g) täglich auf die Herzfunktionen macht sich bereits nach wenigen Wochen bemerkbar. Die gleiche Menge wird als Schutz vor Infektionen empfohlen. Da die gesunden Substanzen von Knoblauch vor allem im flüchtigen Öl der frischen Knolle enthalten sind, sollte Knoblauch nicht zu stark gekocht und erst zum Schluß zugesetzt werden.

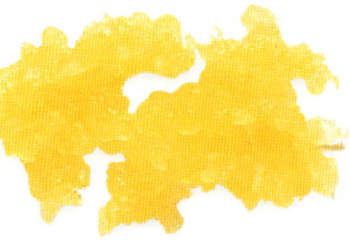

Zerquetschte Knoblauchzehen
setzen Öl frei, wodurch sich nützliche Schwefelverbindungen bilden können. Um diese flüchtigen Komponenten einzufangen, sollte Knoblauch möglichst rasch nach dem Zerkleinern gegessen werden.

❖ KÜCHENTIPS ❖

AUSWAHL & LAGERUNG
Nur frischer Knoblauch enthält alle gesunden Substanzen, die ihn in der Therapeutik so wertvoll machen. Die frischen Zehen sind, im Gegensatz zu Fertigprodukten wie Knoblauchpaste oder -pulver oder getrockneter Knoblauch, sehr aromatisch und würzen jedes Gericht. Frischen Knoblauch im Kühlschrank aufbewahren.

KOCHEN & ESSEN
Knoblauch ist das ideale Gewürz für ölige oder fettreiche Gerichte. Doch er gleicht nicht nur den Geschmack aus, sondern fördert auch die Verdauung. Knoblauch und Olivenöl und Knoblauch und Lamm sind Beispiele für derartige köstliche Rezeptkombinationen. Petersilie oder das Kauen einer Kaffeebohne sind einfache Mittel gegen eine ›Fahne‹.

REZEPTE
Hühnchen in Knoblauch 117
Zhoug Relish 139
Knoblauch-Salsa
(Variation) 139
Gerösteter Knoblauch-
Salsa 139

INGWER

FRISCHER INGWER ist ein wärmendes, scharfes
Gewürz und typisch für die asiatischen Küche.
›Stamm‹ ist eine treffendere Beschreibung als
›Wurzel‹, da der unterirdische Stamm der eßbare
Teil der Pflanze ist. Obwohl auch getrockneter
Ingwer viele Heilwirkungen hat, ist frischer
Ingwer bei der Speisenzubereitung vorzuziehen.

HAUPTNÄHRSTOFFE

pro 25-g-Stück frischer Ingwer

Kilokalorien	10
Kilojoule	40

*Da immer nur kleine Mengen
an die Speisen gegeben werden,
kann der Beitrag zum
Energie-, Vitamin- und
Mineralbedarf vernachlässigt
werden.*

❖ GESUNDHEIT & ERNÄHRUNG ❖

THERAPEUTISCHE EIGENSCHAFTEN

• *Bekämpft Übelkeit und Reisekrankheit*
Ingwer beugt Übelkeit vor, kann aber
bestehende Übelkeit nicht lindern.

• *Hilft bei Verdauungsbeschwerden und
gegen Blähungen*
Ingwer regt den Gallenfluß an und hilft,
Krämpfe und Blähungen zu lösen.

• *Verringert die Neigung zur Blutgerinnselbildung*
Ingwer beugt Blutgerinnseln wirksamer vor
als Knoblauch oder Zwiebeln und
senkt somit das Risiko für Schlaganfall oder Herzinfarkt.

• *Bekämpft Erkältungen und Husten*
Ingwer wärmt, regt den Kreislauf
an und hilft dem Körper, Schleim
abzusondern.

• *Lindert rheumatische Schmerzen, Steifigkeit und Schwellungen*
Die entzündungshemmende
Wirkung von Ingwer, der in
der traditionellen ayurvedischen Heillehre gegen Rheuma und Arthritis verordnet
wird, wurde 1992 in einer dänischen Studie bestätigt. Nebenwirkungen sind nicht bekannt.

EMPFOHLENE MENGE
Für die beschriebenen gesundheitsfördernden Wirkungen
reicht die zum Kochen benötigte Menge an frischem oder ge-
trocknetem Ingwer. Nur 1 g
($1/2$ TL) getrockneter Ingwer
oder ein kleines Stück frischer
oder konservierter Ingwerstamm
helfen vorbeugend gegen Reisekrankheit. Bei Rheuma lohnt
eine dreimonatige Kur mit
täglich 50 g gekochtem oder
5 g ($2^{1}/2$ TL) frischem Ingwer.
Zuviel Ingwer kann Juckreiz an
der Harnröhre auslösen. Dann
weniger essen.

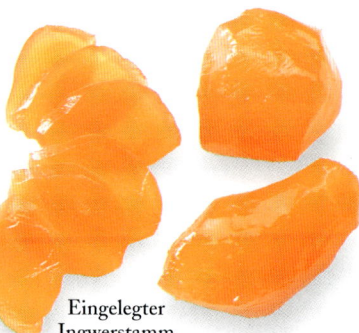

*Aufgeschnittene
frische Ingwerwurzel*

*Gemahlener
Ingwer*

*Frischer
Ingwer*

*Eingelegter
Ingwerstamm*

❖ KÜCHENTIPS ❖

AUSWAHL & LAGERUNG
Frischer Ingwer sollte eingewickelt im
Kühlschrank gelagert werden, um ihn vor Aus-
trocknen oder Schimmelbefall zu schützen.
Ingwer kann man einfrieren. Getrockneter
Ingwer sollte luftdicht verpackt, dunkel und
kühl gelagert werden. Kaufen Sie immer nur
kleine Mengen. Ingwerstämme sollten in
Sirup konserviert werden.

KOCHEN & ESSEN
Der Ingwergeruch und sein ›Biß‹ verleihen Curry- und Pfannengerichten, vielen
chinesischen Fischrezepten und wärmenden
Speisen wie Pudding, Ingwerkuchen und heißem Whisky-Grog ein würziges Aroma. Ingwer
paßt gut zu einigen Früchten, am besten zu
Melone, aber auch zu Birnen, Bananen und
Pfirsichen, und schmeckt köstlich zu Eiscreme.

REZEPTE
Gebackene Ingwer-
bananen 129
Ingwerbrot-Parkin
mit Mandeln 135

TEE

TEE WIRD OFT ZU UNRECHT als anregendes Genußmittel kritisiert, dagegen ist er ein mildes Stimulans und steigert – in Maßen getrunken – das Wohlbefinden. Grüner Tee, Schwarztee und Oolongtee werden aus den Blättern der gleichen Pflanze gewonnen. Bei der Schwarzteeherstellung verringert sich der Gesundheitswert der Teeblätter.

GESUNDHEITSNUTZEN

Senkt das Krebsrisiko

Verringert die Gefahr für Herzerkrankungen

Gegen Blutgerinnsel und Bluthochdruck

Hemmt Zahnkaries

Bekämpft Grippeviren

HAUPTNÄHRSTOFFE
pro 5 g (2 TL) Tee

Fluorid (mg)	0,2 – 0,5

Da immer nur kleine Mengen konsumiert werden, kann der Beitrag zum Energie-, Vitamin- und Mineralbedarf vernachlässigt werden.

❖ GESUNDHEIT & ERNÄHRUNG ❖

THERAPEUTISCHE EIGENSCHAFTEN

• *Enthält antioxidative Flavonoide*
Flavonoide bekämpfen Substanzen, die in Verdacht stehen, Krebs zu verursachen, wie Nitrosamine aus geräucherten Nahrungsmitteln, Pestizidrückstände und andere Umweltgifte. Einer Studie zufolge weisen Gebiete, in denen traditionell viel grüner Tee getrunken wird, niedrigere Magenkrebsraten auf.

• *Schützt die Herztätigkeit*
Tee beugt der Bildung von Blutgerinnseln vor, die die Hauptauslöser von Herzinfarkt und Schlaganfall darstellen. Daneben werden sowohl der Cholesterin- und Blutfettspiegel als auch der Blutdruck gesenkt.

• *Reiche Quelle für Fluorid*
In Fluoridmangelgebieten können 2 bis 3 Tassen Tee täglich Zahnkaries verringern.

• *Antivirale Wirkung*
Tee ist ein altes Hausmittel gegen Grippeviren. Die Schutzwirkung wird von der modernen Forschung gestützt.

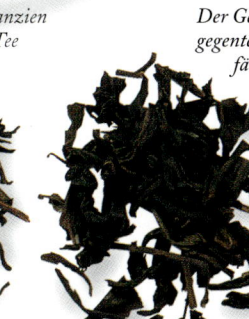

Grüner Tee *enthält mehr Antioxidanzien und weniger Koffein als schwarzer Tee*

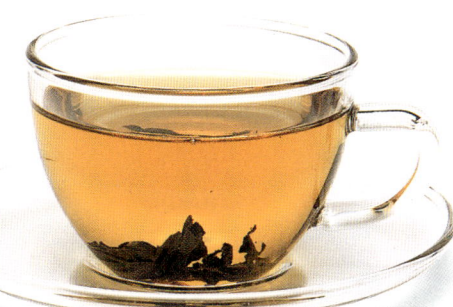

Grüner Tee   **Schwarzer Tee**   **Oolongtee**

EMPFOHLENE MENGE
Der Gehalt an Tanninen und anderen Flavonoiden in Tee variiert, je nach Sorte, oft erheblich. Die meisten Inhaltsstoffe hat grüner Tee, gefolgt von Oolong und Schwarztee. Milchzugabe inaktiviert einen Teil der Tannine und das Fluorid. Als tägliche Schutzmenge wird Tee aus 3 bis 5 g Blättern empfohlen.

·········· *Wichtiger Hinweis* ··········
Der Genuß von zuviel Tee hat oft gegenteilige Wirkungen. Fluorid verfärbt die Zähne, und Koffein ist häufig die Ursache für Schlafstörungen. Trinken von kochend heißem Tee steht in Verdacht, Speiseröhrenkrebs zu verursachen. Tee zu den Mahlzeiten verringert die Eisenabsorption (siehe S. 25).

❖ KÜCHENTIPS ❖

🫙 AUSWAHL & LAGERUNG
Für therapeutische Zwecke ist grüner Tee die beste Wahl, gefolgt von Oolong und grünen Jasmintees, Earl Grey, indischem und Ceylon-Schwarztee. Grüne und schwarze Teeblätter können gemischt werden. Auch entkoffeinierter Tee enthält Tannine und andere Flavonoide. Tee sollte in kleinen Mengen gekauft und luftdicht aufbewahrt werden.

🥣 KOCHEN & TRINKEN
Um die Koffeinmenge zu reduzieren, sollte die erste Tasse aus der Kanne, die die größte Menge enthält, weggegossen werden. Die weiteren Tassen enthalten außerdem mehr Tannine und andere Flavonoide. Neben seiner Beliebtheit als Heiß- oder Kaltgetränk verleiht Tee auch Brot, Obst, Kompott, Sorbets und Fruchteis ein köstliches Aroma.

REZEPTE
Garnelen in grünem Tee 116
Earl-Grey-Teegebäck 136

HAFER

HAFER GEHÖRT ZU DEN wertvollsten Grundnahrungsmitteln. Daneben gibt es keine raffinierten Hafersorten, so daß die gesunden Substanzen in den Produkten erhalten bleiben. Verglichen mit anderen Getreidesorten liefert Hafer mehr Linolsäure, B-Vitamine (besonders roh im Müsli), Vitamin E, Eiweiß und lösliche Ballaststoffe.

GESUNDHEITSNUTZEN

Senkt die Blutfettwerte

◆

Altes Hausmittel zur Nervenberuhigung

◆

Hilft, den Blutzuckerspiegel zu stabilisieren

◆

Geeignet für glutenfreie Kost

◆

Mittel bei Verstopfung

HAUPTNÄHRSTOFFE
pro 42 g rohe Haferflocken

Kilokal./Kilojoule	160/666
B-Vitamine	gute Quelle
Gesamtfett (g)	3 – 4,
• einf. ungesättigt (g)	1,3
• mehrf. ungesättigt (g)	1,5
Ballaststoffe (g)	2,8
Folat (µg)	25
Vitamin E (mg)	0,7

❖ GESUNDHEIT & ERNÄHRUNG ❖

THERAPEUTISCHE EIGENSCHAFTEN

• *Senkt den Cholesterinspiegel*
Nach einer achtwöchigen fettarmen Diät sank der Gesamtcholesterinspiegel der Versuchspersonen, die täglich 35 bis 45 g Hafermehl aßen, um zusätzliche 3 Prozent, das ›schlechte‹ LDL-Cholesterin konnte um 14 Prozent reduziert werden.

• *Nervenstärkend und beruhigend*
Hafer gilt als nervenstärkend. Während einer Entwöhnungskur von 26 starken Rauchern konnten die Entzugssymptome durch einen Haferextrakt stark gelindert werden.

• *Reich an löslichen Ballaststoffen*
Hafer verlangsamt die Absorption von Kohlenhydraten in den Blutkreislauf. Dieser Effekt hält den Blutzuckerspiegel konstant, was vor allem für Diabetiker wichtig ist.

• *Glutenfreies Nahrungsmittel*
Ein finnischer Versuch (1995) mit 92 Zöliakie-Patienten (Darmkrankheit, verursacht durch Überempfindlichkeit auf Gluten) bewies, daß diese Hafer, im Gegensatz zu anderen Getreidesorten, essen können.

• *Reich an Ballaststoffen*
Ballaststoffe lindern Verstopfung.

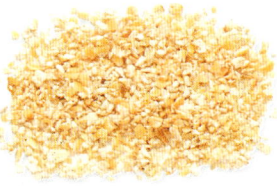

Haferkleie *hat eine starke regulierende Wirkung bei mäßig erhöhtem Cholesterinspiegel*

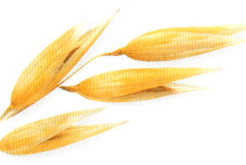

Roher Hafer *wird gewalzt, wodurch ein Enzym zerstört wird, das Fett zu Bitterprodukten abbaut*

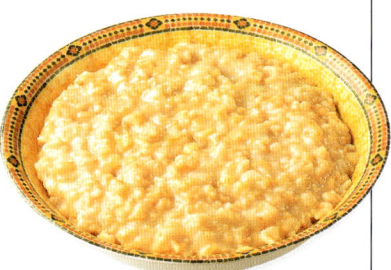

Porridge *ist eine Wohltat für die Herzgesundheit*

EMPFOHLENE MENGE
Zur Nervenstärkung täglich 15 g Hafer roh oder gekocht, bei erhöhten Cholesterinwerten und für einen konstanten Blutzuckerspiegel täglich 50 g Hafermehl oder Haferflocken. Bei krankhaft erhöhtem Cholesterinspiegel 75 g Haferkleie täglich, bis die Werte absinken, dann auf täglich 50 g reduzieren.

·········· ***Wichtiger Hinweis*** ··········
Größere Mengen als oben empfohlen sollten nicht regelmäßig verzehrt werden, da Haferkleie viel Phytinsäure enthält, die die Absorption von Kalzium, Eisen und Zink aus anderen Nahrungsmitteln verringert.

❖ KÜCHENTIPS ❖

AUSWAHL & LAGERUNG
Hafer wird wegen seines hohen Gehalts an mehrfach ungesättigten Fettsäuren schneller ranzig als andere Getreidesorten. Lagern Sie Hafer daher kühl und dunkel in einem luftdichten Behältnis. Nach Möglichkeit innerhalb weniger Wochen verbrauchen. Haferflocken und Haferkleie sind in der Küche vielseitiger zu verwenden als Hafermehl.

KOCHEN & ESSEN
Hafer läßt sich schnell und einfach zubereiten. Flocken ergeben einen schmackhafteren Porridge als Instanthafer. Haferflocken können, nach Belieben gemischt mit Haferkleie, verwendet werden, um Gerichte zu binden oder um Suppen anzudicken. Haferbeimischungen in Streuselbelag oder Gebäck verbessert sowohl Geschmack als auch Konsistenz.

REZEPTE
Müsli 131
Haferkleie-Muffins 137

SONNENBLUMEN-KERNE

SONNENBLUMENKERNE enthalten viel Vitamin E, das zur Vorbeugung von Herzerkrankungen, einigen Krebsarten und Katarakten empfohlen wird. Sie sind reich an Linolsäure, eine essentielle Fettsäure, die für viele Körperfunktionen benötigt wird.

GESUNDHEITSNUTZEN

Senken das Risiko von Herzerkrankungen

•

Schutz vor Angina

•

Antioxidanzien gegen Krebs und Katarakte

•

Beugen Muskelschäden nach intensivem Sport vor

HAUPTNÄHRSTOFFE
pro 28 g (2 EL)
Sonnenblumenkerne

Kilokalorien	163
Kilojoule	675
Gesamtfett (g)	13
• Linolsäure (g)	8
• gesättigtes Fett (g)	1
Ballaststoffe (g)	6
Vitamin B1 (mg)	0,4
Vitamin E (mg)	11

❖ GESUNDHEIT & ERNÄHRUNG ❖

THERAPEUTISCHE EIGENSCHAFTEN

• *Guter Lieferant für Vitamin E und Linolsäure*
Einer WHO-Studie zufolge ist Vitamin-E-Unterversorgung der Hauptrisikofaktor für Herzinfarkte. Menschen mit niedrigem Vitamin-E-Spiegel erkranken dreimal häufiger an Angina. Reichliche Versorgung mit Linolsäure senkt den Cholesterinspiegel, insbesondere das ›schlechte‹ LDL-Cholesterin, und verringert die Gefahr der Blutgerinnselbildung.

• *Krebsschutz*
Menschen, die mit der Nahrung viel Beta-Carotin und die Vitamine C und E aufnehmen, erkranken seltener an Krebs und sind weniger anfällig für Alterskatarakte.

• *Verhindert bewegungsbedingte Schäden*
Körperliche Anstrengungen (beispielsweise übermäßiger Sport) erhöhen die Konzentration an freien Radikalen im Blut. Vitamin E bindet Radikale und verhindert somit langfristig Muskelschäden.

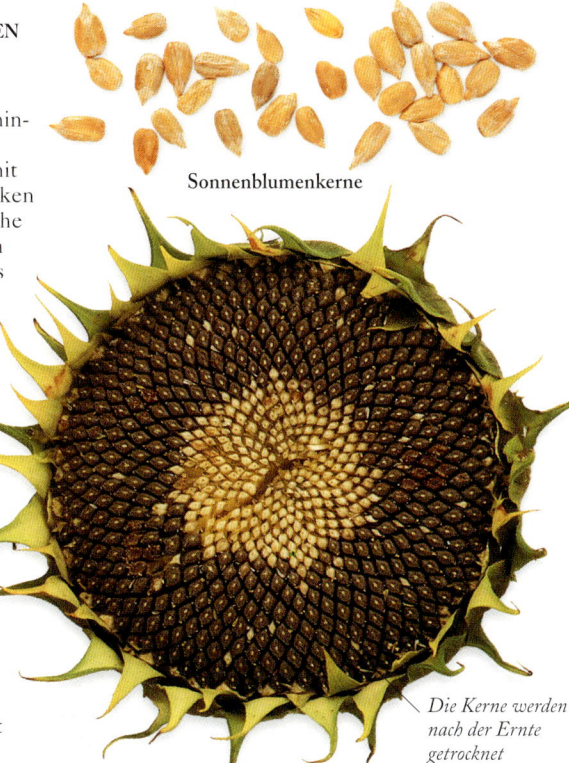

Sonnenblumenkerne

Die Kerne werden nach der Ernte getrocknet

EMPFOHLENE MENGE
Der Genuß von 28 g (etwa 2 EL) Sonnenblumenkernen täglich verdoppelt die Vitamin-E-Menge, die die meisten Menschen mit der Nahrung aufnehmen. Ideal für einen umfassenden Schutz sind 40 bis 60 mg Vitamin E täglich.

·········· *Wichtiger Hinweis* ··········
Der Verzehr von ranzigen Kernen oder Öl (entweder durch Überhitzen oder falsche Lagerung) erhöht die Bildung von freien Radikalen (siehe S. 21).

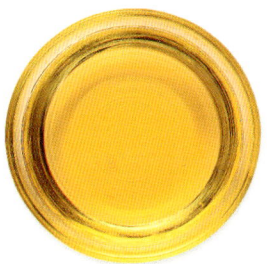

Nichtraffiniertes Sonnenblumenöl
besitzt mehr Aroma und Nährstoffe als raffiniertes Öl

❖ KÜCHENTIPS ❖

AUSWAHL & LAGERUNG
Sonnenblumenkerne und -produkte sollten nicht alt oder gar ranzig sein. Der hohe Vitamin-E-Gehalt macht Sonnenblumenprodukte zur besten Wahl für Brotaufstriche. Frisch enthülste Kerne haben eine gräuliche Farbe. Samen und Öl sollten luftdicht, kühl und dunkel aufbewahrt und rasch verbraucht werden. Geröstete Kerne behalten ihr Vitamin E.

KOCHEN & ESSEN
Sonnenblumenkerne verleihen vielen Gerichten, ob frischer Rohkost, Reisspeisen oder Gebäck, ein nußartiges Aroma. Rösten erhöht diesen Geschmack, für den Erhalt der Nährstoffe sollte die Garzeit auf 1 bis 2 Minuten beschränkt werden. Die Samen können mit einem Pistill und Mörser aufgebrochen werden, um das Aroma freizusetzen.

REZEPTE
Grüner Salat mit Sonnenblumenkernen 112
Sonnenblumen-Apfel-Aprikosen-Auflauf 133

WALNÜSSE

WALNUSSKERNE sind mit ihrem vollen Aroma eine gesunde und nichttierische Quelle für die essentiellen Fettsäuren Alpha-Linolensäure und Linolsäure (siehe S. 19). Von einer ausreichenden Versorgung mit diesen mehrfach ungesättigten Fetten profitiert nicht nur das allgemeine Wohlbefinden, sondern auch die Gesundheit.

HAUPTNÄHRSTOFFE
pro 28 g (2 EL)
frisch geschälte Kerne

Kilokal./Kilojoule	193/794
Gesamtfett (g)	19
• Alpha-Linolensäure (g)	0,9
• Linolsäure (g)	9
Eisen (mg)	0,81
Selen (µg)	5,3
Vitamin E (mg)	1,1
Zink (mg)	0,75

❖ GESUNDHEIT & ERNÄHRUNG ❖

THERAPEUTISCHE EIGENSCHAFTEN

• *Unterstützt die Herzgesundheit*
Linolsäure senkt den Cholesterinspiegel, Linolsäure und Alpha-Linolensäure, eine Omega-3-Fettsäure, hemmen die Blutgerinnselbildung. Zwei breitangelegte Ernährungsstudien bestätigten, daß der regelmäßige Verzehr von Walnüssen das Risiko koronarer Herzerkrankungen vermindert. Daneben regulieren Walnüsse die Blutfettwerte (mit einem Anstieg des ›guten‹ HDL- und einem Abfall des ›schlechten‹ LDL-Cholesterins) und den Blutdruck.

• *Omega-3-Fettsäuren wirken entzündungshemmend*
Omega-3-Fettsäuren wurden erfolgreich gegen rheumatoide Arthritis und juckende Hautkrankheiten eingesetzt.

• *Ausgezeichneter Nährstofflieferant*
Ihr Kaloriengehalt und ihre Nährstoffzusammensetzung machen Walnüsse zu einem ausgezeichneten Nährstofflieferanten bei Appetitmangel, beispielsweise in der Rekonvaleszenz.

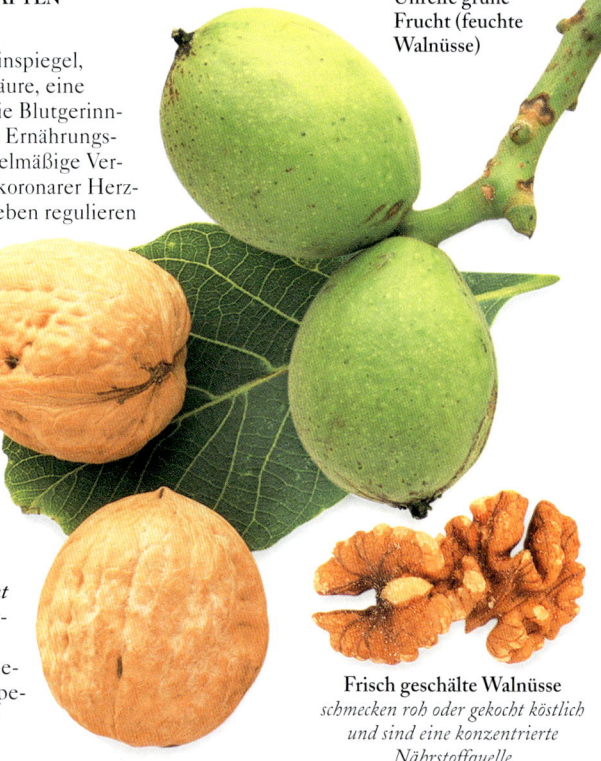

Unreife grüne Frucht (feuchte Walnüsse)

Frisch geschälte Walnüsse
schmecken roh oder gekocht köstlich und sind eine konzentrierte Nährstoffquelle

EMPFOHLENE MENGE
Bereits 5 Walnüsse enthalten den empfohlenen Tagesbedarf an Linolsäure und mehr als die Hälfte an Alpha-Linolensäure. Doch übertreiben Sie nicht: Große Mengen an mehrfach ungesättigten Fettsäuren erhöhen den Vitamin-E-Bedarf (siehe S. 19) – und lassen den Zeiger der Waage nach oben schnellen. Auch Walnußöl liefert essentielle Fettsäuren, wird aber schneller ranzig als die frischen Nüsse.

·········· *Wichtiger Hinweis* ··········
Vermeiden Sie bitter schmeckende Walnüsse. Hier findet bereits eine Oxidation statt!

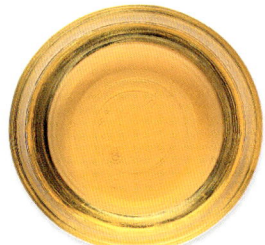

Unraffiniertes Walnußöl

❖ KÜCHENTIPS ❖

AUSWAHL & LAGERUNG
Wählen Sie frische Walnüsse oder vakuumverpackte ganze Walnußkerne. Weniger zu empfehlen sind gehackte oder gemahlene Walnüsse, die rasch ranzig werden. Walnüsse und unraffiniertes Walnußöl sollten luftdicht an einem kühlen, dunklen Ort gelagert und rasch verbraucht werden. Walnüsse in der Schale können eingefroren werden.

KOCHEN & ESSEN
Ganze oder gehackte Walnußkerne verleihen Rohkostgerichten, Reisspeisen, Geflügel oder Früchtedesserts ein süßliches und reiches Aroma. Walnußöl ist süßer als Olivenöl und schmeckt wunderbar in Salaten oder an Gebackenem. Weder die Nüsse noch das Öl sollten stark erhitzt werden, da mehrfach ungesättigte Fette leicht verbrennen und oxidieren.

REZEPTE
Warmer Walnuß-Dip mit Grillgemüse 105
Georgisches Huhn mit Walnüssen 118

JOGHURT

DER GESUNDE RUF des vielseitig zu verwendenden Joghurts wird in zunehmendem Maße durch
die Forschung bestätigt. Doch während jeder
Joghurt einen hohen Nährwert besitzt, hat nur
Joghurt mit lebenden Bakterienkulturen besondere therapeutische Eigenschaften. *Lactobacillus
acidophilus* ist außergewöhnlich wertvoll.

HAUPTNÄHRSTOFFE
*pro Becher (140 ml)
fettarmer Naturjoghurt*

Kilokalorien	78
Kilojoule	330
Kalzium (mg)	210 – 280
Vitamin B$_2$ (mg)	0,4

❖ GESUNDHEIT & ERNÄHRUNG ❖

THERAPEUTISCHE EIGENSCHAFTEN

• *Schützt gegen schädliche Bakterien*
Lactobacillus-acidophilus-Kulturen schützen vor Entzündungen der Magen-, Darm-
und Genitalschleimhäute (Gastroenteritis
und Vaginalsoor). Einige Formen wirken
gegen Bakterien, die Nahrungsmittel-
vergiftung, Harnwegsinfektionen und
peptische Geschwüre hervorrufen.

• *Fördert die Rekonvaleszenz nach
Durchfall*
In klinischen Versuchen erholten sich
Kinder durch eine Lactobacillus-acido-
philus-Diät doppelt so rasch von Durch-
fall wie Kinder, die Antibiotika bekamen.
Ähnliche Ergebnisse erhielt man bei er-
wachsenen Patienten.

• *Fördert die Darmmikroflora*
Eine Dezimierung der gesunden Darmflora durch Antibiotika schwächt die körpereigene Abwehr gegen Infektionen
und Durchfall. Lebende Joghurtkulturen
beugen vor.

• *Stimuliert die Immunabwehr*
Lactobacillus-acidophilus-Joghurt-
kulturen stärken die Abwehrkräfte
gegen schädliche Bakterien sowie die
Ausschüttung von antiviralem Gamma-
Interferon.

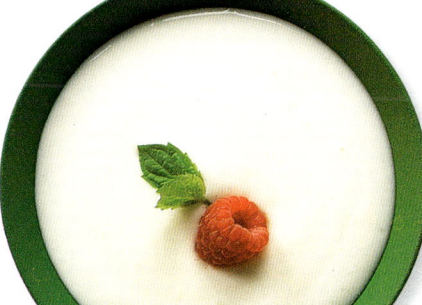

Lebender Joghurt
*ist nicht wärmebehandelt.
Joghurt wird durch Züchten
von lebenden Bakterien in der
Milch gewonnen, die durch
Hitze (z. B. beim Pasteurisieren) abgetötet werden*

Griechischer Joghurt
*Cremiger griechischer Joghurt ent-
hält mehr Fett als die meisten
anderen Joghurtsorten, aber
immer noch weniger als Sahne*

EMPFOHLENE MENGE
Ein Becher (140 ml) Joghurt deckt
den täglichen Bedarf an Kalzium und
B-Vitaminen. Selbst Menschen mit
Intoleranzen gegen Milchprodukte
können Kalzium aus Joghurt absorbieren. Die lebenden Joghurtkulturen
überleben im Darm nicht lange, so daß
ein gelegentlicher Verzehr nicht so
nützlich ist wie tägliches Joghurtessen.
Zum Schutz vor schädlichen Bakterien
wird täglich 225 ml Joghurt empfohlen.
Joghurt schützt am besten, wenn er bei
den ersten Anzeichen
einer Infektion
gegessen wird.

❖ KÜCHENTIPS ❖

AUSWAHL & LAGERUNG
Alle Joghurtsorten haben etwa den gleichen Gehalt an Kalzium. Für den optimalen
Gesundheitsnutzen sollten jedoch fettarme
Joghurtprodukte (naturbelassen, mit Früchten
oder aromatisiert) gewählt werden. Kefir,
Koumiss und Yakult sind gesäuerte Milchge-
tränke mit ähnlichen gesunden Eigenschaften,
eignen sich aber weniger zum Kochen.

KOCHEN & ESSEN
Joghurt wird seit Jahrhunderten wegen
seines feinen und milden Aromas geschätzt,
cremige Sorten ergänzen viele traditionelle Gerichte. Für den optimalen Gesundheitsnutzen
wird Joghurt am besten roh gegessen, da die
gesunden Joghurtkulturen beim Erhitzen abgetötet werden. Heißen Speisen daher erst
kurz vor dem Servieren zusetzen.

REZEPTE
Lamm-Pasanda 117
Aprikosen-Mandel-
Mousse 130
Joghurt-Minze-
Dressing 141

FETTFISCH

DER REGELMÄSSIGE VERZEHR von fettem Fisch ist der einfachste und auch beste Weg, sich gesund zu ernähren. Über 800 Studien bewiesen die vielfältigen Nutzen von Omega-3-Fettsäuren und Vitamin D, die in fettem Fischfleisch reichlich enthalten sind. Dazu gehören die Vorbeugung von Herzerkrankungen und Blutgerinnseln und die entzündungshemmende Wirkung. Es gibt viele schmackhafte Rezepte, die zeigen, wie man mit Fettfisch seinen täglichen Speiseplan ergänzen kann

HAUPTNÄHRSTOFFE
pro 100 g Sardinen in Öl aus der Dose (Trockengewicht)

Kilokalorien	180
Kilojoule	750
Kalzium (mg)	21
Jod (µg)	37
Eisen (mg)	0,4
Omega-3-Fettsäuren (g)	3,9
Vitamin B$_1$ (mg)	0,23
Vitamin D (µg)	8,0
Vitamin E (mg)	1,9
Zink (mg)	0,6

❖ GESUNDHEIT & ERNÄHRUNG ❖

THERAPEUTISCHE EIGENSCHAFTEN

• *Senkt den Blutdruck sowie Cholesterin- und Blutfettspiegel und verringert die Bildung von Blutgerinnseln*
Einer Studie zufolge sinken erhöhter Blutdruck und der Cholesterinspiegel, bekannte Risikofaktoren für Herzinfarkt und Schlaganfall, bereits durch drei Makrelengerichte in der Woche erheblich. Bei Menschen, die regelmäßig Fisch essen, konnten diese Befunde jedoch nicht eindeutig nachgewiesen werden.

• *Verringert das Risiko für Herzinfarkt*
In einem holländischen Langzeitversuch zeigten Männer, die mindestens zweimal wöchentlich fetten oder weißen Fisch aßen, eine geringere Tendenz zu Herzinfarkt. In einer wallisischen Studie mit 2000 Herzinfarktpatienten sank in der Gruppe, die wöchentlich mindestens zwei Portionen fetten Fisch verordnet bekam, die Sterberate um 29 Prozent. Da in der holländischen Studie auch weiße Fischsorten untersucht wurden, ist anzunehmen, daß die Schutzwirkung nicht nur auf fetten Fisch zurückzuführen ist.

• *Entzündungshemmende Wirkung von Omega-3-Fettsäuren*
Vier- bis sechsmal wöchentlich Fettfisch, insgesamt etwa 700 g, lautet die Empfehlung eines Forscherteams, das die Auswirkungen von fettem Fisch bei Patienten mit rheumatoider Arthritis untersucht hatte. Die Erfolge zeigten sich allerdings erst nach einigen Wochen (beweglichere Gelenke, weniger Schmerzmittel).

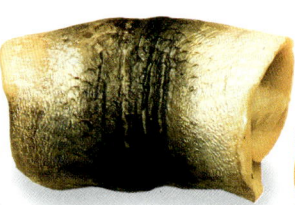
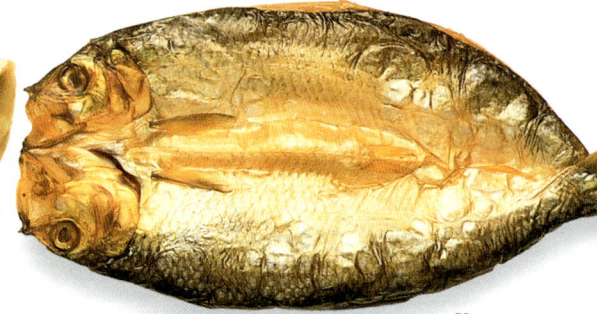

Rollmopshering *wird eingelegt und roh gegessen*

Kipper (geräucherter Hering)

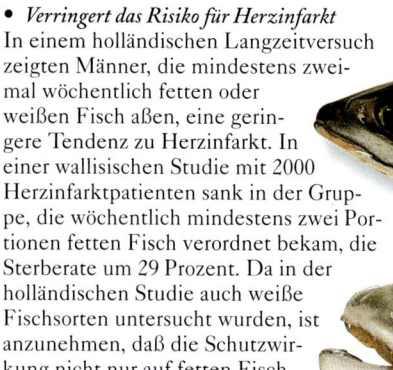

Frische Makrele

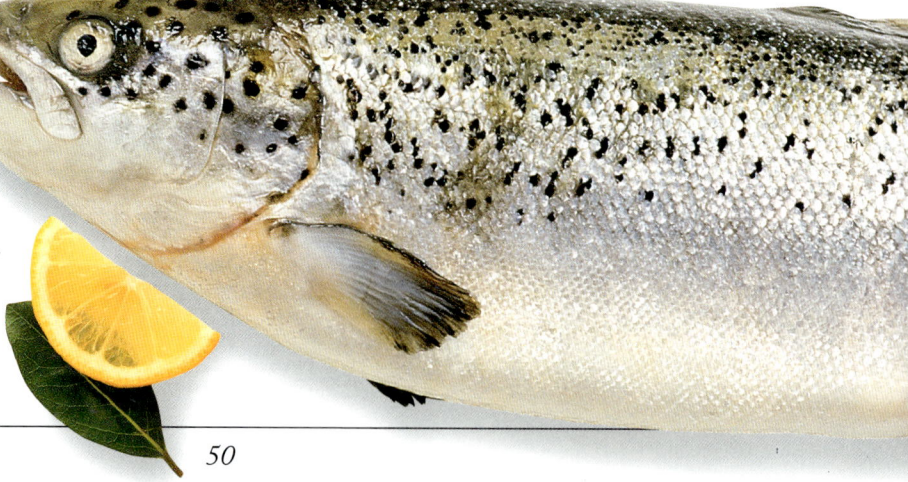
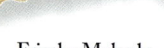

❖ KÜCHENTIPS ❖

AUSWAHL & LAGERUNG

Alle Sorten von fettem Fisch liefern Omega-3-Fettsäuren (Ausnahme: Thunfisch aus der Dose). Verwerten Sie frischen, geräucherten oder Konservenfisch möglichst vollständig. Omega-3-Fettsäuren werden durch starkes Kochen teilweise zerstört. Beste Lieferanten dafür sind Makrele, Lachs, Pilchard, Kipper, Sardinen und Hering. Fisch mit Gräten, beispielsweise Weißfisch oder eingedoste Sardinen, sind außerdem eine ausgezeichnete Kalziumquelle. Frischen und geräucherten Fisch kühl lagern.

KOCHEN & ESSEN

Je mehr Omega-3-Fettsäuren Sie verzehren, desto mehr Vitamin E wird benötigt, um diese mehrfach ungesättigten Fette vor Oxidation zu schützen (siehe S. 19). Kombinieren Sie deswegen fettsäurereiche Nahrungsmittel mit Vitamin-E-Lieferanten, etwa Makrelensalat mit unraffiniertem Sonnenblumenöl oder frisch gehackte Mandeln auf gebackener Makrele. Räucherfisch sollte Vitamin C zugesetzt werden (beispielsweise frischer Zitronensaft), das vor möglichen schädlichen Nebenprodukten (freie Radikale) schützt.

REZEPTE

Marinierte Dillheringe 106
Zitronen-Sardinen-
Paste 106
Griechische
Fischpfanne 115
Lachs-Kedgeree 116
Lachs-Teriyaki 119

• *Linderung von ulzerativer Kolitis*
Erste Versuche in diese Richtung zeigen ermutigende Ergebnisse: Dieses entzündliche Darmleiden besserte sich bei Patienten, die ihre Nahrung mit Fischöl ergänzten, in 7 von 100 Fällen.

• *Hilfe bei Schuppenflechte (Psoriasis) und entzündlichen Hautreaktionen (Dermatitis)*
Psoriasis- und Dermatitis-Patienten bestätigen, daß die Einnahme von Fischöl Juckreiz, Schuppenbildung und das Allgemeinbefinden verbessert. In einem norwegischen Versuch linderte eine kleine Portion Fettfisch täglich mäßige bis schwerere Dermatitis-Anfälle deutlich. Bei Patienten, denen ein Olivenöl-Placebo gegeben wurde, zeigte sich dagegen keine Änderung. Behandlungsmethoden wie UV-Licht gegen Psoriasis können durch Fischöl unterstützt werden.

• *Schutz gegen Krebs*
In Tierversuchen erhöhten Omega-3-Fettsäuren die Krebsresistenz.

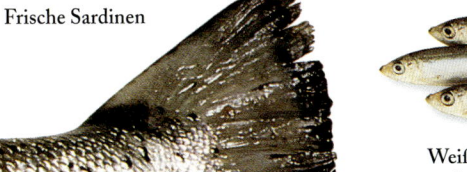

Eingedoste Sardinen *mit Gräten sind eine wichtige Kalziumquelle*

Frische Sardinen

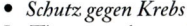

Frischer Lachs *enthält viel Vitamin D. Wichtig für Menschen, die sich wenig im Freien aufhalten (siehe S. 147)*

EMPFOHLENE MENGE
Ernährungsexperten raten zu mindestens zwei Fischmahlzeiten wöchentlich, eine davon mit fettem Fisch. Empfohlene Menge Fettfisch für Frauen: 120 bis 380 g, für Männer: 150 bis 480 g. Jüngste Tests zeigen, daß sogar kleine Mengen fetter Fisch über mehrere Monate schützen können. Ein Bericht des US National Heart Institute geht von einem täglichen Bedarf an Omega-3-Fettsäuren von 0,5 bis 1 g aus, enthalten etwa in 100 g Lachs oder 50 g Hering, um die Gefahr von Herzerkrankungen bei Männern mittleren Alters um 40 Prozent zu senken.

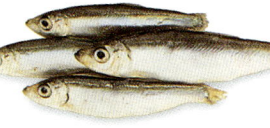

Weißfisch *liefert zusätzlich Kalzium und enthält viel Vitamin E*

·········· *Wichtiger Hinweis* ··········
Dorschleberöl ist nicht gleichwertig mit fettem Fisch. Es enthält nur wenig Omega-3-Fettsäuren, dafür aber sehr viel Vitamin A und D, die sich im Körper anreichern und eine Vitamin-A- und Vitamin-D-Überdosierung verursachen können.

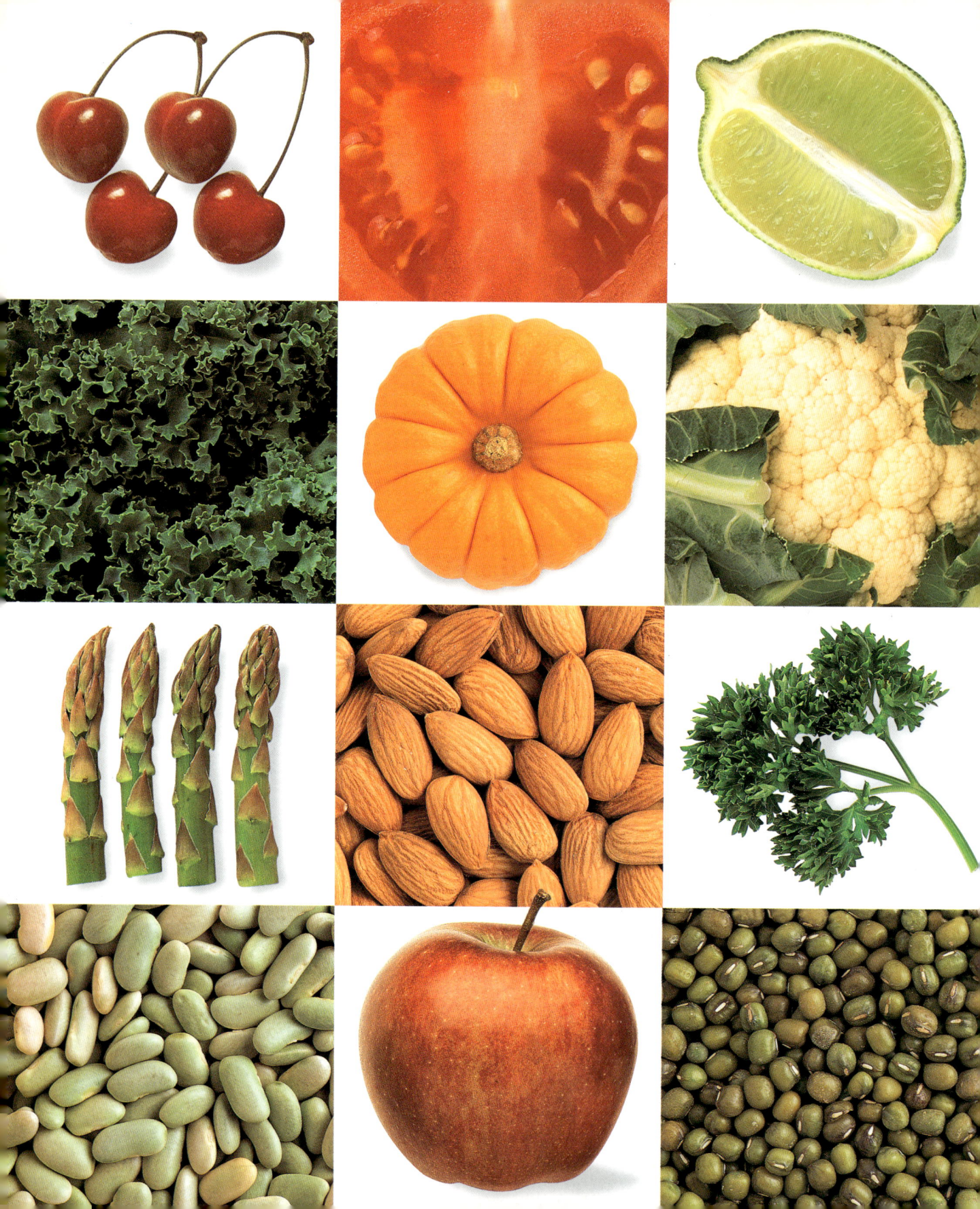

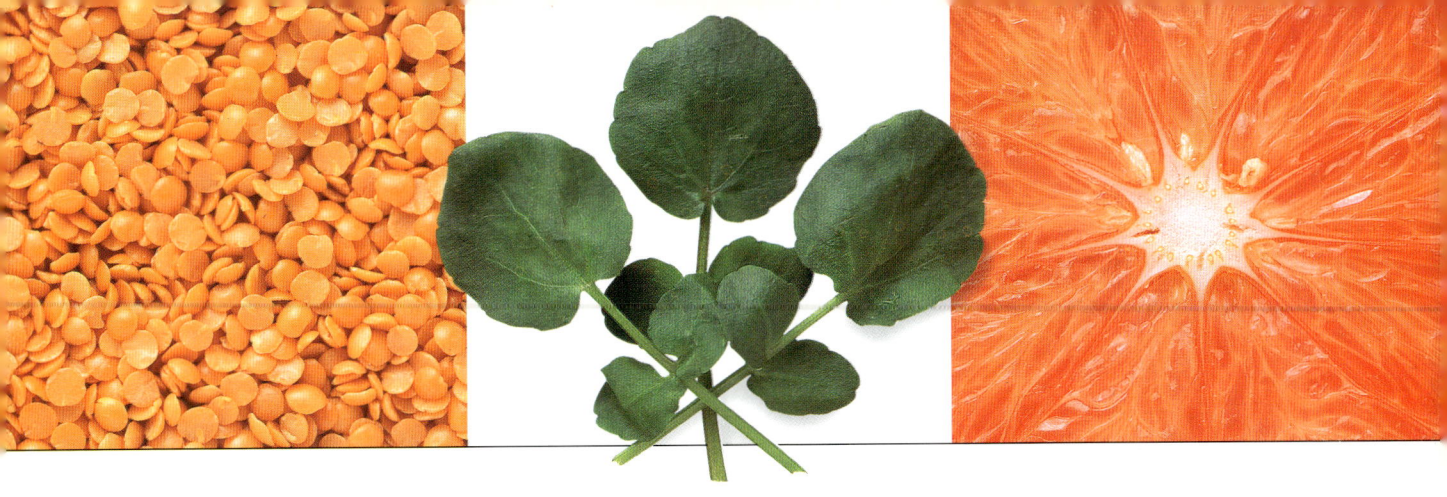

GUTE
NAHRUNGSMITTEL

Dreißig schmackhafte Nahrungsmittel, die auch für die Gesundheit eine Wohltat sind. Ihr Nährstoffgehalt und andere wertvolle Inhaltsstoffe helfen bei vielen gesundheitlichen Problemen. Kurzbeschreibungen liefern das notwendige praktische Wissen, um sie optimal zu nutzen.

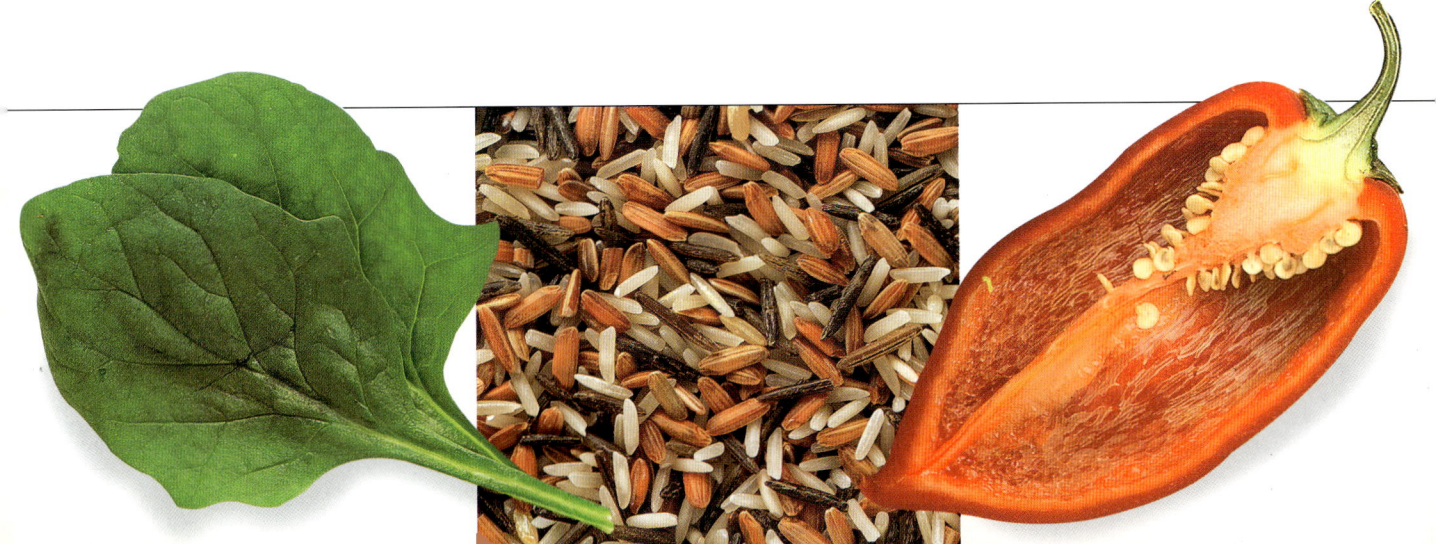

SPARGEL

.... GESUNDHEITSNUTZEN ....
- *Bei Verdauungsstörungen*
- *Harntreibend*
- *Altes Hausmittel zur Beruhigung*

.... HAUPTNÄHRSTOFFE ....
pro 100 g gekochter Spargel

Kilokalorien	13	Kalium (mg)	110
Kilojoule	53	Vitamin C (mg)	5
Carotine (µg)	25	Vitamin E (mg)	0,56
Folat (µg)	74		

ES GIBT GUTE GRÜNDE, dieses köstliche Gemüse öfter zu essen. Zugegeben, frischer Spargel ist nicht gerade preiswert. Doch es muß nicht immer ein Hauptgang sein, als leckere Vorspeise ist der Preis durchaus akzeptabel.

❖ GESUNDHEIT ❖ & ERNÄHRUNG

THERAPEUTISCHE EIGENSCHAFTEN
• *Bei Verdauungsstörungen*
In der alten ayurvedischen Heillehre wird Spargel bei Verdauungsstörungen verordnet. Im Vergleich mit einem bekannten Medikament gegen Übelkeit und Sodbrennen war Spargel ähnlich wirkungsvoll, allerdings ohne Nebenwirkungen.

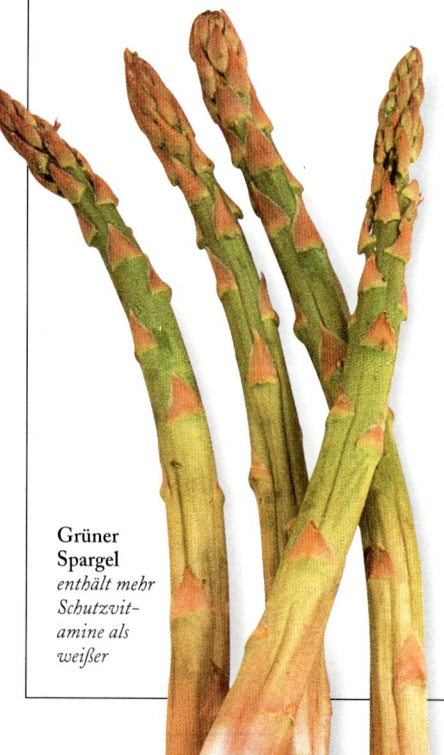

Grüner Spargel *enthält mehr Schutzvitamine als weißer*

• *Traditionelles Diuretikum*
Spargel ist ein altes Hausmittel zur Stimulierung der Harnproduktion bei Ödemen (Wasseransammlungen), bei Verdauungsträgheit und bei Rheuma und Arthritis.
• *Beruhigende Wirkung*
Kräuterheilkundige empfehlen Spargel bei Kolikbeschwerden und nervösem Herzklopfen.

EMPFOHLENE MENGE
Nach Belieben. Auch gekochter Spargel wirkt harntreibend, bei starken Beschwerden wird zusätzlich der Verzehr einiger frischer Spargelstangen empfohlen. Alternativ gefrorener oder Spargel aus der Konserve (sofern salzarm). Grüne Sorten enthalten mehr Carotin und Vitamin C als weißer Spargel.

.... *Wichtiger Hinweis* ....
Spargel ist purinreich und erhöht den Harnsäurespiegel – bei Gicht vermeiden.

❖ KÜCHENTIPS ❖

AUSWAHL & LAGERUNG
Handelsüblich sind zwei Arten Spargel – grüner Spargel und weiße, dickere Stangen. Spargel wird schnell holzig. Kühl und feucht eingewickelt aufbewahren oder am besten am Erntetag verbrauchen.

KOCHEN & ESSEN
Da die Spargelspitzen schneller als die Stangen gar sind, sollte eine große Spezialpfanne mit Deckel verwendet werden. Braune oder holzige Teile vor dem Kochen entfernen.

.... REZEPTE ....
Spargel mit Parmesan und Muskat 105
Spargel-Frittata 120

STAUDENSELLERIE

.... GESUNDHEITSNUTZEN ....
- *Reguliert den Blutdruck*
- *Harntreibend*
- *Altes Hausmittel zur Beruhigung*

.... HAUPTNÄHRSTOFFE ....
pro 100 g roher Sellerie

Kilokalorien	7	Kalium (mg)	320
Kilojoule	32	Natrium (mg)	60
Carotine (µg)	50	Vitamin C (mg)	8
Folat (µg)	16	Vitamin E (mg)	0,2

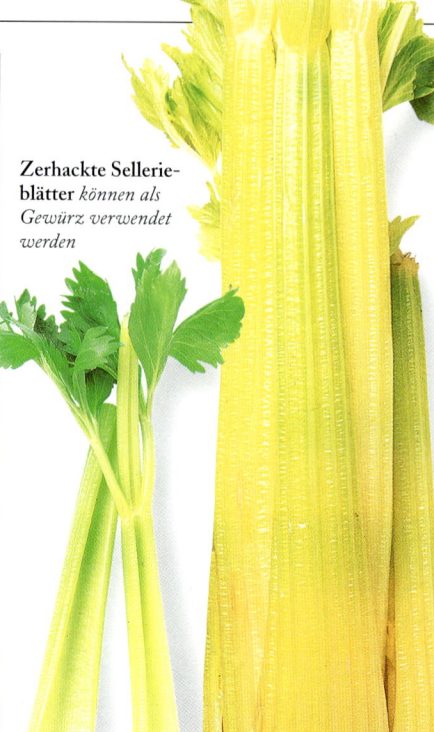

Zerhackte Sellerieblätter *können als Gewürz verwendet werden*

SELLERIE wurde lange vor seiner Verwendung in der Küche als Heilpflanze gezüchtet. Staudensellerie und der verwandte Knollensellerie (siehe S. 142) sind Nahrungsmittel, die trotz ihres hohen Wasseranteils (90 Prozent) eine wertvollen Beitrag zur gesunden Ernährung liefern.

❖ GESUNDHEIT ❖ & ERNÄHRUNG

THERAPEUTISCHE EIGENSCHAFTEN
• *Senkt den Blutdruck*
Der hohe Kaliumgehalt und die harntreibenden Substanzen senken, was in Tierversuchen eindeutig nachgewiesen werden konnte, erhöhten Blutdruck. Die Wirkung beim Menschen ist ähnlich.
• *Hilft bei Gelenkentzündungen*
Sellerie erhöht die Harnproduktion und damit die Ausscheidung von Stoffwechselgiften, was entzündliche Gelenkbeschwerden wie Gicht lindert.
• *Beruhigende Wirkung*
Sellerie ist ein bekanntes Mittel der Volksmedizin zur Behandlung von Nervosität. Die beruhigenden Stoffe sind vor allem in den ätherischen Ölen und Samen enthalten. Die genaue Wirkung der Substanzen ist noch nicht eindeutig erforscht.

EMPFOHLENE MENGE

Nach Belieben. Um erhöhten Blutdruck zu senken, werden vier Stangen täglich empfohlen (roh oder gekocht). Die Heilkraft von gekochtem und rohem Sellerie ist ähnlich. Grüner Sellerie ist reich an Vitamin C, Folat und Carotinen.

❖ KÜCHENTIPS ❖

AUSWAHL & LAGERUNG
Wählen Sie knackige, ganze Selleriestangen, und bevorzugen Sie Produkte aus ökologischem Anbau, da sich in Sellerie Nitrat anreichert. Sellerie eingewickelt und kühl aufbewahren.

KOCHEN & ESSEN
Sellerie paßt gut zu Käse, Nüssen, Fleischgerichten und Wildbret. Die äußeren Stangen eignen sich für Suppen und Eintöpfe. Holzige Fadenteile zuvor entfernen.

········· REZEPTE ·········
Waldorfsalat 110
Sellerie-Almondine 120

KRUZIFEREN-GEMÜSE

·········· GESUNDHEITSNUTZEN ··········
◆ *Senkt das Krebsrisiko*
◆ *Gegen Herzinfarkt und Schlaganfall*
◆ *Beugt Katarakten, Anämie und Spina bifida vor*
◆ *Sehr nährstoffreich*
◆ *Reguliert den Blutdruck*

·········· HAUPTNÄHRSTOFFE ··········
pro 100 g roher Rosenkohl

Kilokalorien	42	Folat (µg)	135
Kilojoule	177	Eisen (mg)	0,7
Kalzium (mg)	26	Kalium (mg)	450
Carotine (µg)	215	Vitamin C (mg)	115
Ballaststoffe (g)	4	Vitamin E (mg)	1

KRUZIFERENGEMÜSE wie Brokkoli, Grünkohl, Rosenkohl, Blumenkohl, Kohlrabi, Senfblattkohl, Frühlingskohl, Kohlrüben, Weiße Rüben, Mangold und Kresse verringern, wie in Studien nachgewiesen wurde, das Krebsrisiko. Kreuzblütler (Kruziferen), benannt nach der Form ihrer vierblättrigen Blüten, sind die besten Rundum-Nährstoffbomben.

❖ GESUNDHEIT ❖
& ERNÄHRUNG

THERAPEUTISCHE EIGENSCHAFTEN
• *Senken das Risiko für mehrere Krebsarten*
In Feldstudien und Laborversuchen kam man zu dem gleichen Ergebnis: Der Verzehr von reichlich Kreuzblütlern halbiert das Risiko für Krebserkrankungen, insbesondere der Lunge und des Dickdarms (kein nachgewiesener Schutz gegen Brust-, Ovarial-, Uterus- oder Prostatatumore). Die Schutzwirkung beruht auf dem hohen Gehalt an Antioxidanzien und Glucosinolaten (siehe S. 23).
• *Reich an Antioxidanzien*
Menschen, die viel antioxidantienreiche Nahrungsmittel (Vitamin C und E, Carotine) essen, erkranken seltener an Herzinfarkt, Schlaganfall und Katarakten.
• *Sehr nährstoffreich*
Grünblättrige Kruziferen gehören zu den kalorienarmen Spitzenlieferanten für Vitamine und Mineralien.
• *Hoher Gehalt an Folat und Eisen*
Folat und Eisen beugen Anämieerkrankungen vor, reichlich Folat senkt die Gefahr von Mißbildungen (Spina bifida). Der hohe Vitamin-C-Gehalt der Kruziferen unterstützt die Eisenabsorption.
• *Kalium senkt den Blutdruck*
Die meisten Kruziferen enthalten viel Kalium, das Bluthochdruck regulieren hilft.

EMPFOHLENE MENGE
Empfehlenswert sind wöchentlich zwei bis drei Kohlgerichte. Eine 150-g-Portion grünblättriger Kruziferen liefert 50 Prozent der für Erwachsene empfohlenen Menge an Folat und 25 Prozent des erhöhten Folatbedarfs in der Schwangerschaft. 150 g Frühlingskohl deckt 30 Prozent des täglichen Eisenbedarfs (wichtig für Frauen vor der Menopause).

·········· *Wichtiger Hinweis* ··········
Kruziferen verringern die Jodabsorption. Menschen, die öfter als drei- oder viermal wöchentlich Kohl essen, sollten auf jodreiche Ernährung achten, insbesondere in Gebieten mit jodarmen Böden.

❖ KÜCHENTIPS ❖

AUSWAHL & LAGERUNG
Bevorzugen Sie grünblättrige Kruziferen, deren Außenblätter süßer und reich an Vitamin C und Carotinen

sind. Eingewickelt im Kühlschrank lagern und möglichst bald verzehren.

KOCHEN & ESSEN
Mannigfaltige Zubereitungsmöglichkeiten, als traditionelle Gemüse-Gratins und orientalische Pfannen, auch als Hauptgerichte mit Nüssen und Samen geeignet. Verdauungsfördernde Gewürze wie Dill und Fenchel schützen vor Blähungen.

·········· REZEPT ··········
Blumenkohl-Almondine 120

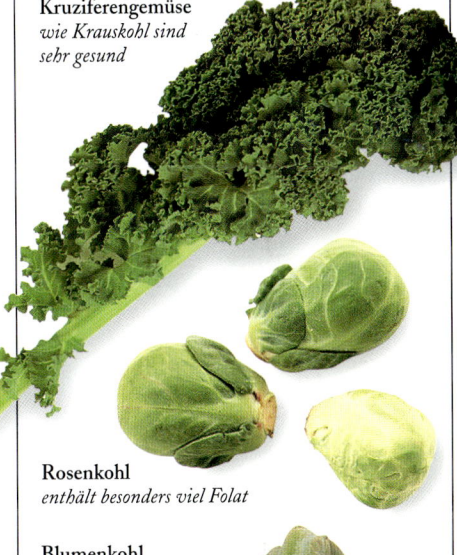

Grünblättrige Kruziferengemüse
wie Krauskohl sind sehr gesund

Rosenkohl
enthält besonders viel Folat

Blumenkohl

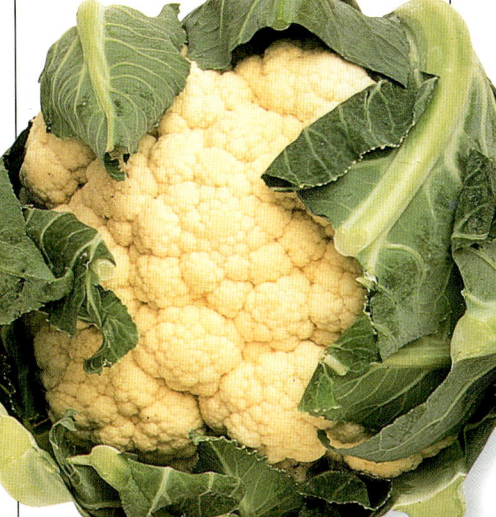

GEMÜSE-FENCHEL

- ◆ *Traditionell als Verdauungshilfe*
- ◆ *Lindert Darmkrämpfe und -koliken*
- ◆ *Reguliert den Hormonspiegel*
- ◆ *Hausmittel bei Husten*
- ◆ *Beugt Bluthochdruck vor*

········· HAUPTNÄHRSTOFFE ·········

pro 100 g roher Fenchel

Kilokalorien	12	Kalium (mg)	440
Kilojoule	50	Vitamin C (mg)	5
Folat (µg)	42	Zink (mg)	0,5

NICHT NUR DAS KLARE, frische Aroma macht ihn so beliebt, Fenchel ist, obwohl er sehr kalorienarm ist, eines der sättigendsten Gemüse und verleiht Gerichten seinen besonderen Geschmack. Die gesunden Wirkstoffe befinden sich im Öl und kommen konzentriert in den Samen und im Stamm vor.

❖ GESUNDHEIT ❖ & ERNÄHRUNG

THERAPEUTISCHE EIGENSCHAFTEN

- *Fördert die Verdauung*

Fenchel ist ein altes Hausmittel bei Blähungen, Sodbrennen und Aufstoßen. Sein Öl ist in vielen krämpfelösenden Medikamenten für Kinder enthalten.

- *Löst Darmkrämpfe*

Fenchel, insbesondere die Samen, lösen Darmkrämpfe und erleichtern Koliken und Blähungen.

- *Östrogenähnliche Substanzen helfen bei Frauenbeschwerden*

Fenchel verstärkt die Wirkungen des weiblichen Sexualhormons Östrogen, ist ein natürliches Medikament bei Menstruationsproblemen und fördert die Muttermilchbildung. Die östrogene Wirkung des Fenchelöls wurde bereits 1938 nachgewiesen. Fenchel lindert auch typische Beschwerden in den Wechseljahren und Krankheitssymptome, die durch eine Östrogenüberproduktion hervorgerufen werden (siehe S. 86-87).

- *Befreit die Atemwege*

Sirup aus Fenchelöl ist ein traditionelles schleimlösendes Mittel bei Husten.

- *Sehr reich an Kalium*

Kalium senkt ernährungsbedingten Bluthochdruck. Fenchel wird deshalb oft zur Unterstützung einer blutdrucksenkenden Diät empfohlen.

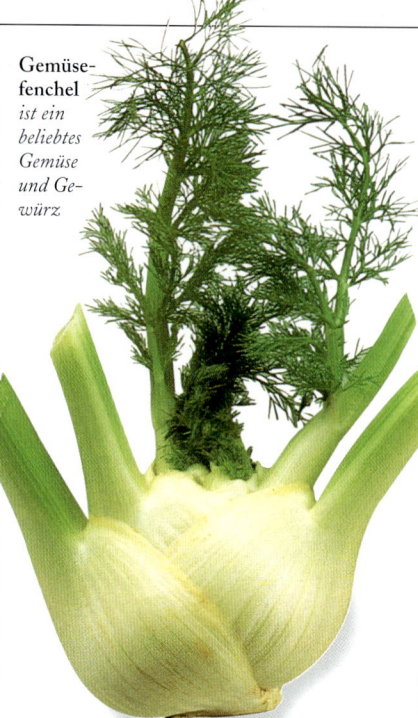

Gemüse-fenchel ist ein beliebtes Gemüse und Gewürz

EMPFOHLENE MENGE

Stämme und Blätter nach Belieben. 200 g gedünsteter Fenchel decken 20 bis 30 Prozent des täglichen Kaliumbedarfs eines Erwachsenen. Von den Samen maximal einen TL täglich.

········· ***Wichtiger Hinweis*** ·········

Essen sie keine Fenchelsamen während der Schwangerschaft, deren Inhaltsstoffe Uteruskontraktionen hervorrufen können.

❖ KÜCHENTIPS ❖

AUSWAHL & LAGERUNG

Wählen Sie die dickeren, nährstoffreicheren Knollen. Kühl lagern. Samen luftdicht verpacken und an einem kühlen, dunklen Ort aufbewahren.

KOCHEN & ESSEN

Fenchel besitzt ein delikates Anisaroma und schmeckt sowohl roh als auch gekocht köstlich. Als Hauptgericht pro Person eine Knolle, die Blätter können zur Garnierung verwendet werden. Die Samen 1 bis 2 Minuten in einer ungefetteten Pfanne bei niedriger Hitze anrösten, dann zerquetschen.

········· REZEPTE ·········

Warmer Walnuß-Dip mit Grillgemüse 105
Fenchel à la Grecque 107

ERBSEN

- ◆ *Senken die Gefahr für Herzerkrankungen*
- ◆ *Regulieren Blutzucker- und Energiespiegel*
- ◆ *Reichhaltigste Quelle für Vitamin B1*
- ◆ *Hervorragendes Allround-Nahrungsmittel*

········· HAUPTNÄHRSTOFFE ·········

pro 100 g gekochte frische Erbsen

Kilokalorien	69	Eisen (mg)	1,6
Kilojoule	291	Eiweiß (g)	6
Carotine (µg)	250	Vitamin B1 (mg)	0,7
Ballaststoffe (g)	5,1	Vitamin C (mg)	16
Folat (µg)	27	Zink (mg)	0,7

Erbsen sind richtige Allround-Gemüse, insbesondere weil gefrorene Erbsen ihren hohen Nährstoffgehalt behalten. Wie alle Hülsenfrüchte enthalten Erbsen viel Eiweiß und zusätzlich reichlich Vitamine.

❖ GESUNDHEIT ❖ & ERNÄHRUNG

THERAPEUTISCHE EIGENSCHAFTEN

- *Lösliche Ballaststoffe senken den Cholesterinspiegel*

Erbsen enthalten reichlich lösliche Ballaststoffe, die, wie in Untersuchungen nachgewiesen werden konnte, insbesondere das »schlechte« LDL-Cholesterin senken.

- *Konstante Blutzucker- und Energiewerte*

Nahrungsmittel mit einem hohen Gehalt an löslichen Ballaststoffen durchlaufen den Verdauungstrakt langsamer und halten somit den Blutzuckerspiegel und den Energiepegel stabil.

- *Reich an Vitamin B1 (Thiamin)*

Erbsen enthalten von allen Nahrungsmitteln das meiste Vitamin B1 (sogar noch mehr als Leber). Vitamin-B-Mangel ist häufig bei Streßkranken, älteren Menschen und Alkoholikern oder bei regelmäßigem Kantinenessen festzustellen. Dazu eine irische Studie: Von 80 gesunden Frauen im Alter zwischen 65 und 92 Jahren nahmen 70 Prozent täglich durchschnittlich nur 0,8 mg Vitamin B1 mit der Nahrung auf. Bei erhöhter Vitamin-B1-Zufuhr besserten sich sowohl der Appetit als auch das Allgemeinbefinden.

- *Einzigartige Nährstoffkombination*

Erbsen sind außerordentlich reich an Nährstoffen. Wie Leber enthalten Erbsen viel Protein, Eisen, Zink, Folat und B-Vitamine, außerdem Vitamin C, Carotine und Ballaststoffe, aber wenig Fett.

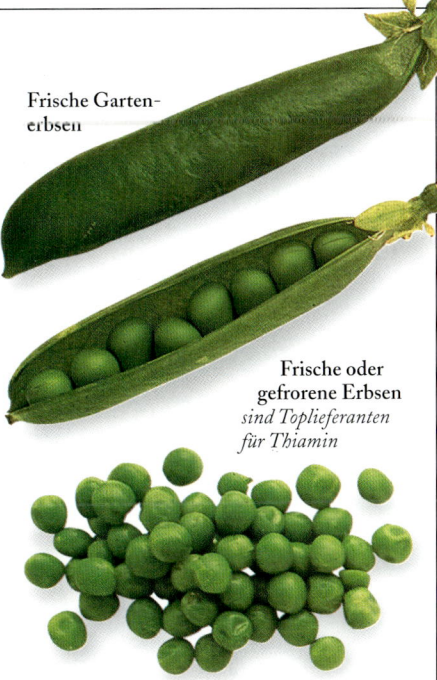

Frische Garten-
erbsen

**Frische oder
gefrorene Erbsen**
*sind Toplieferanten
für Thiamin*

EMPFOHLENE MENGE

Bereits 150 g frische Erbsen versorgen uns mit der empfohlenen Menge Vitamin B_1 (Thiamin), gefrorene Erbsen liefern etwa 40 Prozent. Etwa 50 Prozent der täglich benötigten Ballaststoffe, 16 Prozent (Frauen) bzw. 25 Prozent (Männer) des Eisenbedarfs werden durch 100 g Erbsen gedeckt. Erbsen in Konserven sind nicht zu empfehlen – sie haben die meisten ihrer gesunden Inhaltsstoffe eingebüßt und sind häufig zu stark gesalzen. Zuckererbsen und Zuckerschoten enthalten weniger Thiamin als Gartenerbsen, sind aber eine gute Quelle für Eisen und Ballaststoffe.

❖ KÜCHENTIPS ❖

AUSWAHL & LAGERUNG
Kaufen Sie möglichst frische Erbsen in knackigen, zarten Schoten. Eingepackt und kühl lagern und innerhalb von zwei Tagen verbrauchen.

KOCHEN & ESSEN
Erbsen schmecken köstlich in Salaten oder werden Pfannengerichten und Suppen kurz vor dem Servieren zugesetzt.

REZEPTE
Gemüseeintopf 103
Lachs-Kedgeree 116
Brokkoli-Pfanne 121

KÜRBISSE UND KÜRBISGEWÄCHSE

GESUNDHEITSNUTZEN
• *Schutz durch Antioxidanzien*
• *Senken das Krebsrisiko*

HAUPTNÄHRSTOFFE
pro 100 g gebackener Winterkürbis

Kilokalorien	32	Kalium (mg)	280
Kilojoule	137	Vitamin C (mg)	15
Carotine (µg)	3255	Vitamin E (mg)	1,8

Mantelsackkürbis, Butterkürbis und Kabocha sind nur einige verwandte Sorten des schön geformten Winterkürbis. Kürbisse gedeihen auch in trockenen Monaten und symbolisieren den Farbenreichtum des Herbstes. Das orange oder hellgelbe Fleisch der Kürbisse und Kürbisgewächse besitzt viele gesundheitsfördernde Inhaltsstoffe.

❖ GESUNDHEIT & ERNÄHRUNG

THERAPEUTISCHE EIGENSCHAFTEN
• *Schutz durch Antioxidanzien*
Der hohe Gehalt an den Antioxidanzien Vitamin C und E und Carotin verringert die Gefahr für Krebs, Herzinfarkt, Schlaganfall und Katarakten.
• *Senkt das Krebsrisiko*
In mehreren Studien, die den Zusammenhang zwischen Krebserkrankungen und Ernährung untersuchten, stehen Kürbisse ganz oben auf der Hitliste der krebsverhütenden Nahrungsmittel (australische Studie über Hautkrebs, französische Studie über Blasen- und Prostatatumore, US-amerikanische Studie über das Krebsrisiko bei älteren Menschen).

EMPFOHLENE MENGE

Zur generellen Schutzwirkung werden jeden zweiten Tag carotinreiche Nahrungsmittel wie Kürbisse oder Winterkürbisse empfohlen.

❖ KÜCHENTIPS ❖

AUSWAHL & LAGERUNG
Kürbisse haben eine harte Schale und können monatelang gelagert werden. Sie sollten fest und glatt sein. Als Vorrat eignet sich eingemachter Kürbis.

KOCHEN & ESSEN
Kürbisse und Winterkürbisse passen genauso gut in süße wie in herzhafte Gerichte, von Kürbiskuchen bis zu scharfer Curry-Suppe.

REZEPTE
Gemüseeintopf 103
Warmer Walnuß-Dip mit Grillgemüse 105
Würziger Winterkürbis 125

**Das Fleisch
des Winterkürbis**
*ist durch den hohen
Gehalt an Carotinen
hellgelb gefärbt*

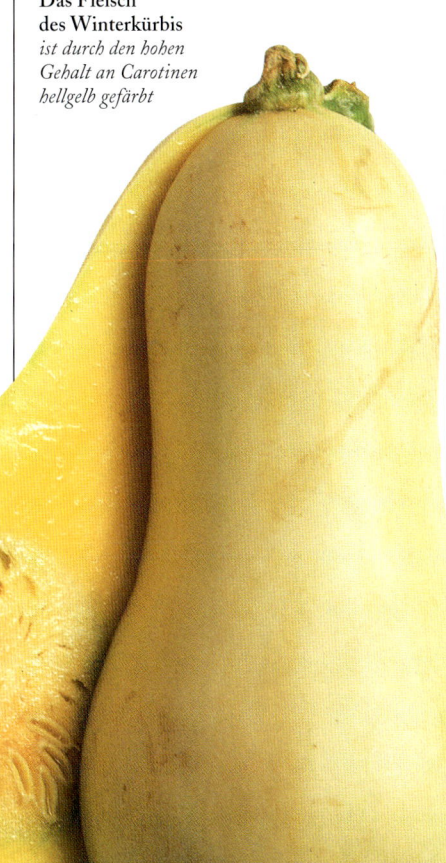

ROTER GEMÜSEPAPRIKA

·········· GESUNDHEITSNUTZEN ··········
- *Schutz durch Antioxidanzien*
- *Sehr Vitamin-C-reich*

·········· HAUPTNÄHRSTOFFE ··········

pro 100 g roher roter Paprika

Kilokalorien	32	Niacin (mg)	1,3
Kilojoule	134	Vitamin C (mg)	140
Carotine (µg)	3840	Vitamin E (mg)	0,8

ROTER PAPRIKA gehört nicht nur zu den Nahrungsmitteln mit den leuchtendsten Farben, sondern ist auch sehr gesund. Paprika wird mit der Reife süßer und verändert seine Farbe von grün nach rot.

❖ GESUNDHEIT ❖ & ERNÄHRUNG

THERAPEUTISCHE EIGENSCHAFTEN
- *Reich an den Antioxidanzien Vitamin C und E und Carotin*
Roter Paprika enthält in hohen Konzentrationen die wichtigsten Antioxidanzien. Reichlicher Genuß antioxidanzienreicher Nahrungsmittel ist nachweislich ein natürlicher Schutz vor Krebs sowie Herzinfarkt, Schlaganfall und Katarakten.
- *Ausgesprochen Vitamin-C-haltig*
100 g roher roter Paprika liefert das Doppelte des Vitamin-C-Tagesbedarfs und mehr als die Hälfte der von Ernährungsexperten empfohlenen 200 mg Antioxidanzien.

Das Fleisch der roten Paprika *schmeckt süßlich, die Samen können scharf sein*

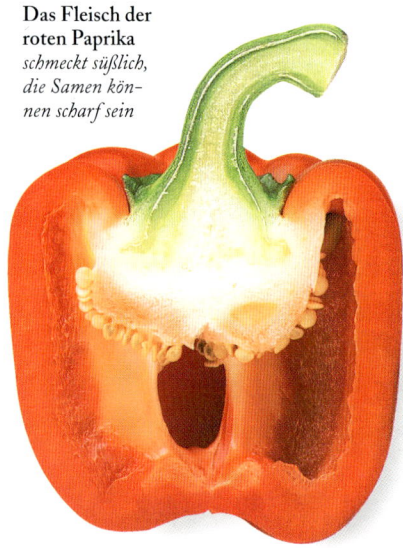

EMPFOHLENE MENGE
Nach Belieben, entweder roh oder leicht gedünstet. Alle Paprikasorten liefern reichlich Vitamin C, aber nur die roten liefern Carotine, insbesondere Beta-Carotin.

❖ KÜCHENTIPS ❖

AUSWAHL & LAGERUNG
Wählen Sie Paprika mit einer glatten, glänzenden Haut. Kühl lagern.

KOCHEN & ESSEN
Seine großartige rote Farbe verleiht vielen Gerichten Pep. Paprika möglichst kurz vor dem Servieren aufschneiden, da Frische und sein knackiger Biß rasch verlorengehen.

·········· REZEPTE ··········
Warmer Walnuß-Dip
mit Grillgemüse 105
Roter Paprika-Salsa 139

ALGEN

·········· GESUNDHEITSNUTZEN ··········
- *Liefern Jod (wichtig für die Schilddrüse)*
- *Reichhaltige Vitamin-B12-Quelle*
- *Schutz vor gutartigen Brustknoten*
- *Eingeschränkte Antikrebswirkung*

·········· HAUPTNÄHRSTOFFE ··········

pro 25 g Wakame-Algen, Trockengewicht

Kilokalorien	18	Eisen (mg)	2,9
Kilojoule	75	Magnesium (mg)	118
Kalzium (mg)	169	Eiweiß (g)	4
Ballaststoffe (g)	12	Vitamin B12 (µg)	0,6
Jod (µg)	4208	Zink (mg)	0,4

ALGEN erfahren nicht nur wegen ihrer gesunden Eigenschaften, sondern auch wegen ihres feinen Aromas eine Renaissance. Die Sorten Arame, Nori, Kombu, Hijiki und Wakame sind wesentliche Zutaten der japanischen Küche. Zu den eßbaren Algen aus dem Atlantik gehören die Speiserotalge und der Purpurtang.

❖ GESUNDHEIT ❖ & ERNÄHRUNG

THERAPEUTISCHE EIGENSCHAFTEN
- *Liefern lebenswichtiges Jod*
Weltweit herrscht in vielen Gegenden Jodmangel. Damit steigt das Risiko von

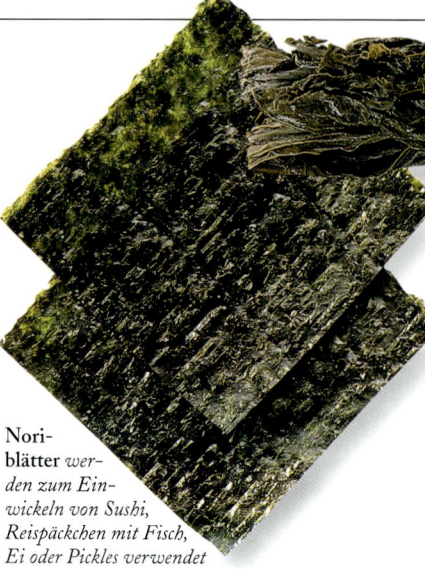

Nori-blätter *werden zum Einwickeln von Sushi, Reispäckchen mit Fisch, Ei oder Pickles verwendet*

Schilddrüsenunterfunktionen, wiederum mit weitreichenden Folgen (verminderte Stoffwechseltätigkeit, Müdigkeit, Gewichtszunahme, Vergeßlichkeit, Kropfbildung, schlechtere Gehirnentwicklung beim Fötus und in der Kindheit). Algen enthalten mehr Jod als Meeresfische.
- *Pflanzlicher Vitamin-B12-Lieferant*
Algen sind die einzigen Pflanzen, die Vitamin B12 enthalten. Noch ist allerdings nicht sicher nachgewiesen, wie gut das Vitamin vom Körper absorbiert werden kann.
- *Jod aus Algen kann gegen gutartige Brusterkrankungen helfen*
Ein amerikanischer Arzt, der in Jodmangelgebieten hohe Brustkrebsraten diagnostizierte, verschrieb seinen Patientinnen mit schmerzenden Knoten in den Brüsten (Anzeichen von Brustkrebs) Jod. Im Laufe eines Jahres zeigten 9 von 10 Frauen gute bis ausgezeichnete Ergebnisse, bei 43 Prozent waren die Symptome vollständig verschwunden.
- *Senken das Krebsrisiko*
In Tierversuchen konnte mit Algen die Tumorentwicklung, insbesondere bei Brustkrebs, verzögert und sogar verringert werden.

EMPFOHLENE MENGE
Da Algen sehr natriumreich sind, sollten sie nicht in großen Mengen gegessen werden (Zugabe als Gewürz genügt). Bis zu 25 g Algen (Trockengewicht) pro Woche füllen den Jodspiegel reichlich auf.

·········· *Wichtiger Hinweis* ··········
Hohe Jodaufnahmen über lange Zeit (mehr als 1000 µg täglich) können die Schilddrüsenfunktion beeinträchtigen.

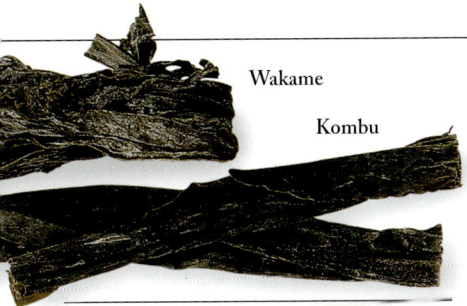

Wakame

Kombu

❖ KÜCHENTIPS ❖

AUSWAHL & LAGERUNG
Frische Algen verderben schnell und sollten rasch verbraucht werden. Daneben sind Algen in Konserven und als Laverbread erhältlich. Getrocknete Algen, die in papierdünnen Streifen angeboten werden, sind, luftdicht verpackt, schier unbegrenzt haltbar.

KOCHEN & ESSEN
Noriblätter werden trocken (leicht erwärmt bis kross) und gehackt verwendet, um pikante Gerichte zu garnieren und zu aromatisieren. Blattartige Algen ein paar Minuten in Wasser einlegen, dann kochen oder in kleinen Mengen in Salat essen.

-------- REZEPTE --------
Suimono-Suppe 101
Algen-Brokkoli-Walnuß-Salat 110
Shiro Ae Salat 111

SPINAT

-------- GESUNDHEITSNUTZEN --------
• *Senkt das Krebsrisiko*
• *Schutz durch Antioxidanzien*
• *Beugt degenerativen Augenerkrankungen vor*
• *Verringert Mißbildungen (Spina bifida)*
• *Bei Anämie*
• *Sehr kaliumreich*

-------- HAUPTNÄHRSTOFFE --------
pro 100 g roher Spinat

Kilokalorien	25	Folat (µg)	150
Kilojoule	103	Eisen (mg)	2,1
Kalzium (mg)	170	Kalium (mg)	500
Carotine (µg)	3535	Vitamin C (mg)	26
Ballaststoffe (g)	2,1	Vitamin E (mg)	1,7

EIN FALSCH gesetztes Komma brachte Spinat den Ruf eines eisenreichen Nahrungsmittels ein. Nichtsdestotrotz ist die Beliebtheit von Spinat als gesundes Gemüse so ungebrochen wie einst.

❖ GESUNDHEIT ❖ & ERNÄHRUNG

THERAPEUTISCHE EIGENSCHAFTEN
• *Senkt das Krebsrisiko*
Untersuchungen zufolge erkranken Menschen, die viel grüne Blattgemüse wie Spinat essen, seltener an Krebs. In einer Populationsstudie mit 1271 Menschen über 66 Jahren senkte der Verzehr carotinreicher Gemüse das Krebsrisiko um mehr als zwei Drittel, vor allem die Gefahr für Magen-, Haut-, Lungen-, Prostata- und Blasentumore.
• *Reich an Antioxidanzien*
Spinat enthält reichlich die Antioxidanzien Vitamin C und E und Carotine, die, sofern aus Nahrungsmitteln zugeführt, die Anfälligkeit für Herzinfarkt, Schlaganfall, Katarakten und Krebs verringern.
• *Beugt Altersmakuladegeneration (AMD) vor*
AMD ist in westlichen Ländern die Hauptursache für irreversible Blindheit bei Erwachsenen. Einer Studie zufolge, die 1994 an fünf Augenkliniken in den USA durchgeführt wurde, zeigten Menschen, die oft Spinat oder Mangold aßen, das geringste Risiko, an AMD zu erkranken.
• *Ausgesprochen hoher Gehalt an Folat*
Spinat, insbesondere roher, ist ein Spitzenlieferant für Folat und wird für Kleinkinder zur Vorbeugung von Mißbildungen (Spina bifida) empfohlen.
• *Sehr eisenhaltig*
Der Wert des Spinats als Eisenquelle wird, da er Oxalate enthält, die die Mineralabsorption verringern, oft unterschätzt. In einem entsprechenden Versuch sank der Mineralspiegel durch tägliche Spinatmahlzeiten zwar zuerst, pendelte sich nach 6 Wochen aber wieder auf den Normalwert ein.
• *Hoher Kaliumgehalt*
Reichlich Kalium wirkt sich bei und gegen Bluthochdruck günstig aus.

EMPFOHLENE MENGE
Spinat sollte wegen seines hohen Oxalatgehalts nicht täglich gegessen werden, wird jedoch bis zu zweimal wöchentlich, bevorzugt roh, empfohlen. Gefrorener Spinat enthält mehr Nährstoffe als frischer, dagegen beinhalten welker Spinat oder Konservenwaren kein Folat mehr.

-------- *Wichtiger Hinweis* --------
Bei Gicht und Nieren- oder Blasensteinen sollten Spinat wegen seines hohen Oxalatgehalts gemieden werden.

❖ KÜCHENTIPS ❖

AUSWAHL & LAGERUNG
Wählen Sie hellgrüne, nichtwelke Blätter. Für Salat junge, kleine Spinatblätter verwenden. Spinat eingewickelt und kühl bis zum Gebrauch aufbewahren.

KOCHEN & ESSEN
Frischen Spinat gut waschen, das Wasser zwei- bis dreimal wechseln. Im eigenen Saft gut zugedeckt bei hoher Temperatur zuerst aufkochen, dann 2 bis 3 Minuten leicht weiterdünsten. Sofort in ein Sieb geben und abtropfen lassen.

-------- REZEPTE --------
Grüne Schtschi-Suppe 102
Spinat-Almondine 120

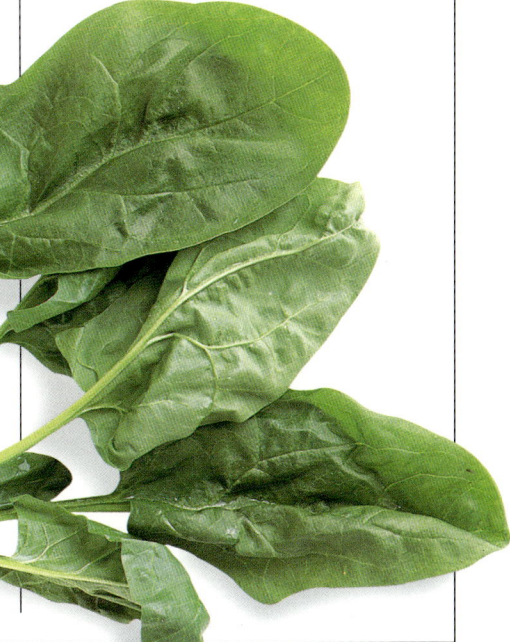

Spinat *ist reich an Antioxidanzien*

TOMATEN

◆ *Schutz durch Antioxidanzien*

········· HAUPTNÄHRSTOFFE ·········

pro 100 g rohe Tomaten

Kilokalorien	17	Eisen (mg)	0,5
Kilojoule	73	Kalium (mg)	250
Carotine (µg)	1715	Vitamin C (mg)	17
Ballaststoffe (g)	1	Vitamin E (mg)	1,2

DIE VIELSEITIG zu verwendenden Tomaten sind seit langem zentraler Bestandteil der mediteranen Küche und werden nun als eines der gesündesten Nahrungsmittel entdeckt.

❖ GESUNDHEIT ❖ & ERNÄHRUNG

THERAPEUTISCHE EIGENSCHAFTEN

• *Hoher Gehalt an Antioxidanzien*
Tomaten enthalten viel Antioxidanzien, insbesondere reichlich Vitamin E, daneben kleinere Mengen Vitamin C und Beta-Carotin. Antioxidantienreiche Ernährung schützt vor Krebserkrankungen sowie vor Herzinfarkt, Schlaganfall und Katarakten.

• *Enthält weitere Schutzstoffe*
Tomaten sind reich an Flavonoiden (Quercetin) und Carotinen (Lycopins). Beides sind Schutzsubstanzen, die in der aktuellen ernährungswissenschaftlichen Forschung große Beachtung finden.

EMPFOHLENE MENGE

Nach Belieben. Tomaten aus der Dose haben einen ähnlichen Nährwert wie frische, aber weniger Carotine (200 µg) und Vitamin C (12 mg). Tomatenpüree und getrocknete Früchte enthalten dagegen genausoviel Carotine und Vitamin E wie frische. Tomatensaft ist oft mit zuviel Salz versetzt.

❖ KÜCHENTIPS ❖

AUSWAHL & LAGERUNG
Prinzipiell fördern alle Tomatensorten die Gesundheit. Zur Vorratshaltung empfehlen sich Konserven oder getrocknete Tomaten, Tomatenpüree und -saft. Wählen Sie salzarme und, wenn möglich, in Gläsern eingemachte Produkte.

KOCHEN & ESSEN
Es ist schier unmöglich, sich Pastasoßen, Pizzas oder Relishs ohne Tomaten vorzustellen. Hausgemachte Tomatensoße ist eine köstliche, fett- und kalorienarme Alternative zu Rahmsoßen. Frische Tomaten nur kurz dünsten, um Aroma und Vitamine zu erhalten.

········· REZEPTE ·········

Tomaten-Weizenkeim-Salat 112
Griechische Fischpfanne 115
Gebackene Tomaten 127
Tomaten-Salsa 139

Eier-tomate

Salattomate

Kirsch-tomaten

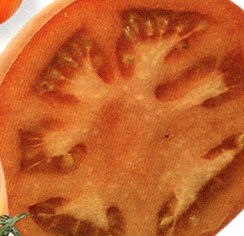

Lycopin, das Hauptcarotin in der Tomate, färbt die Früchte rot

Gartentomate

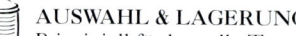

Brunnenkresse
enthält hohe Mengen an B-Vitaminen

BRUNNENKRESSE

········· GESUNDHEITSNUTZEN ·········

◆ *Schutz durch Antioxidanzien*
◆ *Senkt das Krebsrisiko*
◆ *Zur Behandlung von Infektionen*
◆ *Beugt Anämie vor*
◆ *Schützt vor Mißbildungen (Spina bifida)*
◆ *Altes Hausmittel bei Ekzemen*
◆ *Sehr kalziumreich*

········· HAUPTNÄHRSTOFFE ·········

pro 100 g rohe Brunnenkresse

Kilokalorien	22	Eisen (mg)	2,2
Kilojoule	94	Kalium (mg)	230
Kalzium (mg)	170	Vitamin C (mg)	62
Carotine (µg)	2520	Vitamin E (mg)	1,5
Folat (µg)	200	Zink (mg)	0,7

ALS WERTVOLLES und die Gesundheit stärkendes Nahrungsmittel übertrifft Brunnenkresse sogar noch die anderen Kruziferengemüse. Kresse hat ein besonderes, lebendiges und erfrischendes Aroma – daher die Blätter reichlich und nicht nur als Garnierung verwenden.

❖ GESUNDHEIT ❖ & ERNÄHRUNG

THERAPEUTISCHE EIGENSCHAFTEN

• *Starker Antioxidanzienschutz*
Vor allem wegen ihres hohen Gehalts an Carotinen und Vitamin C und E ist die Brunnenkresse ein Top-Gemüse. Vielen Studien zufolge senken antioxidantienreiche Nahrungsmitteln das Risiko für Herzinfarkt, Schlaganfall und Katarakte. Vergleichende Untersuchungen erbrachten einen Zusammenhang zwischen grünen Blattgemüsen, insbesondere Kruziferen, und einem verringertem Krebsrisiko.

• *Schutz vor Infektionen*
Brunnenkresse besitzt antibiotische Wirkung und enthält zusätzlich reichlich Folat,
Vitamin C und Zink,
die das Immunsystem
stärken.
• *Reich an Folat und
Eisen*
Folat wird für viele Körperfunktionen benötigt und ist besonders
in der Schwangerschaft für die gesunde
Entwicklung des Ungeborenen (Spina
bifida) wichtig. Eine ausreichende
Folat- und Eisenversorgung schützt
vor Anämie.
• *Altes Hausmittel bei Hautproblemen*
Brunnenkresse ist seit langem als haut-
klärendes und -reinigendes Kraut bekannt. Diese Wirkungen beruhen auf
den Senfölen, die den Kreislauf stimulieren und die Produktion des (bakterien-
abtötenden) Magensekrets verbessern.
• *Gute Kalziumquelle*
Die Kalziumabsorption ist annähernd so
hoch wie bei Milch.

EMPFOHLENE MENGE
Nach Belieben, bevorzugt frisch und roh.
100 g Brunnenkresse decken über 20 Prozent der empfohlenen täglichen Kalziummenge eines Erwachsenen, 50 g täglich
liefern ein Viertel des in der Schwangerschaft erhöhten Folatbedarfs.

·········· *Wichtiger Hinweis* ··········
*Essen Sie keine wilde Brunnenkresse: Es könnten
sich Wasserschnecken eingenistet haben, die wiederum von Leberegeln befallen sein können.*

❖ KÜCHENTIPS ❖

AUSWAHL & LAGERUNG
Frische Brunnenkresse welkt
innerhalb weniger Tage nach der Ernte.
Deshalb immer zugedeckt und im Kühlschrank aufbewahren. Für Salate innerhalb von zwei Tagen verbrauchen.

KOCHEN & ESSEN
Brunnenkresse muß immer gut
gewaschen werden (mindestens zweimal
das Wasser wechseln). Ganze Blätter und
kleine Stiele für Salate, gröbere Stengel
zuerst fein hacken. Schmeckt frisch in
mildem Eisbergsalat oder Früchtekompott.

·········· REZEPTE ··········

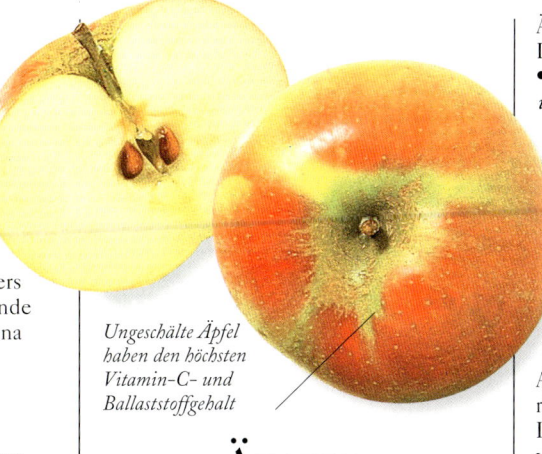

*Ungeschälte Äpfel
haben den höchsten
Vitamin-C- und
Ballaststoffgehalt*

ÄPFEL

·········· GESUNDHEITSNUTZEN ··········
♦ *Senken den Blutfettspiegel*
♦ *Helfen bei Verstopfung und Durchfall*
♦ *Altes Hausmittel bei Gelenkschmerzen*
♦ *Stärken die Abwehrkräfte*

·········· HAUPTNÄHRSTOFFE ··········
pro 100 g roher Äpfel

Kilokalorien	47	Kalium (mg)	120
Kilojoule	199	Vitamin C (mg)	10
Ballaststoffe (g)	1,8	Vitamin E (mg)	0,6

IN DER TRADITIONELLEN Heilkunde
werden Äpfel als »Besen für den Körper«
bezeichnet. Wegen ihres hohen Gehalts
an Ballaststoffen, Antioxidanzien und
Flavonoiden reinigen sie tatsächlich
den Körper von Stoffwechselgiften.

❖ GESUNDHEIT
& ERNÄHRUNG ❖

THERAPEUTISCHE EIGENSCHAFTEN
• *Senken den Blutfettspiegel*
Untersuchungen erbrachten, daß Äpfel
erhöhte Blutfettwerte regulieren und vor
allem das »schlechte« LDL-Cholesterin
abbauen (bei zwei bis drei Äpfeln täglich
um 10 Prozent und mehr). Als Schlüssel-
substanz dafür gilt Pektin, ein löslicher
Ballaststoff, der in Äpfeln (und Zitrusfrüchten) reichlich vorhanden ist. Extrahiertes Pektinpulver hat eine geringere
blutfettsenkende Wirkung.
• *Hilfe bei Verdauungsproblemen*
Die spezifische Kombination von Ballaststoffen und Fruchtsäuren verhütet Verdauungsprobleme und hilft bei Verstopfung. Das gelbildende Pektin und die
natürlichen antiviralen Substanzen in

Äpfel erklären ihre Wirkung gegen
Durchfall.
• *Altes Hausmittel bei Arthritis, Rheuma
und Gicht*
Äpfel fördern die Ausscheidung von
Stoffwechselgiften und lindern daher
entzündliche Gelenkschmerzen.
Diese Wirkungen werden von ver-
dauungsstärkenden Fruchtsäuren,
der Antioxidanzienwirkung des
Flavonoids Quercetin und durch die
ausscheidungsfördernde Wirkung des
Pektins hervorgerufen.
• *Stärkt die Abwehrkräfte*
Apfelbrei, -schale und -saft (selbst pasteu-
risierter) enthalten Substanzen, die in
Labortests Polio- und Coxsackie-Viren
vernichteten. In anderen Versuchen zeigten frischer Apfelsaft und Pektin Schutzwirkungen gegen Krebs.

EMPFOHLENE MENGE
Nach Belieben, empfohlen werden zwei
bis drei Äpfel täglich. Für den maximalen
Ballaststoff- und Vitamin-C-Gehalt sollten Äpfel ungeschält, roh oder nur leicht
gedünstet gegessen werden. Saure und
grüne Sorten enthalten mehr Vitamin C
als süßere oder rote. Apfelkonserven,
gedünstete oder getrocknete Äpfel und
Apfelsaft haben zwar noch alle Ballaststoffe der frischen Frucht, oxidieren
jedoch leicht (siehe S. 96).

·········· *Wichtiger Hinweis* ··········
*Große Mengen Apfelsaft fördern Zahnkaries
und Durchfall, insbesondere bei Kindern. Braun
gewordener Apfelsaft begünstigt die Bildung
karzinogener Verbindungen.*

❖ KÜCHENTIPS ❖

AUSWAHL & LAGERUNG
Äpfel sollten vor dem Verzehr
gründlich, am besten mit warmem
Seifenwasser, abgewaschen werden.
Eingepackt und kühl lagern.

KOCHEN & ESSEN
Gerichte aus süßen Dessertäpfeln müssen nicht gezuckert werden.
Damit geschälte Äpfel nicht braun
werden, mit etwas Zitronensaft
beträufeln.

·········· REZEPTE ··········

APRIKOSEN

- *Reich an antioxidativem Beta-Carotin*
- *Regulieren den Blutdruck*
- *Sehr ballaststoffhaltig*
- *Gute Eisenquelle*

········· HAUPTNÄHRSTOFFE ·········

pro 50 g getrocknete Aprikosen

Kilokalorien	94	Ballaststoffe (g)	3,9
Kilojoule	402	Eisen (mg)	2
Carotine (µg)	323	Kalium (mg)	940

APRIKOSEN sehen nicht nur großartig aus, sondern schmecken auch vorzüglich. Getrocknete Aprikosen eignen sich als nahrhaftes Süßmittel und sind darüber hinaus sehr kalziumreich. Frische Früchte enthalten viel Beta-Carotin.

❖ GESUNDHEIT ❖ & ERNÄHRUNG

THERAPEUTISCHE EIGENSCHAFTEN
- *Außergewöhnlich reich an Beta-Carotin*
Dunkelorange Aprikosen sind richtige Beta-Carotin-Bomben. Diese Substanz korreliert mit einem verringerten Risiko für Herzinfarkt, Schlaganfall, Katarakte und Krebserkrankungen.

Frische Aprikosen
Dunkel gefärbte Früchte enthalten mehr Beta-Carotin

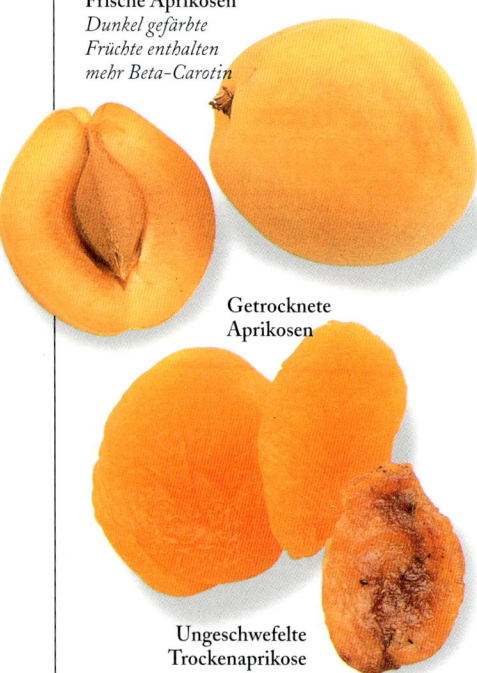

Getrocknete Aprikosen

Ungeschwefelte Trockenaprikose

- *Hoher Kaliumgehalt*
Getrocknete Aprikosen enthalten reichlich Kalium, das ernährungsbedingten Bluthochdruck senken hilft.
- *Enthalten lösliche Ballaststoffe*
Lösliche Ballaststoffe durchlaufen den Verdauungstrakt langsamer und gleichen somit Blutzucker- und Energiepegel sowie den Cholesterinspiegel aus. Getrocknete Aprikosen helfen bei Verdauungsträgheit, insbesondere bei Verstopfung.
- *Beugen Eisenmangel vor*
Eisenmangel ist die häufigste Ursache für Infektanfälligkeit und verminderte Leistungsfähigkeit.

EMPFOHLENE MENGE
Frische oder getrocknete Aprikosen nach Belieben. Eine Handvoll getrocknete Früchte (etwa 40 g) liefert etwa 20 Prozent der täglich benötigten Kaliummenge und deckt 10 Prozent des Eisenbedarfs von Frauen vor der Menopause bzw. 20 Prozent von Männern. Getrocknete Aprikosen mit Vitamin-C-reichen Produkten genießen, um die Eisenabsorption zu erleichtern.

········· *Wichtiger Hinweis* ·········

Getrocknete Aprikosen mit hellgelber oder oranger Färbung wurden mit Schwefeldioxid konserviert, das bei einigen Asthmapatienten Beschwerden auslösen kann. Aprikosenkerne können giftig sein.

❖ KÜCHENTIPS ❖

AUSWAHL & LAGERUNG
Wählen Sie feste, leuchtend orange Früchte, die reich an Beta-Carotin sind. Ungeschwefelte Trockenaprikosen haben weniger Beta-Carotin als frische Früchte. Eßfertige, halbgetrocknete Aprikosen enthalten häufig viel Konservierungsstoffe.

KOCHEN & ESSEN
Frische reife Aprikosen müssen nur wenige Minuten gedünstet werden. Trockenfrüchte werden am besten in zwei Schritten zubereitet: 5 Minuten kochen, dann in einen Sieb schütten, um die Konservierungsstoffe zu entfernen. Mit frischem Wasser weitere 20 Minuten gar dünsten. Die Carotine werden beim Kochen nicht zerstört.

········· REZEPTE ·········

BANANEN

········· GESUNDHEITSNUTZEN ·········

- *Gute Kaliumlieferanten*
- *Erhöhen die körperliche Leistungsfähigkeit*
- *Lindern Verstopfung und Durchfall*
- *Schlaffördernd und stimmungsaufhellend*

········· HAUPTNÄHRSTOFFE ·········

pro 100 g Banane mit Haut

Kilokalorien	62	Kalium (mg)	270
Kilojoule	266	Vitamin B$_6$ (mg)	0,19
Niacin (mg)	0,5	Vitamin C (mg)	7

DIE GESUNDEN Inhaltsstoffe einer Banane, dem absoluten Convenience-Obst, verändern sich mit ihrem Reifegrad: Hellgelbe, feste Bananen führen wie stärkehaltige Nahrungsmittel zu einem langsamen Energieanstieg. Im cremigen Fleisch reiferer Bananen hat sich die Stärke bereits in Zucker umgewandelt und sorgt für einen schnellen Energieschub.

❖ GESUNDHEIT ❖ & ERNÄHRUNG

THERAPEUTISCHE EIGENSCHAFTEN
- *Äußerst kaliumreich*
Kaliumreiche Nahrungsmittel werden bei oder gegen Bluthochdruck empfohlen.
- *Erhöhen die Leistungsfähigkeit und Vitalität*
Weniger reife Bananen sind sehr stärkehaltig und sorgen, zusammen mit löslichen Ballaststoffen, für einen langsamen, aber anhaltenden Energieanstieg. Sehr reife Bananen enthalten dagegen viel Zucker und liefern dem Körper einen richtigen Energieschub – empfehlenswert als stärkende Zwischenmahlzeit beim Sport.
- *Süße reife Bananen lindern Durchfall, harte, stärkehaltige wirken gegen Verstopfung*
Stärke ist verdauungsresistent und erhöht das Stuhlvolumen – ein natürliches Hilfsmittel bei Verstopfung. Weiche, reife Bananen sind ein altes Hausmittel gegen Durchfall.
- *Reife Bananen heben die Stimmung und fördern den Schlaf*
Die Kombination von reichlich Kohlenhydraten mit wenig Eiweiß wirkt beruhigend und schlaffördernd. Reife, süße Bananen enthalten alle Ausgangsstoffe für diese Reaktion: rasch absorbierbare Kohlenhydrate, Serotonin (siehe S. 93), dessen Vorläufer Tryptophan und Vitamin B$_6$.

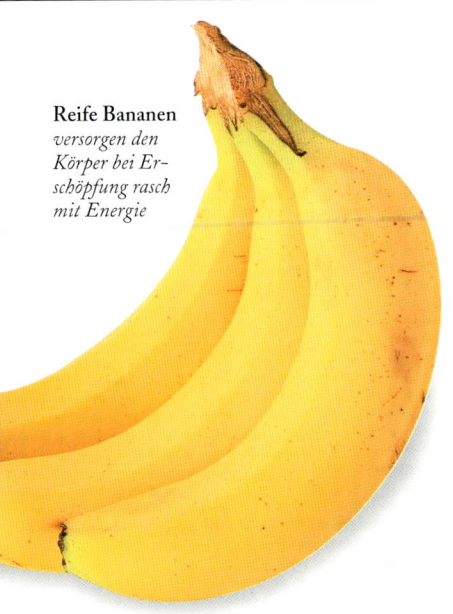

Reife Bananen
versorgen den Körper bei Erschöpfung rasch mit Energie

EMPFOHLENE MENGE

Nach Belieben. Reife, süße Bananen fördern Zahnkaries – öfter Zähne putzen. Bereits ein oder zwei reife Bananen erhöhen die Produktion des stimmungshebenden Serotonin, beruhigen und fördern den Schlaf. Getrocknete Bananen sind richtige Energiebomben und eine konzentriertere Quelle für Kalium und Ballaststoffe, enthalten aber auch mehr Zucker.

❖ KÜCHENTIPS ❖

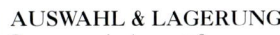 **AUSWAHL & LAGERUNG**
Bananen sind am süßesten, wenn ihre gelbe Schale braun getupft ist. Um den Reifungsprozeß zu verlangsamen, sollten Bananen im Kühlschrank aufbewahrt werden. Die Schale verfärbt sich zwar unschön braun, aber das Fruchtfleisch bleibt mehrere Tage fest und cremefarben.

KOCHEN & ESSEN
Nahrungsmittel und Geschmacksrichtungen, die sich gut mit Bananen kombinieren lassen, sind Nüsse, Kaffee, Ingwer, Zimt, Orange, Eis und Liköre, vor allem Rum. Nach dem Schälen werden Bananen rasch braun, Abhilfe schaffen einige Tropfen Zitronensaft.

REZEPTE
Gebackene Ingwerbananen 129
Bananen-Walnuß-Teegebäck 137

SCHWARZE JOHANNISBEEREN

GESUNDHEITSNUTZEN
◆ *Reich an schützenden Antioxidanzien*
◆ *Gegen Harnwegsinfektionen und Lebensmittelvergiftung*
◆ *Lindern Entzündungen*
◆ *Traditionelles Diuretikum*
◆ *Gute Kaliumquelle*

HAUPTNÄHRSTOFFE
pro 100 g rohe schwarze Johannisbeeren

Kilokalorien	28	Eisen (mg)	1,3
Kilojoule	121	Kalium (mg)	370
Carotine (µg)	100	Vitamin C (mg)	200
Ballaststoffe (g)	3,6	Vitamin E (mg)	1

SCHWARZE JOHANNISBEEREN sind schon seit langem als gesundes Nahrungsmittel bekannt. Obwohl sie hauptsächlich wegen ihres hohen Vitamin-C-Gehalts geschätzt werden, verbergen sich ihre gesunden Substanzen auch in ihrer dunkelpurpurnen Färbung, die von Flavonoiden herrührt (siehe S. 22). Diese Pflanzenstoffe haben vielfältige gesundheitsschützende und -stärkende Eigenschaften.

❖ GESUNDHEIT & ERNÄHRUNG ❖

THERAPEUTISCHE EIGENSCHAFTEN
• *Schutz durch Antioxidanzien*
Schwarze Johannisbeeren enthalten sehr viel Vitamin C, daneben Vitamin E und Carotine. Diese Schutzvitamine senken vergleichenden Studien zufolge das Risiko für Herzinfarkt, Schlaganfall, Katarakte und Krebs.
• *Reich an den Flavonoiden Anthocyanin*
Anthocyanine bekämpfen Bakterien, die Harnwegsinfektionen und Lebensmittelvergiftungen verursachen. Schwarze Johannisbeeren sind in altes Hausrezept gegen Durchfall, wofür ihr hoher Pektingehalt verantwortlich zeichnet.
• *Entzündungshemmende Wirkung*
Flavonoide wirken entzündungshemmend, weshalb schwarzer Johannisbeersaft gerne bei geschwollenem oder entzündetem Hals verordnet wird. Die kleinen Kerne in den Beeren bestehen zu 25 bis 30 Prozent aus Gammalinolensäure (GLA) – extrahiertes GLA wird in der Medizin zur Behandlung von rheumatischen Gelenkentzündungen und Hautleiden wie Ekzeme und Schup-

penflechten (Psoriasis) verwendet. Rein rechnerisch konsumieren wir mit den frischen Früchten zwar zuwenig GLA, um derartige Krankheitssymptome lindern zu können, aber die traditionelle Verwendung von Johannisbeersaft bei rheumatische Beschwerden zeigt, daß ein Versuch auch heutzutage noch Wert ist.
• *Harntreibende Wirkung*
Bluthochdruck- und Rheumapatienten werden in der Regel Diuretika verordnet, die zwar gegen die Krankheitssymptome helfen, aber den Kaliumhaushalt entleeren. Schwarze Johannisbeeren besitzen beides: harntreibende Substanzen und reichlich Kalium.

EMPFOHLENE MENGE
Nach Belieben entweder roh, gekocht oder als Brotaufstrich. Im Handel angebotener Johannisbeersaft hat oft einen geringen Fruchtgehalt – Angaben auf dem Etikett überprüfen.

❖ KÜCHENTIPS ❖

AUSWAHL & LAGERUNG
Schwarze Johannisbeeren haben nur kurz Saison, lassen sich aber gut einfrieren. Die frischen Beeren kühl aufbewahren. Gesunde Alternative ist Johannisbeersaft; wählen Sie Produkte ohne Zusätze.

KOCHEN & ESSEN
Genießen sie das herbe Aroma von schwarzen Johannisbeeren, die Obstdesserts, Pudding und Obstsalaten auch farbliche Akzente verleihen. Die Beeren brauchen nur ein paar Minuten gekocht zu werden, bis sie aufplatzen. Samen und Haut immer mitessen.

REZEPTE
Rote Früchtesuppe 99
Sommerpudding 129
Kissel 133

Schwarze Johannisbeeren
Das Johannisbeeraroma verleiht Desserts eine herbe Note

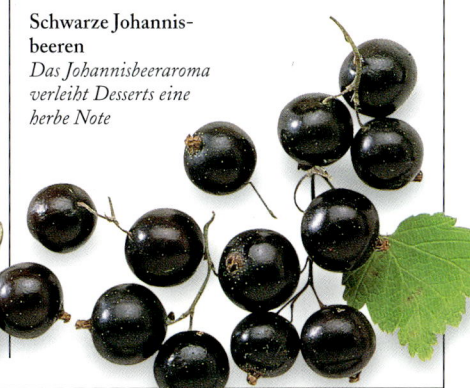

FRÜCHTE

KIRSCHEN

GESUNDHEITSNUTZEN
- *Helfen bei Gicht*

HAUPTNÄHRSTOFFE

pro 100 g rohe Kirschen mit Kern

Kilokalorien	39	Kalium (mg)	170
Kilojoule	168	Vitamin C (mg)	9

KIRSCHEN besitzen keine besonderen Schutzvitamine, können aber manche Gichtbeschwerden lindern. Rote, purpurfarbene und schwarze Kirschen erhalten ihre Farbe durch Anthocyanine (siehe S. 22).

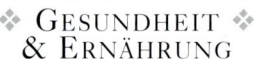

Kirschen
Tee aus ihren Stengeln ist ein altes harntreibendes Mittel

❖ GESUNDHEIT ❖ & ERNÄHRUNG

THERAPEUTISCHE EIGENSCHAFTEN
- *Senken den Harnsäurespiegel*
Bei Gicht reichert sich Harnsäure, ein Stoffwechselprodukt, besonders in Gelenken an und bildet dort kleine, harte Kristalle, die Schmerzen und Schwellungen auslösen. 15–25 rote oder schwarze Kirschen täglich helfen, den Harnsäurespiegel zu senken.

EMPFOHLENE MENGE
Nach Belieben. Frische Kirschen haben nur kurz Saison, aber gefrorene oder Kirschen aus der Konserve haben ähnliche harnsäuretreibende Wirkung.

❖ KÜCHENTIPS ❖

AUSWAHL & LAGERUNG
Kirschen eignen sich zum Einfrieren, die Kerne müssen nicht entfernt werden.

KOCHEN & ESSEN
Kirschen schmecken frisch am besten. 3 bis 5 Minuten gekocht, lassen sich die Kerne leichter auslösen.

REZEPTE
Rote Früchtesuppe 99
Nuß-Kirsch-Pilav 123

ZITRUSFRÜCHTE

GESUNDHEITSNUTZEN
- *Stärken die Abwehrkräfte*
- *Enthalten Schutzstoffe gegen Krebs*
- *Senken die Blutfettwerte*
- *Fördern die Durchblutung der Kapillaren*
- *Sehr kalium- und folatreich*

HAUPTNÄHRSTOFFE

pro 100 g Satsumas, mit Kernen und Schale
(Durchschnittswerte)

Kilokalorien	26	Folat (µg)	23
Kilojoule	110	Kalium (mg)	92
Kalzium (mg)	22	Vitamin C (mg)	19

GESUNDE KÜCHE kann man sich kaum ohne Zitronen und Limonen, Grapefruits, Manderinen und Satsumas vorstellen. Doch noch bevor man von ihrem hohen Vitamin-C-Gehalt wußte, schätzte man Zitrusfrüchte wegen ihrer brillanten Farben und ihrem erfrischenden Aroma.

❖ GESUNDHEIT ❖ & ERNÄHRUNG

THERAPEUTISCHE EIGENSCHAFTEN
- *Vitamin C stärkt körpereigene Abwehrkräfte*
Dem Körper muß täglich Vitamin C über die Nahrung zugeführt werden, um sein Immunsystem und seine Selbstheilungskräfte zu erhalten. Dieses Schutzvitamin wirkt auch als Antioxidanz. Flavonoide, die hauptsächlich in der Schale und in der feinen Haut vorkommen, unterstützen seine Wirkung.
- *Senken das Krebsrisiko*
Viele Untersuchungen kommen zu einem ähnlichen Ergeb-

Flavonoide und Pektine sind vor allem in der Fruchthaut enthalten

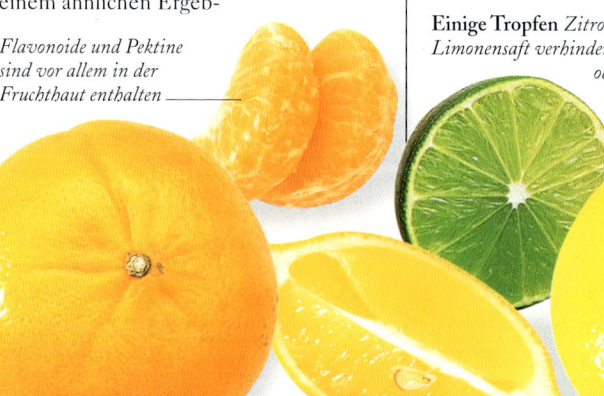

Satsuma

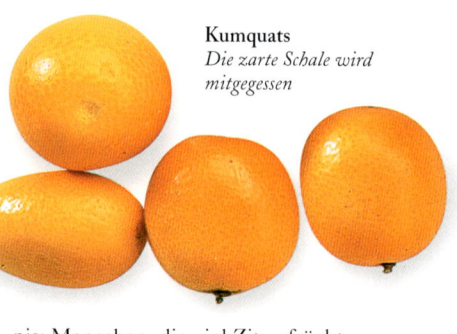

Kumquats
Die zarte Schale wird mitgegessen

nis: Menschen, die viel Zitrusfrüchte essen, erkranken seltener an Krebs, allen voran an Magenkrebs. Wie bekannt ist, blockiert Vitamin C die Bildung von karzinogenen Nitrosaminen, die wir mit geräucherten Lebensmitteln in Form von Nitrit oder Nitraten zu uns nehmen. Daneben enthalten Zitrusfrüchte die Schutzstoffe Pektin, Flavonoide und weitere Antioxidanzien, die vor allem im Zitrusöl enthalten sind. Das Öl aus der Schale zeigte in Tierversuchen Antitumorwirkung.
- *Pektine senken hohe Blutfettwerte*
Zitruspektin, das hauptsächlich in der Fruchthaut vorkommt, ist eine Form von löslichen Ballaststoffen und hilft, die Blutfettwerte, insbesondere das »schlechte« LDL-Cholesterin, zu senken.
- *Verbessern die Kapillarendurchblutung*
Zitrusflavonoide stärken die feinen Blutgefäße (Kapillaren) und wirken entzündungshemmend.
- *Sehr reich an Kalium*
Eine ausreichende Versorgung mit Zitrusfrüchte schafft einen Ausgleich bei einseitiger Ernährungsweise. Der sehr hohe Gehalt an Kalium hilft, ernährungsbedingte Kaliumverluste auszugleichen, und reguliert Bluthochdruck.

Einige Tropfen *Zitronen- oder Limonensaft verhindern, das sich Obst oder Gemüse braun färben*

EMPFOHLENE MENGE

Nach Belieben. Selbst kleine Mengen verbessern die körpereigenen Abwehrkräfte. Eine halbe Grapefruit und zwei Satsumas decken bereits 15 bis 20 Prozent des empfohlenen Kaliumbedarfs eines Erwachsenen. Ganze geschälte Früchte (einschließlich der Fruchthaut) und die Schale sind wertvoller als Säfte.

❖ IN THE KITCHEN ❖

AUSWAHL & LAGERUNG
Weniger reife Früchte enthalten mehr Pektin. Wenn Sie die Schale verwenden wollen, sollten Sie ungewachste Früchte aus ökologischem Anbau wählen oder die Schale mit warmem Seifenwasser gut abschrubben. Rötliche Zitrussorten wie pinkfarbene Grapefruits sind sehr carotinhaltig.

KOCHEN & ESSEN
Zitrusfrüchte, ob süß oder sauer, bereichern viele Gerichte. Zitrusschale aromatisiert Salate und Fischgerichte und frischt deren Farbe auf.

.... REZEPTE ....
Honig-Zitronen-Käsekuchen 131
Limonen-Salsa 139
Fettarmer Hummus 140

HONIG

·········· GESUNDHEITSNUTZEN ··········
◆ *Hausmittel bei Mageninfektionen*
◆ *Beugt Geschwürbildung vor*
◆ *Lindert Magenreizungen*
◆ *Bei Heuschnupfen und verwandtem Asthmazuständen*

·········· HAUPTNÄHRSTOFFE ··········
pro 25 g Honig

Kilokalorien	72	*Der Vitamin- und Mineralgehalt*
Kilojoule	307	*kann vernachlässigt werden.*

OBWOHL HONIG sehr zuckerhaltig ist (häufiges Gegenargument), sind seine heilenden Wirkungen seit langem bekannt. Handelsüblicher Honig wird, um Filtration und Abfüllen zu erleichtern, häufig erhitzt, wobei viele gesunde Substanzen verlorengehen. Verwenden Sie zum Gesundheitsschutz aromareiche, kaltgeschleuderte Honigsorten.

❖ GESUNDHEIT ❖ & ERNÄHRUNG

THERAPEUTISCHE EIGENSCHAFTEN
• *Antibiotische und antibakterielle Wirkung*
Kaltgeschleuderter Honig besitzt Sustanzen, die schädliche Magen-Darm-Bakterien bekämpfen, was ihn zu einem sanften Heilmittel bei infektiöser Schleimhautentzündung (Gastroenteritis) und Durchfall macht. Diese Aktivität variiert jedoch stark. Empfehlenswert ist naturreiner Manuka-Honig aus Neuseeland, der neun Bakterienarten tötet, einschließlich *Helicobacter pylori*, die Ursache vieler Magenschmerzen und von Magen-Darm-Geschwüren. Tests mit erhitztem Honig erbrachten keine eindeutigen Ergebnisse.
• *Schützt die Magenschleimhaut vor Reizstoffen*
Menschen, die regelmäßig schleimhautreizende Arzneimittel wie Aspirin einnehmen, wird zum Schutz vor Magenreizungen kaltgepreßter Honig empfohlen.
• *Ungefilteter Honig lindert Heuschnupfen*
Studien zufolge desensibilisieren Pollen, die in ungefiltertem, kaltgeschleudertem Honig und Honigwaben enthalten sind, allergische Reaktionen wie Heuschnupfen und Asthma. Risikopatienten sollten bereits im späten Winter mit der Einnahme beginnen.

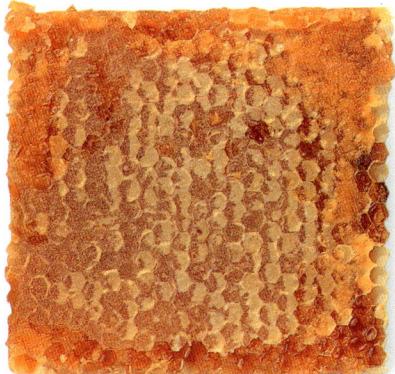

Honigwabe
Bienenwachs ist die perfekte Verpackung für Honig

Manuka-Honig

EMPFOHLENE MENGE

Bereits kleine Mengen Honig können therapeutisch wirksam sein. Beispielsweise hilft ein halber Teelöffel naturreiner Honig auf nüchternem Magen bei peptischen Geschwüren, Gastroenteritis oder Magenreizungen. Ein altes Hausmittel bei Heuschnupfen ist dreimal täglich 1 TL kaltgeschleuderter, unfiltrierter Honig (alternativ Honigwabe).

·········· *Wichtiger Hinweis* ··········
Kinder unter einem Jahr neigen in seltenen Fällen zu Unverträglichkeitsreaktionen. Honig fördert, wie Zucker, Zahnkaries und enthält fast ebenso viele Kalorien.

❖ KÜCHENTIPS ❖

AUSWAHL & LAGERUNG
Honig ist, außer er ist ausdrücklich als kaltgeschleudert, unfiltriert oder roh gekennzeichnet, hitzebehandelt. Die reinste Form ist Honigwabe. Honig ist unbegrenzt haltbar und sollte, um seine cremig-weiche Konsistenz zu behalten, bei Raumtemperatur aufbewahrt werden.

KOCHEN & ESSEN
In kalten Nahrungsmitteln schmeckt Honig süßer als die gleiche Menge an Zucker. Da Hitze die antibiotischen Eigenschaften von Honig verringert, sollte er warmen Gerichten erst nach dem Kochen zugesetzt werden, beim Backen mit Honig sollte die Temperatur niedrig gehalten werden.

.... REZEPTE ....
Honig-Zitronen-Käsekuchen 131
Honig-Senf-Dressing 140

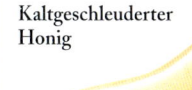

Kaltgeschleuderter Honig

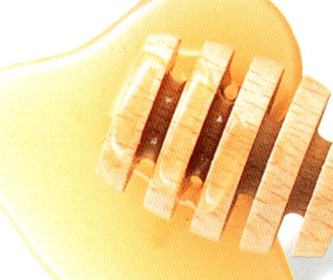

PETERSILIE

GESUNDHEITSNUTZEN

- *Traditionelles Diuretikum*
- *Unterstützt die Nierenfunktionen und hilft bei Gicht*
- *Schutz durch Antioxidanzien*
- *Mittel bei Anämie*
- *Nützliche Kalziumquelle*

HAUPTNÄHRSTOFFE

pro 100 g frische Petersilie

Kilokalorien	34	Folat (µg)	170
Kilojoule	141	Eisen (mg)	7,7
Kalzium (mg)	200	Kalium (mg)	760
Carotine (µg)	4040	Vitamin C (mg)	190

PETERSILIE wurde bereits im antiken Rom als gesundes Nahrungsmitteln geschätzt. Denn dieses Küchengewürz ist viel zu schade, um es nur als Garnitur zu verwenden. Petersilie ist sehr reich an Nährstoffen und Schutzvitaminen und wertet viele Gerichte auf.

❖ GESUNDHEIT & ERNÄHRUNG

THERAPEUTISCHE EIGENSCHAFTEN

• *Unterstützt die Flüssigkeitsausscheidung*
Bereits 25 g frische Petersilie erhöhen merklich die Harnausscheidung. Verständlich, daß Petersilie bereits in der traditionellen Heilkunde bei Gicht, Schwierigkeiten bei der Urinausscheidung und schlechten Nierenfunktionen verordnet wurde.
• *Reich an Vitamin C und Carotinen*
Diese Antioxidanzien senken das Risiko für Herzinfarkt, Schlaganfall und Kata-

rakten. Studien zufolge hemmen Petersilienblätter auch die Aktivität von einigen krebsverursachenden Substanzen.
• *Enthält antianämische Nährstoffe*
25 g frische Petersilie liefert mehr Eisen als 200 g Schweinefleisch. Daneben enthält sie reichlich blutbildendes Folat und Vitamin C, das die Eisenabsorption verbessert.
• *Guter Kalziumlieferant*
Petersilie ist eine ausgesprochen guter Kalziumlieferant. Wichtig für Menschen, die wenig Milchprodukte essen.

EMPFOHLENE MENGE

Petersilie ist der einfachste Weg, die Absorption von Eisen, Kalzium und Folat zu verbessern. 25 g frische Petersilie deckt den täglichen Vitamin-C-Bedarf eines Erwachsenen. 40 g Petersilie liefern etwa 10 Prozent der empfohlenen Kalziummenge.

Wichtiger Hinweis

Obwohl sehr folathaltig (wichtig für die Entwicklung des Ungeborenen), wird von größeren Mengen während der Schwangerschaft abgeraten, da Petersilie die Uteruskontraktion stimulieren kann.

❖ KÜCHENTIPS ❖

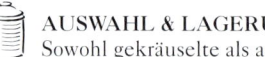

AUSWAHL & LAGERUNG
Sowohl gekräuselte als auch die aromatische glattblättrige Petersilie enthält reichlich Schutzvitamine und Mineralien. Petersilie immer gründlich waschen, um Pestizidreste zu entfernen. Kühl aufbewahren.

KOCHEN & ESSEN
Petersilie erst kurz vor dem Servieren hacken, um ihr volles Aroma und ihre Nährstoffe zu erhalten. Reichlich frische Petersilie an Soßen, Suppen, Salate und Salatdressings geben.

REZEPTE

Zwiebeln à la Grecque 107
Tabbouleh 113
Griechische Fischpfanne 115

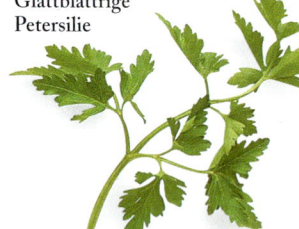

Glattblättrige
Petersilie

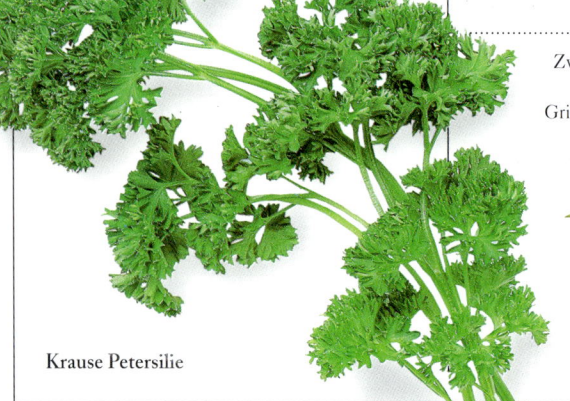

Krause Petersilie

REIS

GESUNDHEITSNUTZEN

- *Ergänzt unzureichende Ernährungsweise*
- *Fördert die Darmgesundheit*
- *Reguliert den Blutzuckerspiegel*
- *Wichtige Vitamin-B1-Quelle*
- *Glutenfreie und hypoallergene Kost*

HAUPTNÄHRSTOFFE

pro 200 g gekochter, brauner Naturreis

Kilokalorien	282	Niacin (mg)	2,6
Kilojoule	1094	Kalium (mg)	198
Ballaststoffe (g)	1,6	Vitamin B1 (mg)	0,3
Eisen (mg)	1	Vitamin B2 (mg)	0,04
Magnesium (mg)	120	Zink (mg)	1,4

REIS ist ein besonders wertvolles stärkehaltiges Nahrungsmittel, das gut schmeckt und vielfältig zubereitet werden kann. Reis stellt für etwa die Hälfte der Weltbevölkerung ein Grundnahrungsmittel dar.

❖ GESUNDHEIT ❖ & ERNÄHRUNG

THERAPEUTISCHE EIGENSCHAFTEN

• *Stärkehaltiges Nahrungsmittel*
Experten sind sich darin einig, daß ein erhöhter Konsum von unraffinierten stärkehaltigen Nahrungsmitteln chronischen Krankheiten vorbeugt, insbesondere Herzerkrankungen, Bluthochdruck, Diabetes und einigen Krebsarten (siehe S. 14).
• *Senkt das Risiko für Darmerkrankungen*
Naturreis enthält zwar weniger Ballaststoffe als Weizen, lindert dennoch Verstopfung und verwandte Störungen. Reisschleimsuppe mit Salz ist ein altes Hausmittel bei Durchfall. In Tierversuchen zeigte Reiskleie Schutzwirkung gegen Darmkrebs.
• *Reguliert den Blutzuckerspiegel*
Reis bewirkt einen konstanteren Anstieg des Blutzuckerspiegels als Kartoffeln oder Brot. Stabile Blutzuckerwerte sind wichtig für Diabetiker und können exzessive Gewichtszunahme verhindern (siehe S. 15).
• *Liefert Vitamin B1 (Thiamin)*
Thiamin-Mangel (siehe S. 145) ist bei typisch westlichen Ernährungsgewohnheiten sehr häufig. Naturreis versorgt den Körper mit dem nötigen Thiamin.
• *Glutenfrei und hypoallergen*
Reis ist eine gesunde Alternative bei Weizenallergie.

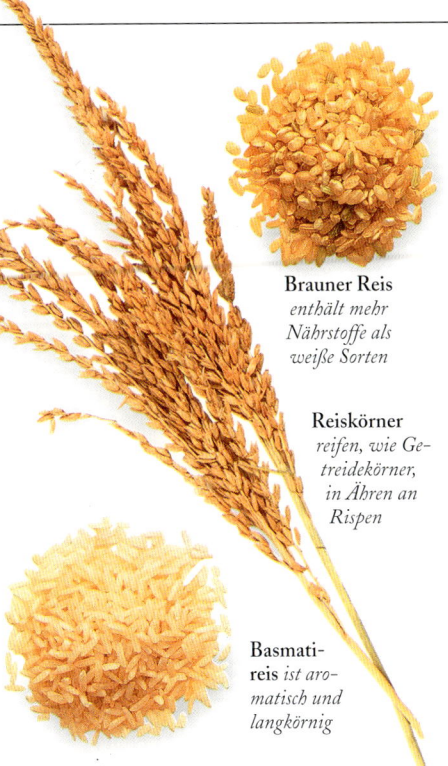

Brauner Reis
enthält mehr Nährstoffe als weiße Sorten

Reiskörner
reifen, wie Getreidekörner, in Ähren an Rispen

Basmatireis *ist aromatisch und langkörnig*

EMPFOHLENE MENGE

Komplexe Kohlenhydrate, wie sie in Reis enthalten sind, sollten etwa die Hälfte der täglichen Kalorienaufnahme ausmachen (siehe S. 12–13). Bei Raffinierungs- und Mahlverfahren werden die nährstoffreichen Außenschichten entfernt – deswegen braunen Reis den weißen Sorten vorziehen. Eine 200-g-Portion Naturreis deckt, verglichen mit weißem Reis, der hierzu fast gar nichts beiträgt, etwa ein Drittel des Tagesbedarfs an Thiamin.

❖ KÜCHENTIPS ❖

AUSWAHL & LAGERUNG
Weißer Parboiled-Reis enthält geringfügig mehr Nährstoffe als einfacher weißer Reis. Von den braunen Sorten hat brauner Basmatireis die kürzeste Kochzeit. Reis luftdicht, kühl und trocken aufbewahren.

KOCHEN & ESSEN
Gekochter Reis hält sich kühl und zugedeckt bis zu 2 Tage, eignet sich aber nicht zum Einfrieren.

········ REZEPTE ········
Lachs-Kedgeree 116
Nuß-Kirsch-Pilav 123

WEIZEN

········ GESUNDHEITSNUTZEN ········
◆ *Beugt Herzerkrankungen vor*
◆ *Stärkt die Darmgesundheit*
◆ *Senkt das Brustkrebsrisiko*
◆ *Lindert Beschwerden in der Menopause*
◆ *Reich an Selen*

········ HAUPTNÄHRSTOFFE ········
pro 100 g Vollkornbrot

Kilokalorien	215	Pantothenat (mg)	0,6
Kilojoule	914	Kalium (mg)	230
Ballaststoffe (g)	5,8	Vitamin B$_1$ (mg)	0,3
Eisen (mg)	2,7	Vitamin B$_2$ (mg)	0,1
Niacin (mg)	4,1	Zink (mg)	1,8

WEIZEN stellt für einen großen Teil der Bevölkerung das »Korn des Lebens« dar und ist dementsprechend die am häufigsten angebaute Nutzpflanze. Er ist Hauptbestandteil vieler Grundnahrungsmittel und läßt sich zu vielen schmackhaften und fettarmen Gerichten verarbeiten.

❖ GESUNDHEIT ❖ & ERNÄHRUNG

THERAPEUTISCHE EIGENSCHAFTEN
• *Hochwertiges stärkehaltiges Nahrungsmittel*
Ernährungswissenschaftler sind sich darin einig, daß stärkehaltige Nahrungsmittel das Risiko für chronische Erkrankungen senken (siehe Reis).
• *Reich an unlöslichen Ballaststoffen*
Unverdauliche Ballaststoffe stimulieren stärker als lösliche Ballaststoffe die Darmfunktionen und verringern somit die Bildung von Gallensteinen, Divertikeln und Darmkrebs.
• *Getreideballaststoffe senken das Krebsrisiko*
Studien zufolge weisen Frauen, die viel Getreideballaststoffe essen, ein niedrigeres Brustkrebsrisiko auf. Weizen enthält außerdem das Phytoöstrogen Lignan (siehe S. 23), das in einigen Tests einen zu hohen Östrogen- und Androgenhormonspiegel senkte.
• *Hilft bei Beschwerden in der Menopause*
In einem australischen Versuch linderte

Bulgurweizen
enthält mehr Nährstoffe als Weißmehl und muß nur kurz gekocht werden

die tägliche Einnahme von 45 g rohem ungebleichtem weißem Mehl oder die gleiche Menge geschrotete Weizenkörner in der Menopause typische Hitzewallungen um 25 bis 50 Prozent.
• *Liefert das antioxidative Selen*
Weizen speichert Selen, das als antioxidatives Mineral die Herz- und Kreislaufgesundheit stärkt.

EMPFOHLENE MENGE
Komplexe Kohlenhydrate, wie sie in Weizen enthalten sind, sollten idealerweise die Hälfte der täglichen Nährstoffaufnahme ausmachen (siehe S. 12–13). Unbehandelten Weizen gegenüber weißem, raffiniertem bevorzugen (Vollkornmehl, Vollkornnudeln).

········ *Wichtiger Hinweis* ········
Weizen enthält Gluten, das bei Zöliakie gemieden werden muß. Babys unter 6 Monaten nicht mit Weizen füttern. Weizenkleie nur in Brot essen, aber roh oder in Getreidemüslis vermeiden, da sie die Mineralabsorption verringert (siehe S. 25) und zu Darmreizungen führen kann.

❖ KÜCHENTIPS ❖

AUSWAHL & LAGERUNG
Gutes Vollkornbrot schmeckt auch ohne Brotaufstrich köstlich. Vollwertgetreide verlieren bei ihrer Verarbeitung Vitamine und Mineralien. Teigwaren, Körner und Mehl luftdicht an einem kühlen, dunklen Ort lagern.

KOCHEN & ESSEN
In fast allen Gerichten kann Weißmehl durch Vollkornmehl ersetzt werden. Vollkornteigwaren haben eine längere Kochzeit.

········ REZEPTE ········
Sommerkräuter-Salat 111
Tabbouleh 113
Teegebäck und Kuchen 134–137

Vollkornbrot

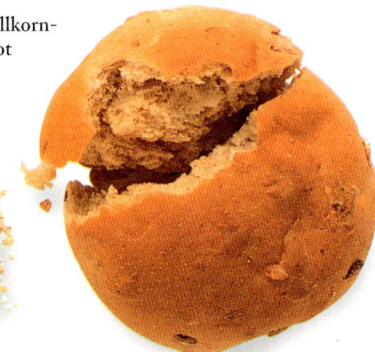

WEIZENKEIME

········· GESUNDHEITSNUTZEN ·········

◆ *Regen den Appetit an*
◆ *Schutz durch Antioxidanzien*
◆ *Stärken die Herzgesundheit*
◆ *Verhüten und lindern Darmträgheit*
◆ *Sehr reich an Folat*

········· HAUPTNÄHRSTOFFE ·········

pro 25 g Weizenkeime

Kilokalorien	76	Niacin (mg)	1,1
Kilojoule	510	Kalium (mg)	238
Fett (g)	2,3	Eiweiß (g)	6,7
• *Omega-3 (g)*	0,1	Vitamin B₁ (mg)	0,5
• *Omega-6 (g)*	1,3	Vitamin B₆ (mg)	0,8
Ballaststoffe (µg)	1,3	Vitamin E (mg)	5,5
Folat (µg)	8,3	Zink (mg)	4,3
Eisen (mg)	2,1		

DER WEIZENKEIM oder -kern ist der wertvollste Teil des Getreidekorns, der nach dem Vermahlen von Weißmehl übrigbleibt. Die goldenen, nußartigen Flocken sind genußfertig und werten jedes Gericht auf.

❖ GESUNDHEIT ❖
& ERNÄHRUNG

THERAPEUTISCHE EIGENSCHAFTEN
• *Konzentrierte Nährstoffquelle*
Weizenkeime enthalten außergewöhnlich viel Vitamin B₁, B₆ und E, Niacin und Folat. Besonders wichtig für Menschen mit wenig Appetit oder geringem Kalorienbedarf.
• *Herausragender Vitamin-E-Lieferant*
Die Schutzsubstanz Vitamin E verringert verschiedenen Untersuchungen zufolge das Risiko für Herzerkrankungen, Schlaganfall, Katarakte und einige Krebsarten.
• *Sehr ballaststoffreich*
Weizenkeime helfen bei Darmträgheit, die nicht nur unangenehm ist, sondern auch zu Hämorrhoiden und Darmerkrankungen wie Divertikulitis führen kann.
• *Reich an Folat*
Folat verringert die Entwicklung von Spina bifida; wichtig für Kleinkinder.

EMPFOHLENE MENGE
Etwa 25 g (2 TL) Weizenkeime täglich decken 40 Prozent des Vitamin-B₁- und Folatbedarfs eines Erwachsenen (dies entspricht 20 Prozent des erhöhten Bedarfs in der Schwangerschaft). Die gleiche Menge erhöht die Vitamin-E-Absorption um 50 Prozent. 25 ml Weizenkeimöl enthalten fast 40 mg Vitamin E, also annähernd die Tagesmenge von 40–60 mg, die von Experten empfohlen wird.

········· *Wichtiger Hinweis* ·········
Weizenkeime enthalten viel Phytinsäure, die die Aufnahme von Eisen und Zink hemmt. Weizenkeime deshalb möglichst mit Vitamin-C-reichen Nahrungsmitteln essen, die die Mineralstoffabsorption verbessern.

❖ KÜCHENTIPS ❖

AUSWAHL & LAGERUNG
Wählen Sie nach Möglichkeit Weizenkeime, in denen ein Enzym, das die Keime schnell ranzig werden läßt, zerstört wurde. Bewahren Sie Weizenkeime und auch -Öl kühl auf. Bevorzugen Sie kaltgepreßtes Öl in dunklen Flaschen. Sowohl das Öl als auch die Weizenkeime sollten innerhalb weniger Wochen verbraucht werden.

KOCHEN & ESSEN
Streuen Sie Weizenkeime auf Salate und gekochte Gerichte. Verwenden Sie Weizenkeimöl oder Ölmischungen für Salatdressings.

········· REZEPT ·········
Tomaten-Weizenkeim-Salat 112

VOLLGETREIDE

········· GESUNDHEITSNUTZEN ·········

◆ *Beugt Herzerkrankungen und anderen chronischen Beschwerden vor*
◆ *Hält den Blutzuckerspiegel konstant*
◆ *Reguliert den Östrogenspiegel*

········· HAUPTNÄHRSTOFFE ·········

pro 55 g ungekochte ganze Gerstenkörner

Kilokalorien	166	Pantothenat (mg)	1,4
Kilojoule	705	Vitamin B₁ (mg)	0,16
Ballaststoffe (g)	8	Vitamin B₆ (mg)	0,3
Eisen (mg)	3,3	Zink (mg)	1,8

VOLLGETREIDEGERICHTE aus Graupen, Vollgerste, Buchweizen, Mais, Weizen, Roggen, Hirse und Quinoa sind ein wichtiger Schritt zu einer ausgewogenen und gesunden Ernährung. Das reichhaltige Angebot an Vollgetreidesorten bietet auch Feinschmeckern ein großes kulinarisches Repertoire.

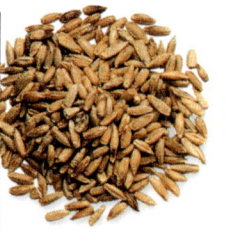

Roggen

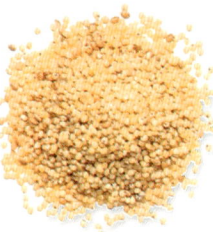

Hirse

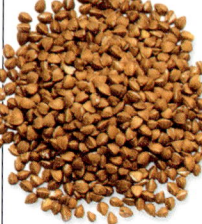

Buchweizen *ist immer unbehandelt. Er ist in Rußland ein Grundnahrungsmittel*

Graupen *enthalten mehr Vitamine und Ballaststoffe als entspelzte Perlgraupen*

❖ GESUNDHEIT ❖
& ERNÄHRUNG

THERAPEUTISCHE EIGENSCHAFTEN
• *Stärkehaltige Nahrungsmittel beugen Krankheiten vor*
Stärkehaltige, unraffinierte Nahrungsmittel senken das Risiko für Herzerkrankungen, Bluthochdruck, einige Krebsarten und Diabetes (siehe S. 14).
• *Ballaststoffe regulieren den Blutzuckerspiegel*
Lösliche und unlösliche Ballaststoffe sorgen für einen langsamen Blutzuckeranstieg nach dem Essen, was besonders für Diabetiker wichtig ist, und halten den Energiepegel konstant. Graupen und Vollroggen enthalten fünf- bis sechsmal mehr Ballaststoffe als die meisten anderen Vollgetreidearten.
• *Senken zu hohe Östrogenwerte*
Eine Ernährung mit ballaststoffreichem Vollgetreide senkt auf die Dauer einen zu hohen Östrogenspiegel, der einen entscheidenden Risikofaktor für Brustkrebs darstellt (siehe S. 87).

EMPFOHLENE MENGE
Idealerweise sollten Getreide und andere stärkehaltige Nahrungsmittel die Hälfte der täglichen Kalorienaufnahme ausmachen (siehe S. 12–13). Um den Blutzuckerspiegel und das Energieprofil konstant zu halten, sollten Getreideprodukte mit ganzen, gehackten oder grob gemahlenen Körnern vermischt werden.

❖ KÜCHENTIPS ❖

AUSWAHL & LAGERUNG
Unraffinierte Mehle und Vollgetreide kühl lagern und rasch verbrauchen.

KOCHEN & ESSEN
Vollgetreide schmecken pur oder als Beilage anstatt Reis oder Teigwaren köstlich. Mit Pastasoßen, frischen Kräutern oder in Salaten servieren.

···················· REZEPT ····················
Gefüllte Krautwickel nach Oden-Art 122

BOHNEN & LINSEN

············ GESUNDHEITSNUTZEN ············
◆ *Senken das Risiko für Herzerkrankungen*
◆ *Halten den Blutzuckerspiegel konstant*
◆ *Beugen Anämie vor*
◆ *Reich an Kalium und Folat*

············ HAUPTNÄHRSTOFFE ············

pro 100 g gekochte rote Kidney-(Nieren-)Bohnen

Kilokalorien	103	Eisen (mg)	2,5
Kilojoule	440	Kalium (mg)	420
Kalzium (mg)	37	Eiweiß (g)	8,4
Folat (µg)	42	Zink (mg)	1
Ballaststoffe (g)	6,7		

GETROCKNETE BOHNEN, Linsen oder andere Hülsenfrüchte sind im Zeitalter der Fertigprodukte ganz zu Unrecht aus der Mode gekommen. Denn Hülsenfrüchte sind nicht nur reich an Ballaststoffen und Proteinen, sondern auch sehr fettarm und lassen sich auf tausendundeine Art köstlich zubereiten.

❖ GESUNDHEIT & ERNÄHRUNG ❖

THERAPEUTISCHE EIGENSCHAFTEN
● *Senken die Blutfettwerte*
Hülsenfrüchte können helfen, Blutfettwerte und vor allem den Blutcholesterinspiegel deutlich zu senken. In einem klinischen Test wurden Patienten mit einem hohen Blutcholesterinspiegel zur Unterstützung einer Diät drei Wochen lang zusätzlich 115 g Pinto- und Navybohnen (Trockengewicht) verordnet. Die Blutfettwerte fielen um durchschnittlich 19 Prozent, das »schlechte« LDL-Cholesterin sogar um 24 Prozent.
● *Reich an löslichen Ballaststoffen*
Vielen Studien zufolge verbessert eine ballaststoffreiche Kost den Blutzucker- und Energiehaushalt. Auch Hülsenfrüchte werden nur langsam verdaut und führen zu einem konstanten Ansteigen und Abfallen des Blutzuckerspiegels. Wichtig für Diabetiker.
● *Hoher Gehalt an Eisen und Folat*
Viele Hülsenfrüchte enthalten mehr Eisen als Fleisch oder Fisch und daneben reichlich Folat. Sie wirken blutbildend und beugen Folatmangelerkrankungen (Spina bifida) vor.
● *Reich an Kalium*
Kaliumreiche Ernährung reguliert ernährungsbedingten Bluthochdruck.

EMPFOHLENE MENGE
Als Fleischersatz oder anstatt Fisch, Eiern oder Käse sollten pro Mahlzeit und Person 55 g Bohnen (Trockengewicht) gerechnet werden. Um den Cholesterin- und Blutfettgehalt zu regulieren, reichen 100 g Hülsenfrüchte (Trockengewicht) täglich aus. 450 g gebackene oder dicke Bohnen aus der Konserve wirken ähnlich, enthalten aber weniger Vitamine und sind meist zu stark gesalzen, was die Kaliumwirkung wieder aufhebt.

❖ KÜCHENTIPS ❖

AUSWAHL & LAGERUNG
Getrocknete Hülsenfrüchte halten sich sehr lange, vorausgesetzt, sie werden luftdicht und kühl gelagert.

KOCHEN & ESSEN
Hülsenfrüchte vor dem Kochen über Nacht einweichen (Ausnahme sind rote Linsenhälften). In frischem, nicht im Einweichwasser, garkochen. Verdauungsfördernde Kräuter und Gewürze wie Fenchel und Dill beugen Blähungen vor. Hülsenfrüchte empfehlen sich als Beilage für fetthaltige Gerichte.

···················· REZEPTE ····················
Bohnen-Kedgeree 116
Falafel 123
Butterbohnen mit Salbei und Knoblauch 125
Fettarmer Hummus 140

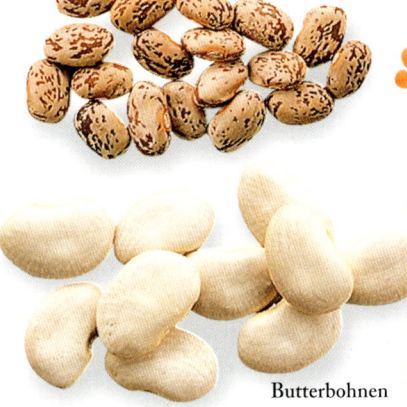

Pintobohnen

Butterbohnen

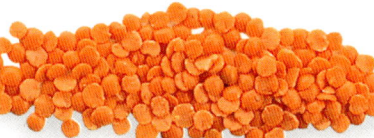

Rote Linsenhälften *sind, auch ohne Einweichen, in 20–25 Minuten gar*

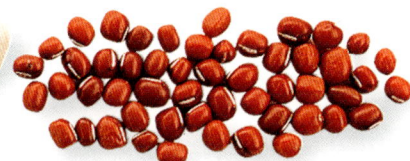

Adukibohnen

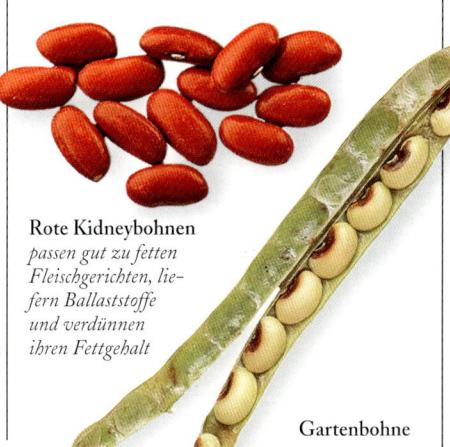

Rote Kidneybohnen
passen gut zu fetten Fleischgerichten, liefern Ballaststoffe und verdünnen ihren Fettgehalt

Gartenbohne

SOJABOHNEN

········· GESUNDHEITSNUTZEN ·········

- ◆ *Senken das Risiko für Herzerkrankungen*
- ◆ *Lindern Verstopfung und verbessern die Darmgesundheit*
- ◆ *Gleichen den Blutzuckerspiegel aus*
- ◆ *Reich an Eisen, Kalzium und Kalium*
- ◆ *Helfen gegen Menopausesymptome*
- ◆ *Vermindern das Brustkrebsrisiko*

········· HAUPTNÄHRSTOFFE ·········

pro 100 g gekochte Sojabohnen

Kilokalorien	141	Folat (µg)	54
Kilojoule	590	Eisen (mg)	3
Kalzium (mg)	83	Kalium (mg)	510
Fett (g)	7,3	Eiweiß (g)	14
• *davon 84 % ungesättigt*		Vitamin E (mg)	1,1
Ballaststoffe (mg)	6,1	Zink (mg)	0,9

DIE UNGEBROCHENE Popularität der Sojabohne zeigt, daß sie ein äußerst wertvolles, aber kein langweiliges Nahrungsmittel ist. Sie ist Bestandteil der traditionellen japanischen und chinesischen Küche.

❖ GESUNDHEIT ❖ & ERNÄHRUNG

THERAPEUTISCHE EIGENSCHAFTEN

• *Stärken die Herzgesundheit*
Selbst Menschen, die sich bewußt fettarm ernähren, können ihren Blutcholesterinspiegel weiter senken, wenn sie auch fettarmes tierisches Eiweiß durch Soja ersetzen. Dies ergaben Tests: Wird tierisches Eiweiß zur Hälfte durch Sojaprodukte ausgetauscht, sinkt der Blutcholesterinspiegel innerhalb weniger Wochen in der Regel um 8 bis 16 Prozent. Diese Wirkung ist eine Folge der speziellen Kombination aus Ballaststoffen, Fettsäuren und Phytoösterogenen in Soja. Sojabohnen enthalten daneben Alpha-Linolensäure, eine Omega-3-Fettsäure, die die Herzgesundheit stärkt.

• *Reich an Ballaststoffen*
Sojabohnenballaststoffe lindern Darmträgheit, die zu Divertikulitis und anderen Darmerkrankungen führen kann.

• *Regulieren den Blutzuckerspiegel*
Wie andere ballaststoffreiche Nahrungsmittel verlangsamen auch Sojabohnen die Stoffwechselumsetzung. Dadurch steigt und fällt der Blutzuckerspiegel langsamer (wichtig für Diabetiker), der Energiehaushalt bleibt konstant.

• *Reich an Eisen, Kalzium und Kalium*
Sojabohnen haben einen hohen Gehalt an Eisen, das im Gegensatz zu den meisten pflanzlichen Eisenlieferanten gut absorbiert werden kann. Kalium hilft gegen ernährungsbedingten Bluthochdruck. Mit Kalziumchlorid hergestellter Tofu ist ein Toplieferant für Kalzium.

• *Lindern Menopausesymptome*
Untersuchungen zeigten, daß der tägliche Verzehr von 45 g Sojamehl oder -grütze Hitzewallungen und Postmenopausesymptome wie Verlust von Knochenmineralien innerhalb von 6 bis 12 Wochen verringert. Diese Wirkungen werden von Phytoöstrogenen hervorgerufen (siehe S. 23). Soja ist das östrogenreichste Nahrungsmittel, das derzeit bekannt ist.

• *Schutz vor Brustkrebs*
Es gibt Hinweise darauf, daß Soja eine geringe Antikrebsaktivität besitzt. Ein Risikofaktor für Brustkrebs ist ein hoher Östrogenspiegel (siehe S. 87), der bei regelmäßiger ballaststoffreicher Kost in Verbindung mit östrogenhaltigen Nahrungsmitteln jedoch gesenkt werden kann.

EMPFOHLENE MENGE

Zur Unterstützung einer cholesterinsenkenden Diät wird empfohlen, proteinreiche und tierische Nahrungsmittel durch Tofu, Sojamehl oder Sojabohnen zu ersetzen. Täglich Sojaprodukte harmonisieren den Hormonspiegel. 100 g Tofu decken etwa den halben Kalziumbedarf im Wachstum. Sojamilch enthält Phytoöstrogene, aber wenig Ballaststoffe oder Kalzium. Miso, Sojasoße und Sojaöl enthalten weniger wertvolle Nährstoffe.

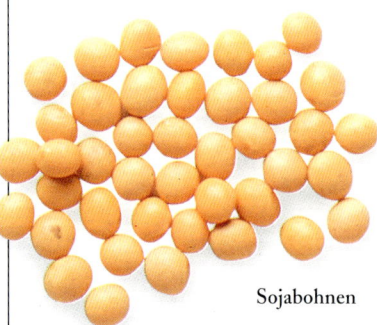

Sojabohnen

Tofu
mit dem Gerinnungsmittel Kalziumchlorid ist die reichste Nicht-Milch-Kalziumquelle

········· *Wichtiger Hinweis* ·········
Rohe Sojabohnen und Sojabohnensprossen enthalten ein Toxin, das vor dem Verzehr durch Kochen zerstört werden muß. Da die Wirkungen östrogenartiger Nahrungsmittel auf Kinder noch nicht eindeutig erforscht sind, sollten Kinder und Jugendliche Sojaprodukte nur selten oder gar nicht essen.

❖ KÜCHENTIPS ❖

AUSWAHL & LAGERUNG
Sojabohnen lassen sich luftdicht verpackt gut lagern. Fester Tofu ist vielfältiger zu verwenden als weicher. Frischer Tofu hält sich gekühlt einige Tage frisch. In einem offenen Gefäß im Wasser aufbewahren.

KOCHEN & ESSEN
Sojabohnen müssen mindestens 5 Stunden vor dem Kochen eingeweicht und dann etwa 2 Stunden in frischem Wasser gekocht werden, bis sie weich sind. Tofu wird in der Küche ähnlich wie fettarmer Weichkäse verwendet und ist Zutat vieler asiatischer Rezepte. Die nährstoffreiche Flüssigkeit nicht weggießen.

········· REZEPTE ·········
Suimono-Suppe 101
Shiro Ae Salat 111
Brokkoli-Tofu-Pfanne 121
Gefüllte Krautwickel nach Oden-Art 122

MANDELN

········· GESUNDHEITSNUTZEN ·········

- ◆ *Senken den Blutcholesterinspiegel*
- ◆ *Verringern das Risiko einer Herzerkrankung*
- ◆ *Reich an Vitamin E*
- ◆ *Sehr kalziumhaltig*

········· HAUPTNÄHRSTOFFE ·········

pro 100 g frisch geschälte Mandeln

Kilokalorien	612	Eisen (mg)	3
Kilojoule	2534	Kalium (mg)	87
Kalzium (mg)	240	Eiweiß (g)	21
Fett (g)	55,8	Vitamin E (mg)	24
• *davon 87% ungesättigt*		Zink (mg)	3,2

VIELE MENSCHEN meiden Mandeln wegen ihres hohen Kaloriengehalts. Dabei sind Mandeln sehr wertvoll und leisten einen wichtigen Beitrag zur gesunden Ernährung.

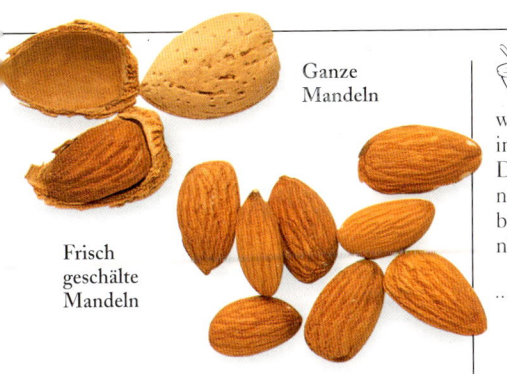

Ganze
Mandeln

Frisch
geschälte
Mandeln

❖ GESUNDHEIT ❖ & ERNÄHRUNG

THERAPEUTISCHE EIGENSCHAFTEN

• *Senken den Blutcholesterinspiegel*
Mandeln enthalten hauptsächlich einfach
ungesättigte Fette (siehe S. 19). Bei Versuchspersonen, die ihre fettarme Diät
täglich mit 84 g Mandeln anreicherten,
sanken die Blutfettwerte, vor allem das
schädliche LDL-Cholesterin, innerhalb
von drei Wochen durchschnittlich um
10 Prozent.

• *Sehr reich an Vitamin E*
Mandeln enthalten reichlich das Schutzvitamin Vitamin E, das die Herzgesundheit stärkt. Ernährungsexperten gehen
für eine generelle Schutzwirkung von
40 mg Vitamin E täglich aus, die meisten
Menschen nehmen dagegen mit der
Nahrung weniger als 10 mg auf. In zwei
großen US-Studien zeigten Menschen,
die häufig Nüsse aßen (vor allem Mandeln und Walnüsse), ein geringeres
Risiko für Herzerkrankungen.

• *Guter Kalziumlieferant*
Mandeln gehören zu den reichsten, nicht-
tierischen Quellen für Kalzium.

EMPFOHLENE MENGE
Als Ernährungszusatz verdoppeln 25 g
Mandeln die durchschnittliche Vitamin-
E-Aufnahme aus Nahrungsmitteln. 50 g
Mandeln decken 10 Prozent des täg-
lichen erhöhten Kalziumbedarfs im
Jugendalter (Alter zwischen 11 und 24).

❖ KÜCHENTIPS ❖

AUSWAHL & LAGERUNG
Ungeschälte Mandeln enthalten
mehr Schutzsubstanzen als geschälte, abgepackte Mandeln. Nach dem Öffnen im
Kühlschrank in einem Behältnis aufbewahren und rasch verbrauchen. Mandeln
mit Schale können eingefroren werden.

KOCHEN & ESSEN
Mandeln sind vielseitig zu verwenden, sehr beliebt als Kuchenzusatz,
in Salaten und auf gebackenem Fisch.
Das Entfernen der feinen Haut ist meist
nicht notwendig. Mandeln werden am
besten in einer ungefetteten Pfanne bei
niedriger Hitze 1 bis 2 Minuten geröstet.

········· REZEPTE ·········
Aprikosen-Mandel-Mousse 130
Ingwer-Parkin mit Mandeln 135

LEINSAMEN

········· GESUNDHEITSNUTZEN ·········
◆ *Reich an Omega-3-Fettsäuren*
◆ *Lindern Menopausesymptome und beugen Brustkrebs vor*
◆ *Verhüten und lindern Verstopfung*
◆ *Erleichtern die Verdauung*

········· HAUPTNÄHRSTOFFE ·········
pro 10 g goldene Leinsamen

Kilokalorien	47	Ballaststoffe (mg)	1,6
Kilojoule	196	Eisen (mg)	0,7
Fettsäuren (g)	2,9	Vitamin E (mg)	0,02
• *Omega-3 (g)*	2,3	Zink (mg)	0,4
• *Omega-6 (g)*	0,7		

LEINSAMEN, der in nordeuropäischen
Ländern für viele Gerichte verwendet
wird, wird von den wunderbar
blaublühenden Flachspflanzen gewonnen, die uns neben Leinen auch Linole-
um liefern. Leinsamen besitzt außerge-
wöhnliche Gesundheitseigenschaften.

❖ GESUNDHEIT ❖ & ERNÄHRUNG

THERAPEUTISCHE EIGENSCHAFTEN

• *Reich an Omega-3-Fettsäuren*
Leinsamen ist eine der wenigen pflanzlichen Quellen für Omega-3-Fettsäuren.
Diese lebenswichtigen Fettsäuren stärken die Herzgesundheit und das Immunsystem und hemmen Entzündungen.

• *Enthalten phytoöstrogene Lignane*
Lignane haben eine schwache östrogenartige Aktivität (siehe S. 23). Verschiedene
Tests erbrachten, daß der tägliche Genuß
von 45 g Leinsamen Beschwerden in der
Menopause, wie Hitzewallungen, innerhalb weniger Wochen lindern kann. Lignane ersetzen außerdem Östrogene und
senken dadurch den Blutöstrogenspiegel,

einen Risikofaktor für Brustkrebs (siehe
S. 87). Die gleiche Antikrebs-Wirkung
haben Ballaststoffe.

• *Stuhlbildende Ballaststoffe*
Leinsamen sind ein altes Hausmittel gegen Verstopfung. Daneben fördern sie die
gesunde Darmflora, die die Bildung
schädlicher Mikroorganismen und die
Reabsorption toxischer Stoffwechselprodukte verhindert.

• *Beruhigen die Magen-Darm-Schleimhaut*
Leinsamen enthalten viele schleimbil-
dende Ballaststoffe, die die sensible
Schleimhaut der Verdauungsorgane
stärken und beruhigen. Wichtig für
Menschen mit empfindlichem oder
gereiztem Magen oder Darm und
Geschwüren.

EMPFOHLENE MENGE
Bereits 1 bis 2 TL Leinsamen täglich
entfalten wohltuende Wirkungen und regen die Verdauungstätigkeit an. Bei Fehl-
verdauung oder Verstopfung werden täglich 2 bis 3 TL empfohlen, bei starken
Beschwerden bis zu einem gehäuften
EL (10 g) Leinsamen zwei- bis dreimal
täglich. Bitte beachten Sie: Leinsamen
mit mindestens 150 ml Flüssigkeit einnehmen.

❖ KÜCHENTIPS ❖

AUSWAHL & LAGERUNG
Wählen Sie Produkte aus biologischem Anbau. Leinsamen, der leicht zer-
stoßen wurde, kann vom Körper besser
verwertet werden. Kühl aufbewahren
und innerhalb weniger Wochen verbrauchen. Leinöl wird schnell ranzig.

KOCHEN & ESSEN
Leinsamen am besten frisch und
kurz vor dem Verzehr über Frühstücksmüslis, Joghurt und Salate streuen. Er
kann auch Brot oder Kuchen zugesetzt
werden, vermeiden Sie jedoch hohe
Back- und Kochtemperaturen.

········· REZEPT ·········
Tomaten-Weizenkeim-Salat 112

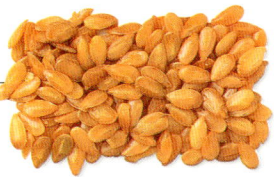

**Goldfarbener
Leinsamen** *ist
reich an Omega-
3-Fettsäuren
und Phyto-
östrogenen*

KÜRBIS-KERNE

········· GESUNDHEITSNUTZEN ·········

◆ *Unterstützen die Prostata*
◆ *Beugen Blasensteinen vor*
◆ *Enthalten Zink*
◆ *Stärken das Immunsystem*

········· HAUPTNÄHRSTOFFE ·········

pro 25 g Kürbiskerne

Kilokalorien	142	Ballaststoffe (g)	1,3
Kilojoule	590	Eisen (mg)	2,5
Fett (g)	11,8	Vitamin E (mg)	0,7
• davon 78 % ungesättigt		Zink (mg)	1,6

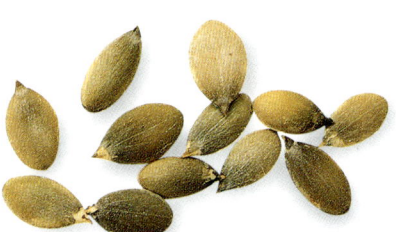

Kürbiskerne sollten immer gründlich gekaut werden

DAS MILDE AROMA knackiger Kürbiskerne reichert nicht nur Kuchen, Gebäck und herzhafte Gerichte an, Kürbiskerne schmecken auch zwischendurch als köstliche Knabberei. Und dies umso mehr, wenn man von ihren gesunden Inhaltsstoffen weiß.

❖ GESUNDHEIT & ERNÄHRUNG ❖

THERAPEUTISCHE EIGENSCHAFTEN
• *Altes Hausmittel bei Prostatavergrößerung*
Kürbiskernextrakt verbesserte in einem dreimonatigen vergleichenden Versuch (1990) den Urinfluß, die -menge und den -drang von Risikopatienten bedeutend.
• *Beugt Blasensteinen vor*
Die Inhaltsstoffe der Kürbiskerne hemmen die Bildung von Kalziumoxalatkristallen, die sich zu Blasensteinen verbinden. Im Rahmen einer thailändischen Studie (1987) bildeten sich diese Kristalle bei regelmäßiger Einnahme von Kürbiskernprodukten stärker zurück als mit herkömmlichen Behandlungsmethoden.

• *Reichste pflanzliche Quelle für Zink*
Zink stärkt das Immunsystem und ist wichtig für die Infektionsbekämpfung, für die Wundheilung, das Wachstum und den Geschmackssinn. Zinkmangelerscheinungen sind häufig bei älteren Menschen und bei Appetitlosigkeit festzustellen.

EMPFOHLENE MENGE
50 g Kürbiskerne liefern 3,2 mg Zink, das heißt mehr als ein Drittel des Tagesbedarfs eines Mannes. Prostatapatienten sollten täglich mindestens 25 g Kürbiskerne essen. Zink aus Pflanzen wird mit etwas Fleisch oder Fisch besser absorbiert.

❖ KÜCHENTIPS ❖

AUSWAHL & LAGERUNG
Geschälte Kürbiskerne sind gleichmäßig grün, braune Verfärbungen sind Anzeichen für Zersetzungsprozesse (ranzige Kerne). Kühl und luftdicht lagern und innerhalb von zwei Monaten verbrauchen.

KOCHEN & ESSEN
Kürbiskerne sind ein ausgezeichneter und schmackhafter Ersatz für Nüsse (auch beim Backen). Roh über Frühstücksmüslis, Obst, Salate oder Suppen streuen. 1 bis 2 Minuten in einer ungefetteten Pfanne bei niedriger Hitze angeröstet, entfalten sie mehr Aroma.

········· REZEPTE ·········

Kranbeeren-Fruchttorte 136
Haferkleie-Muffins (Variation) 137

HÜHNERLEBER

········· GESUNDHEITSNUTZEN ·········

◆ *Beugt Anämie vor*
◆ *Beschleunigt die Blutbildung*
◆ *Stärkt das Immunsystem*
◆ *Sehr nährstoffreich*

········· HAUPTNÄHRSTOFFE ·········

pro 100 g gebratene Hühnerleber (in 6 g Öl)

Kilokalorien	169	Eisen (mg)	11,3
Kilojoule	705	Kalium (mg)	300
B-Vitamine	sehr reichhaltig	Retinol-Vitamin-A (µg)	10 500
Cholesterin (mg)	350	Vitamin B12 (mg)	45
Fett (g)	8,9	Zink (mg)	3,8
Folat (µg)	1350		

JE WENIGER FLEISCH Sie essen, desto empfehlenswerter ist Hühnerleber. Denn sie enthält reichlich die lebenswichtigen Nährstoffe Eisen, Folat und Zink, ist ausgesprochen fettarm, preiswert – und schmeckt gut.

❖ GESUNDHEIT & ERNÄHRUNG ❖

THERAPEUTISCHE EIGENSCHAFTEN
• *Reich an Eisen, Folat und Vitamin B12*
Hühnerleber enthält reichlich blutbildende Substanzen, und diese in leicht absorbierbarer Form. Sie beugt Anämie vor und unterstützt die Rekonvaleszenz nach hohen Blutverlusten, etwa nach chirurgischen Eingriffen.
• *Hoher Zinkgehalt*
Hühnerleber ist ausgesprochen reich an Zink, das im Wachstum und für die körpereigenen Abwehrkräfte essentiell ist. Sehr empfehlenswert bei geringem Appetit, für ältere oder kranke Menschen.

EMPFOHLENE MENGE
Einmal wöchentlich zur Vorbeugung von Blutarmut (Anämie), bei größerem Blutverlust (etwa nach Operationen) auch öfter.

········· *Wichtiger Hinweis* ·········
Zuviel Retinol-Vitamin-A kann zu fötalen Abnormalitäten führen – Hühnerleber in der Schwangerschaft deshalb möglichst vermeiden. Menschen, die sich cholesterinarm ernähren müssen, sollten bei regelmäßigen Lebergerichten ihren Arzt befragen.

❖ KÜCHENTIPS ❖

AUSWAHL & LAGERUNG
Frische Hühnerleber ist fest und geruchsneutral. Grünliche oder gelbe Stellen sollten vor dem Braten entfernt werden. Bevorzugen Sie Leber von freilaufenden Hühnern.

KOCHEN & ESSEN
Hühnerleber schmeckt köstlich mild und zergeht förmlich auf der Zunge. Sie ist eine fettarme Alternative für cremige Pasteten. Hühnerbrühe mit Hühnerleber besitzt ein kräftiges, würziges Aroma.

········· REZEPT ·········
Hühnerleber-Wermut-Pastete 106

SCHALENTIERE

GESUNDHEITSNUTZEN

- *Reich an Jod und Selen*
- *Stärken das Immunsystem*
- *Bei Appetitlosigkeit*
- *Fördern die Herzgesundheit*
- *Wirken entzündungshemmend*
- *Mollusken liefern reichlich Eisen*

HAUPTNÄHRSTOFFE

pro 100 g gekochtes Miesmuschelfleisch

Kilokalorien	104	Eisen (mg)	6,8
Kilojoule	440	Selen (µg)	43
Kalzium (mg)	52	Vitamin E (mg)	1,1
Jod (µg)	120	Zink (mg)	2,3

SCHALENTIERE, von luxuriösen Kammmuscheln und Hummer bis zu den preisgünstigeren Miesmuscheln oder Schnecken, bieten nicht nur Kennern vielfältige Möglichkeiten für kulinarische Genüsse. Jüngste Forschungen konnten außerdem das Vorurteil, Schalentieren erhöhten den Blutcholesterinspiegel, entkräftigen (siehe S. 18).

❖ GESUNDHEIT ❖ & ERNÄHRUNG

THERAPEUTISCHE EIGENSCHAFTEN

• Wichtige Jodlieferanten
Schalentiere versorgen den Körper reichlich mit lebensnotwichtigem Jod, das für die Funktionen der Schilddrüse und somit für den Stoffwechsel unersetzbar ist. Wichtig vor allem in Jodmangelgebieten.

• Reich an antioxidativen Mineralien (Selen)
Der Gehalt dieses für Herz und Kreislauf wichtigen Antioxidanz variiert in Böden und somit in pflanzlichen Nahrungsmitteln beträchtlich. Schalentiere und Meeresfrüchte enthalten viel Selen.

• Hoher Gehalt an Zink
Schalentiere enthalten viel Zink, und dieses in einer leicht absorbierbaren Form. Eine Unterversorgung mit diesem Mineral ist in Entwicklungsländern häufig festzustellen und führt auch bei älteren, kranken oder eßgestörten Menschen zu Mangelerscheinungen.

• Enthalten Omega-3-Fettsäuren
Schalentiere sind sehr fettarm, liefern aber kleine Mengen an Omega-3-Fettsäuren, die die Herzgesundheit stärken und Entzündungen lindern.

• Lindern rheumatoide Beschwerden
Erste Tests bestätigten die entzündungshemmende Wirkung von Pfahlmuscheln bei rheumatoider Arthritis. Die Forschungsergebnisse über Muschelextrakte sind jedoch noch widersprüchlich. Die genaue Schutzwirkung der einzelnen Muschelsorten konnte noch nicht bestimmt werden.

• Mollusken enthalten sehr viel Eisen
Herzmuscheln sind, gefolgt von Meeresmuscheln, Austern und Miesmuscheln, ausgezeichnete Quellen für Eisen in leicht absorbierbarer Form.

EMPFOHLENE MENGE
Nach Belieben, jedoch Austern oder andere Mollusken nicht täglich. Für eine ausreichende Versorgung mit Jod, Selen, Zink und Eisen werden wöchentlich zweimal Schalentiere oder Mollusken empfohlen. 100 g Herzmuscheln decken den täglichen Jodbedarf, enthalten doppelt soviel Eisen wie benötigt, ein Sechstel der empfohlenen Zink- und über die Hälfte der Selenmenge.

Garnelen
sind reich an Kalzium

Krabbe
Eine Portion deckt den Zinkbedarf eines Erwachsenen

Wichtiger Hinweis
Gichtpatienten sollten Schalentiere, die sehr purinreich sind und den Harnsäurespiegel erhöhen, nur selten essen.

❖ KÜCHENTIPS ❖

AUSWAHL & LAGERUNG
Schalentiere, insbesondere Austern, Venusmuscheln und Miesmuscheln, verderben sehr leicht. Am besten sofort verbrauchen oder einfrieren. Fertig gekochte oder gefrorene Schalentiere wurden oft in Salzwasser gekocht oder eingelegt, daher nicht nachsalzen.

KOCHEN & ESSEN
Schalentiere sind schnell und einfach zubereitet (gekocht, gegrillt oder gebacken) und aromatisieren Salate, Suppen und Pfannengerichte. Nicht zu stark würzen, da sonst der feine Fischgeschmack überdeckt wird.

REZEPTE

Kammuschel

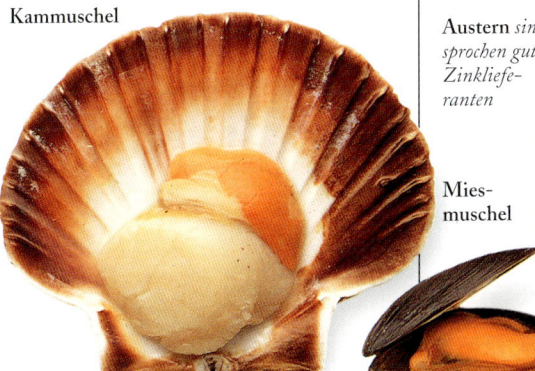

Miesmuschel

Austern *sind ausgesprochen gute Zinklieferanten*

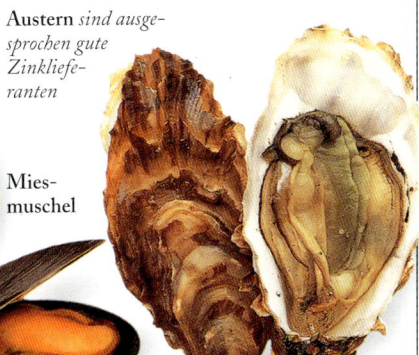

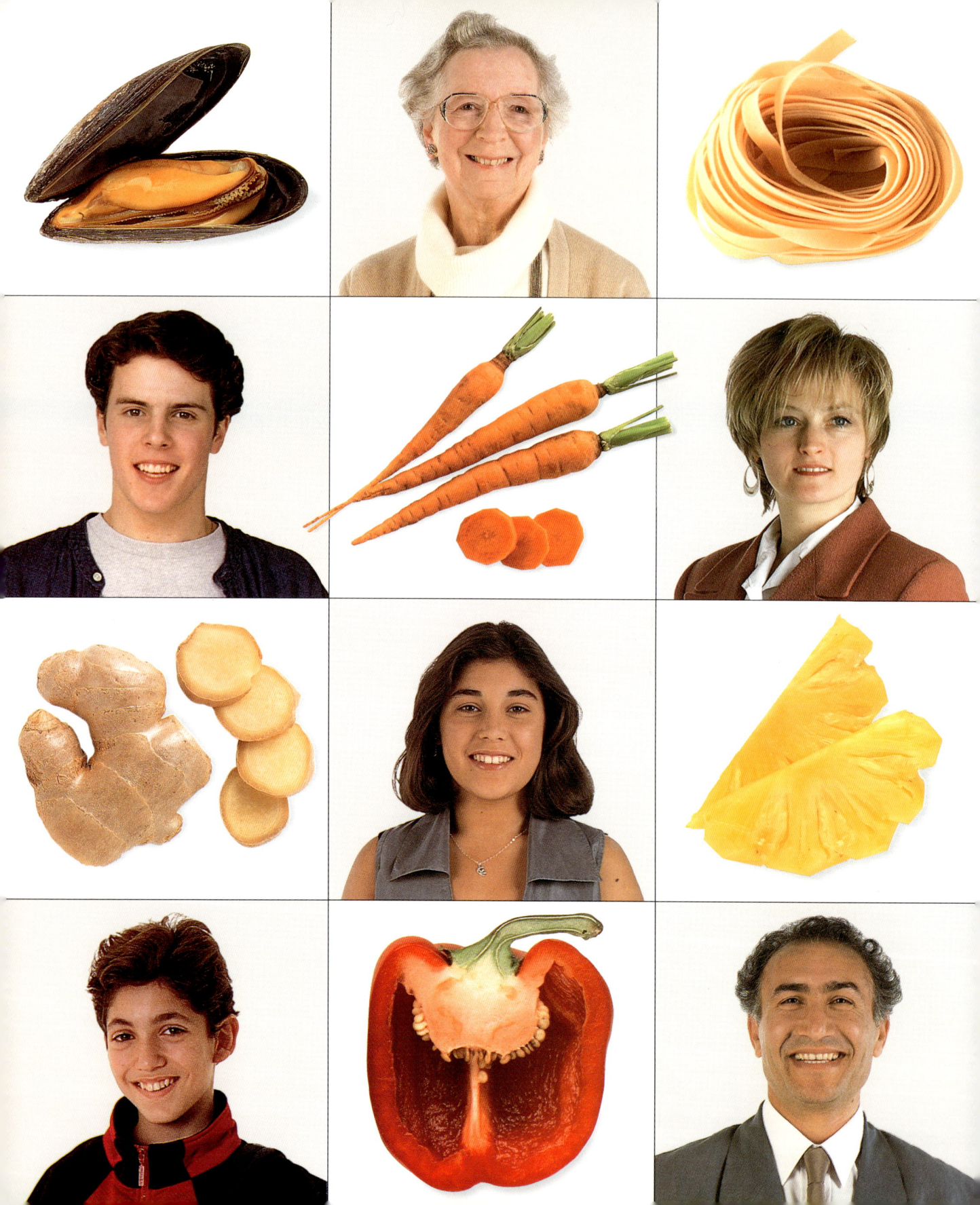

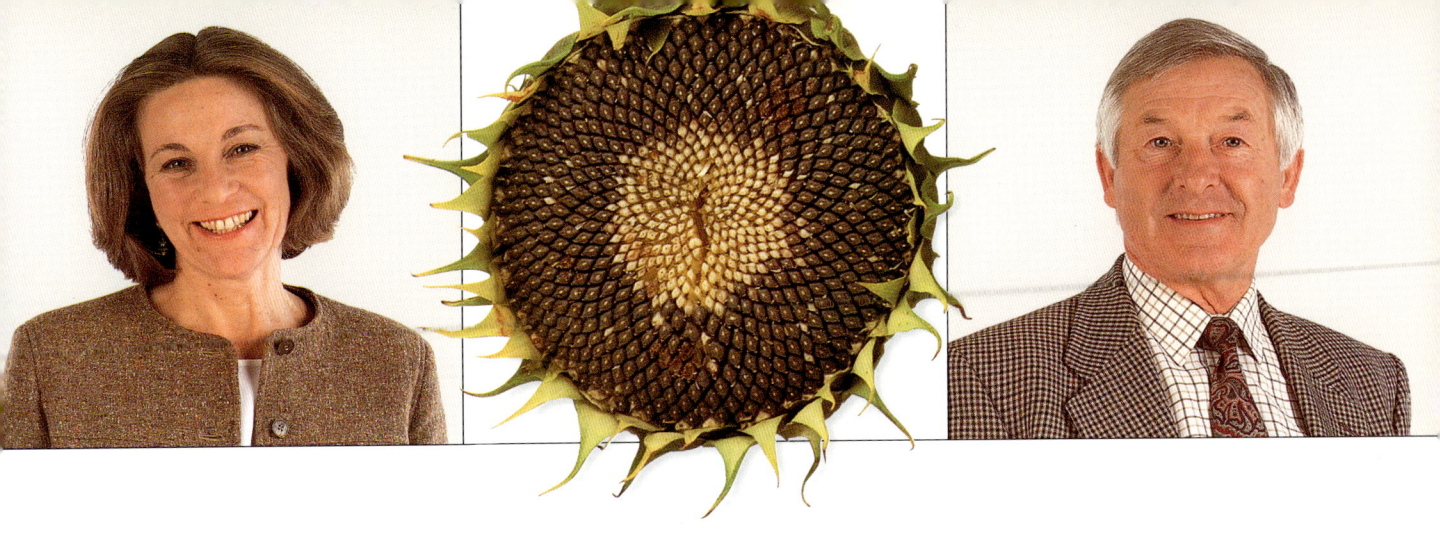

Die Gesundheit
verbessern

Ernährungsführer mit vielen praktischen Tips zur Vorbeugung oder

Linderung von Gesundheitsproblemen. Hinweis: Ausgewogene

Ernährung (siehe S. 12–13) ist die wichtigste Voraussetzung, um

gesund und fit zu bleiben.

Die Empfehlungen in diesem Buch ersetzen keinesfalls die Diagnose und Behandlung durch einen Arzt oder
Ernährungsspezialisten. Konsultieren Sie bei schweren oder fortdauernden Beschwerden immer Ihren Hausarzt.

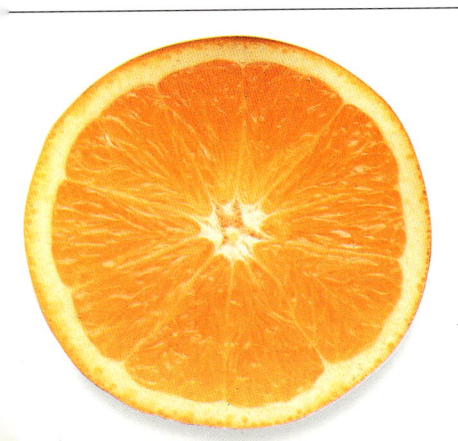

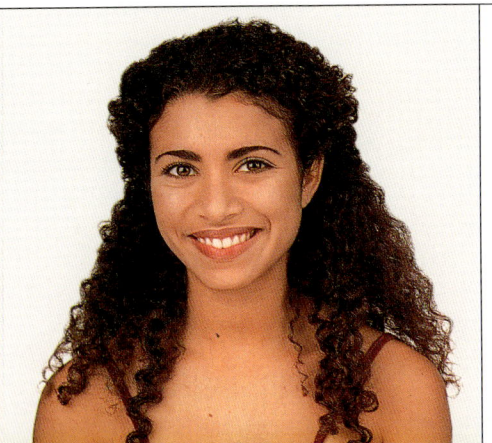

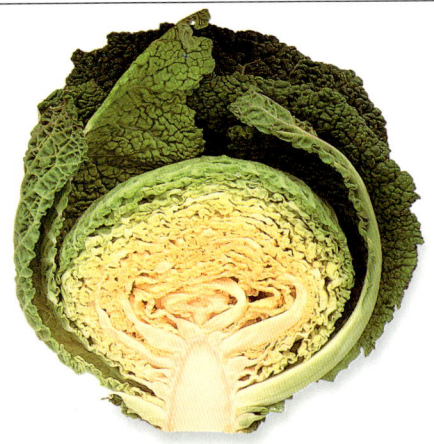

ATEMORGANE

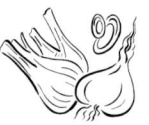

ENTZÜNDUNGEN DER SCHLEIMHÄUTE und Schleimbildung sind Reaktionen des Körpers auf Erreger und Reizstoffe. Bestimmte Nahrungsmittel unterstützen das körpereigene Abwehrsystem und lindern somit Symptome wie Halsschmerzen, verstopfte Nase und schmerzende Nebenhöhlen. Andere wirken einer Verengung der Bronchien entgegen und werden deshalb bei Asthma empfohlen. Nahrungsmittel können aber auch allergische Reaktionen auslösen.

❖ INFEKTIONEN ❖

Ausgewogene Kost ist für die Krankheitsresistenz wichtig; ein Mangel an essentiellen Nährstoffen schwächt das Immunsystem.

ALLGEMEINE EMPFEHLUNGEN

• *Essen Sie reichlich Nahrungsmittel, die das Immunsystem stärken (siehe »Die körpereigene Abwehr«, S. 89).*
• *Geben Sie das Rauchen auf.*

ERKÄLTUNGEN & GRIPPE

Erkältungen und Grippe sind virale Infektionen. Die Abwehrreaktionen des Körpers verursachen Rachenschleimhautentzündungen und eine verstopfte oder laufende Nase. Typische Krankheitssymptome sind Fieber, Kopfschmerzen, Gliederschmerzen und Schwächegefühle. Husten entfernt Schleim oder Reizstoffe aus den Luftwegen.
• Fieber ist ein natürlicher Abwehrprozeß und sollte nur bei hohen Temperaturen gesenkt werden. Reichlich trinken, um den Flüssigkeitsverlust auszugleichen!
• Inhalieren Sie mindestens zweimal täglich. Kopfdampfbäder sind ein bewährtes Hausmittel bei Atemwegsinfektionen.

ERNÄHRUNGSEMPFEHLUNGEN

• *Zinkreiche Nahrungsmittel* wie Schalentiere, Kürbiskerne, mageres Fleisch, Leber und Milchprodukte lindern einige Erkältungsbeschwerden.
• *Schwarze Johannisbeeren, grüne Blattgemüse, roter Paprika und Zitrusfrüchte* enthalten viel Vitamin C, das Krankheitserreger bekämpft.

• *Knoblauch, Brunnenkresse und Zwiebeln* wirken entzündungshemmend. Kresse und Zwiebeln sind alte Hausmittel bei Atemwegsbeschwerden.
• *Grüner Tee* enthält Substanzen, die Grippeviren töten. In Asien wird er seit langem bei Fieber verordnet.
• *Ingwer und Chili* stimulieren den Kreislauf und die Schleimabsonderung, befreien verstopfte Atemwege und lindern damit verbundene Kopfschmerzen. Vor allem Ingwer trocknet einen Katarrh aus.
• *Ingwer, Fenchel und Chili* wärmen, lösen Krämpfe und beruhigen; lindernd bei Magenentzündungen (Gastritis).
• *Honig* beruhigt einen entzündeten Hals und hilft bei Stimmverlust.
• *Zerquetschte Fenchelsamen* werden traditionell bei Atemproblemen und trockenem Husten verwendet (inhalieren). Die zerquetschten Samen in Speisen oder Tee wirken wärmend und beruhigend.

❖ ASTHMA & ❖ ALLERGIEN

Genaugenommen ist eine Allergie eine Überreaktion des Körpers auf ein bestimmtes Eiweiß. Im allgemeinen Sprachgebrauch faßt man unter diesem Begriff Unverträglichkeitsreaktionen zusammen, die durch Stoffe, die über Mund und Haut in den Körper dringen, verursacht werden. Einige davon können Asthmaanfälle auslösen.

ALLGEMEINE EMPFEHLUNGEN

• *Meiden Sie Reizstoffe, die eine Gegenreaktion des Körpers hervorrufen. Entlarven Sie auch Auslöser im Essen* *(siehe S. 79).*

ASTHMA

Asthma kann durch unterschiedliche Reizstoffe ausgelöst werden, daneben spielen Emotionen und Streß eine bedeutende Rolle. Bei einem Asthmaanfall entzünden sich die Bronchien, das Atmen wird schwer, in schweren Fällen mit Erstickungsgefühlen.
• Mit viel Bewegung, Yoga- und Atemübungen kann Anfällen vorgebeugt werden.

ERNÄHRUNGSEMPFEHLUNGEN

• *Zwiebeln* erweitern die Bronchien, lindern Atembeschwerden und helfen, Asthmaanfälle zu lindern.
• *Tee* enthält Theophyllin, eine dem Koffein verwandte Substanz, das eine leichte bronchienerweiternde Wirkung hat. In konzentrierter Form lindernd bei Asthmaanfällen.

ALLERGIEN

Allergische Atemwegsbeschwerden wie Katarrh, verstopfte und entzündete Nebenhöhlen, allergische Rhinitis und Heufieber werden durch Substanzen im Essen, der Luft oder aus der Umgebung verursacht. Einige dieser Unverträglichkeitsreaktionen des Organismus treten nur unter besonderen Umständen auf, wie bei bereits bestehenden Krankheiten, Abwehrschwäche oder Streß. Die einzige wirksame Gegenmaßnahme ist, den Verursachern aus dem Weg zu gehen. Ein Heilmittel der traditionellen Heilkunde ist Honig.

ERNÄHRUNGSEMPFEHLUNGEN

• *Honigpollen, entweder in unfiltriertem, kaltgeschleudertem Honig oder Honigwabe,* sind ein altes Hausmittel zur Desensibilisierung bei Heuschnupfen (siehe S. 65).

AUGEN & MUND

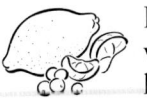

Beschwerden an den Augen oder im Mund werden oft, vor allem mit zunehmendem Alter, als unvermeidbar hingenommen, dabei könnten sie durch richtige Ernährung vermieden oder zumindest gelindert werden. Vor allem die Gesundheit im Mundbereich hängt stark davon ab, ob der Organismus ausreichend mit Nährstoffen versorgt wird. Wird nicht genügend frisches Gemüse und Obst gegessen, beeinträchtigt dies langfristig das Wohlbefinden und das Immunsystem.

❖ AUGEN ❖

Leichtere Augenbeschwerden sind oft auf Entzündungen, Infektionen oder Medikamente zurückzuführen. Sie können aber auch Anzeichen für tieferliegende Probleme sein. Zuckende Augenlider sind typisch bei Nervosität oder Müdigkeit.

ALLGEMEINE EMPFEHLUNGEN

• *Gehen Sie bei plötzlichen Augenentzündungen, Augendruck, wäßriger oder verschwommener Sicht sofort zu einem Arzt (Glaukomverdacht!).*
• *Meiden Sie Stoffe, die die Augen reizen, beispielsweise Make-up oder gechlortes Wasser (häufig in Schwimmbädern).*

NACHLASSENDE SEHLEISTUNG

Obwohl die Sehleistung mit dem Alter abnimmt, kann eine Verschlechterung auch auf einen instabilen Kreislauf zurückzuführen sein (siehe S. 82).

ERNÄHRUNGSEMPFEHLUNGEN

• *Schwarze Johannisbeeren, Heidelbeeren, Blaubeeren, Zitrusfrüchte, Kranbeeren, grüne Blattgemüse und roter Paprika* sind reich an Flavonoiden und Vitamin C, die Kreislauf und Durchblutung stimulieren und die Kapillargefäße stärken.
• *Sonnenblumenkerne, Süßkartoffeln und Nüsse* enthalten Vitamin E und essentielle Fettsäuren, die Entzündungen unterdrücken und den Kreislauf anregen.

GERSTENKORN & KONJUNKTIVITIS

Diese Infektionen treten häufig bei ernährungsbedingter Abwehrschwäche auf.

• Waschen Sie die Hände, bevor Sie Ihre Augen berühren, z. B. beim Einlegen von Kontaktlinsen.

ERNÄHRUNGSEMPFEHLUNGEN

Alles, was das Immunsystem stärkt (siehe S. 89), bekämpft auch Infektionen.

KATARAKTE & MAKULADEGENERATION

Katarakte (die Augenlinsen werden trübe) und Makuladegeneration (ein Teil der Netzhaut löst sich ab) sind die Hauptursachen für Sehverluste bei älteren Menschen. Jüngsten Studien zufolge werden diese Augenkrankheiten durch schlechte Ernährungsgewohnheiten in früheren Jahren begünstigt.

ERNÄHRUNGSEMPFEHLUNGEN

• *Grüne Blattgemüse, Sonnenblumenkerne, Süßkartoffeln, Winterkürbis, Aprikosen, Karotten, schwarze Johannisbeeren und Zitrusfrüchte* sind reich an Beta-Carotin und den Vitaminenn C und E. Untersuchungen zufolge stärken diese Schutzvitamine die Augengesundheit und senken das Risiko für altersbedingten Sehkraftverlust.

❖ MUND ❖

Zahnhygiene ist wichtig, ersetzt aber keine ausreichende Nährstoffversorgung.

ZAHNKARIES

Zucker ist die Hauptursache für Karies. Ausschlaggebend ist, wie oft er gegessen wird, weniger in welchen Mengen. In süßen Speisen greift er die Zähne weniger an als pur.

• Putzen Sie regelmäßig Zähne, und entfernen Sie vor allem nach süßen Gerichten Speisereste.
• Lassen Sie abgebrochene Füllungen, in denen sich Essensreste absetzen können, sofort ersetzen.
• Speichelflüssigkeit tötet einen Teil der Bakterien ab (gut kauen!).

ERNÄHRUNGSEMPFEHLUNGEN

• *Ein kleines Stück Käse* als Abschluß jeder Mahlzeit verringert das Kariesrisiko und versorgt die Zähne mit Mineralien.
• *Tee* enthält reichlich Fluorid, das Zahnkaries eindämmen kann.

ZAHNFLEISCHERKRANKUNGEN (GINGIVITIS)

Auch Zahnfleischerkrankungen schaden den Zähnen. Diese Entzündungen werden durch Bakterien hervorgerufen, die von kleinen Speiseresten leben.
• Befolgen Sie die Ratschläge für *Zahnkaries*.

ERNÄHRUNGSEMPFEHLUNGEN

• *Grüne Blattgemüse, Zitrusfrüchte, Johannisbeeren und Paprika* enthalten reichlich Vitamin C und Flavonoide, die entzündliche Zahnfleischblutungen stillen.

FIEBERBLÄSCHEN (HERPES)

Diese werden durch ein Virus verursacht. Einmal im Körper, nistet es sich dort lebenslänglich ein und bildet vor allem in Streßzeiten Bläschen.
• Herpes ist sehr ansteckend. Vermeiden Sie Hautkontakt mit Betroffenen.

ERNÄHRUNGSEMPFEHLUNGEN

• *Austern, mageres Fleisch, Kürbiskerne und Milchprodukte* enthalten viel Zink, das Bläschen lindert.

VERDAUUNGSSYSTEM

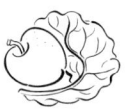 PROBLEME MIT DER VERDAUUNG werden gerne verharmlost. Hören Sie auf diese Warnsignale des Körpers, bevor sich ernste Krankheiten entwickeln: ständiges Sodbrennen kann zu Geschwüren führen, stockende Verdauungstätigkeit nach fettreichen Gerichten zu Gallenbeschwerden. Die Gesundheit der Verdauungsorgane bestimmt maßgeblich die Nährstoffresorption. Verdauungsstörungen sind nur in seltenen Fällen erblich veranlagt, meist spielt die Lebensführung eine große Rolle. Gesündere Eßgewohnheiten sollten daher immer die ersten Maßnahmen bei Verdauungsstörungen sein.

❖ VERDAUUNGS- ❖ STÖRUNGEN

Falsche Ernährungsgewohnheiten wie zu fetthaltige und schwere Gerichte und zu wenig Ballaststoffe, zuviel Kaffee und Alkohol, Bewegungsmangel, Essen ohne Hunger und Streß überfordern das Verdauungssystem und verursachen mit der Zeit zwangsläufig hartnäckige Probleme.

ALLGEMEINE EMPFEHLUNGEN

• *Vernünftige Ernährung sollte Priorität haben, insbesondere wenn Verdauungsprobleme in der Familie liegen.*
• *Essen Sie langsam, und kauen Sie gut.*
• *Hören Sie auf die Stimme Ihres Körpers, und essen Sie nie etwas, gegen das Sie Abneigung verspüren.*
• *Vermeiden Sie große Mengen Alkohol (kleine Mengen können dagegen hilfreich sein).*
• *Verbessern Sie Ihre Belastungsfähigkeit mit Entspannungsübungen wie Yoga oder Meditation.*
• *Bewegung hilft, Streß abzubauen und hebt die Stimmung.*

VERSTOPFUNG

Ballaststoffe helfen bei Verdauungsträgheit. Bei anhaltender Verstopfung sollten jedoch auch andere mögliche Ursachen berücksichtigt werden (Flüssigkeitsmangel, Bewegungsmangel, Unterdrückung des Stuhlgangs oder der gewohnheitsmäßige Gebrauch von Abführmitteln oder Antazida).

• Erhöhen Sie langsam den Ballaststoffgehalt Ihrer Nahrung. Ein Zuviel des Guten kann Blähungen verursachen.
• Unterdrücken Sie niemals Stuhldrang.

ERNÄHRUNGSEMPFEHLUNGEN

• *Vollkornbrot und -teigwaren und Körnerfrüchte* enthalten viele Ballaststoffe. Essen Sie täglich etwa 6 bis 7 Scheiben Vollkornbrot oder 3 bis 4 Scheiben normales Brot und 50 g Vollwertkörner.
• *Obst und Gemüse, insbesondere Äpfel, getrocknete Aprikosen und unreife Bananen* lindern Verstopfung und gleichen den Flüssigkeitshaushalt aus.
• *Leinsamen* ist ein mildes Abführmittel. Nehmen Sie täglich einen gehäuften Teelöffel mit 150 ml Flüssigkeit, bis sich die Verstopfung gelöst hat.
• *Lebende Joghurtkulturen und rohes Sauerkraut* enthalten Bakterien, die die Stuhlbildung fördern.

DIVERTIKELERKRANKUNG

Bei kleinen Stuhlmengen (ballaststoffarme Kost) können sich durch den Druck der Darmmuskulatur kleine Ausbuchtungen an den Wänden des Dünndarms bilden, in denen sich Ablagerungen festsetzen, die sich entzünden und zu kolikartigen Schmerzen führen können.

ERNÄHRUNGSEMPFEHLUNGEN

• *Unbehandelte Getreideprodukte,* die reich an unlöslichen Ballaststoffen sind, erhöhen die Stuhlmasse. Bevorzugen Sie Vollkornbrot mit Weizenkleiezusatz.

BLÄHUNGEN

Auch bei gesunder Verdauung entwickeln sich Gase. Zu starke Gasbildung kann durch schwere Mahlzeiten (Gärungsprozesse), Medikamente (Antazida) und Luft, aber auch durch die Pilzbefall mit *Candida albicans* hervorgerufen werden (siehe S. 87).
• Essen und trinken Sie langsam.

ERNÄHRUNGSEMPFEHLUNGEN

• *Fenchelwurzeln und -samen, Dill, Angelikawurzel (Sorte archangelica), Zimt, Kümmel und Kardamom* enthalten wärmende Stoffe, die Blähungen verhüten und lindern. Joghurt mit Lactobacillusacidophilus-Kulturen bekämpft Pilzbefall *(Candida albicans)* und fördert die gesunde Darmflora.

DURCHFALL UND ERBRECHEN

Sowohl Durchfall als auch Erbrechen sind Reaktionen des Körpers, um schädliche Stoffe (wie Arzneimittelrückstände), Bakterien oder Viren loszuwerden, und sollten bei Erwachsenen in den ersten 36 Stunden nicht unterdrückt werden.
• Halten Sie sich warm, und trinken Sie viel, um den Flüssigkeitsverlust auszugleichen.
• Essen Sie nur, wenn Sie Appetit haben.

ERNÄHRUNGSEMPFEHLUNGEN

• *Ingwer* hilft bei Übelkeit und kolikartigen Krämpfen.
• *Knoblauch, Naturjoghurt, schwarze Johannisbeeren, kaltgeschleuderter Honig, Äpfel und reife Bananen* sind traditionelle Mittel gegen Durchfall.
• *Chili und Brunnenkresse* stimulieren die Bildung von sterilisierenden Verdauungssekreten und beugen Durchfall und Erbrechen vor.
• *Lebender Joghurt und rohes Sauerkraut*

fördern die gesunde Darmflora; wichtig in der Rekonvaleszenz.
• *Weizenkeime und Hühnerleber* enthalten reichlich Vitamin D, das bei Durchfallerkrankungen verlorengeht.

MAGENVERSTIMMUNGEN

Magenverstimmungen habe viele Ursachen, unter anderem zu hastiges Essen, zu große Portionen, fette oder zu scharfe Gerichte und Streß.
• Essen Sie weniger Fett, um die Verdauung zu entlasten.
• Regen Sie den Kreislauf an (siehe S. 82–85).

ERNÄHRUNGSEMPFEHLUNGEN

• *Chili (sofern verträglich) und Kresse* stimulieren die Verdauungssäfte.
• *Ananasenzyme* unterstützen die Proteinverdauung.
• *Leinsamen und Hafer* enthalten reichlich beruhigende Schleimstoffe.
• *Ingwer und Zimt* wärmen und lindern kolikartige Schmerzen.
• *Spargel* beschleunigt die Magenentleerung und schont somit den Magen.

GASTROENTERITIS

Bakterien, Viren oder Giftstoffe können Entzündungen des Verdauungstrakts mit Krämpfen, Erbrechen, Fieber oder Durchfall hervorrufen. Die beste Verteidigung ist eine gute Nahrungsmittelhygiene.

ERNÄHRUNGSEMPFEHLUNGEN

• *Knoblauch, lebender Joghurt, Blaubeeren, Kranbeeren und kaltgeschleuderter Honig* enthalten antibakterielle Substanzen.

PEPTISCHE GESCHWÜRE

Geschwüre sind entzündete oder offene Stellen in den Wänden der Verdauungsorgane, die meist durch überschüssige Säure hervorgerufen werden. Die Neigung zu Geschwüren kann erblich sein, und obwohl Streß kein Geschwür verursacht, kann er die Bildung beschleunigen. Eine Infektion mit *Helicobacter pylori* oder schlechte Lebensmittel sind andere Auslöser.
• Ballaststoffarme Diäten mit Milchprodukten sind unwirksam, zuviel Milch fördert die Säureproduktion.
• Nehmen Sie kein Aspirin oder entzündungshemmende Arzneimittel, die die Magenschleimhaut angreifen.

• Vermeiden Sie Alkohol, Koffein und schwere Gerichte, die die Säureproduktion zu sehr stimulieren.
• Vermeiden Sie Antazida, die oft eine noch stärkere Säurebildung anregen.
• Geben Sie das Rauchen auf, da Nikotin die Heilung verzögert.

ERNÄHRUNGSEMPFEHLUNGEN

• *Roher Kohl und grüne Kochbananen* fördern den Heilprozeß bei Geschwüren und beugen Rückfällen vor.
• *Kaltgeschleuderter Manuka-Honig und Joghurt* mit Lactobacillus acidophilus bekämpfen schädliche Bakterien.
• *Schalentiere, Kürbiskerne* und andere zinkreiche Nahrungsmittel unterstützen die Wundheilung.
• *Hafer, Hülsenfrüchte, Äpfel, Leinsamen, Sonnenblumenkerne, schwarze Johannisbeeren, Heidelbeeren und Himbeeren* sind reich an löslichen Ballaststoffen, die die Verdauung entlasten. Hafer und Leinsamen schützen die Magenschleimhaut.

GALLENSTEINE

Gallensteine sind Kristalle aus Cholesterin oder Kalzium, die sich bei zu hohem Cholesterin- oder Kalziumspiegel in der Galle bilden. Diese kleinen Gebilde blockieren den Gallenausgang in den Dünndarm. Eine unmittelbare Folge davon ist, daß Fette nicht verdaut werden können, was Entzündungen, Übelkeit, Verdauungsstörungen und kolikartige Schmerzen nach sich zieht, häufig entsteht Vitaminmangel. Fleischreiche Ernährung begünstigt die Steinbildung.
• Schränken Sie den Verzehr von Fetten und Alkohol ein.
• Essen Sie reichlich Obst und Gemüse.
• Achten Sie auf Ihr Gewicht. Übergewichtige Menschen leiden verhältnismäßig häufig an Gallensteinen.
• Beugen Sie Verstopfung vor, die die Bildung von Gallensteinen begünstigt.

ERNÄHRUNGSEMPFEHLUNGEN

• *Artischocken und bittere Gemüse wie Chicorée oder Löwenzahnblätter* stimulieren die Gallensaftproduktion und senken den Cholesterin- und Kalziumspiegel. Artischocken lindern Gallenblasenbeschwerden und fördern die Leberfunktion.
• *Hafer, Hülsenfrüchte, Gemüse und Obst* sind reich an löslichen Ballaststoffen, die den Blutzuckerspiegel harmonisieren und die Cholesterinausscheidung fördern.

❖ ENTLARVEN SIE ❖ »FEINDE« IM ESSEN

Beachten Sie

»Ausschlußdiäten«, bei denen nur zwei oder drei Nahrungsmittel gegessen werden und erst allmählich wieder auf normale Kost umgestellt wird, sollten nur mit ärztlicher Betreuung durchgeführt werden.

Ein bestimmtes Nahrungsmittel für eine gewissen Zeit ganz vom Speisezettel zu streichen, ist die einzig zuverlässige Methode, seine Verträglichkeit zu überprüfen. Meist reichen für diese »Ausschlußdiäten« drei bis vier Wochen.

• Essen Sie bei einer »Ausschlußdiät« immer ein Ersatzprodukt mit ähnlichen Nährstoffen. Milchprodukte beispielsweise versorgen uns mit Kalzium, Zink und Vitamin B2. Die benötigte Kalziummenge kann durch Tofu, Mandeln, Sardinen mit Gräten und grüne Blattgemüse gedeckt werden. Zink ist in Schalentieren, magerem Fleisch oder Kürbiskernen enthalten. Leber, Weizenkeime, Mandeln oder Kürbiskerne liefern reichlich Vitamin B2.
• Obwohl auch einige Lebensmittelzusatzstoffe Unverträglichkeitsreaktionen hervorrufen können, gehen diese in den meisten Fällen auf Nahrungsbestandteile in der täglichen Kost zurück. Diese sind häufig in Milch, Eier, Weizen, Fisch, Schalentiere, Soja, Nüsse, Schweinefleisch, mit Zartmachern behandeltes Fleisch, Schokolade, Kaffee, Tee und Zitrusfrüchte zu finden.
• Die obige Aufzählung enthält einige Produkte, die oft als Säuglingsnahrung nach dem Abstillen empfohlen werden. Werden Babys zu früh damit gefüttert (beispielsweise mit Kuhmilch), kann man unter Umständen die Entwicklung von Allergien fördern.
• Zu den Lebensmittelzusatzstoffen, die häufig die Ursache für allergische Reaktionen sind, zählen synthetische Farbstoffe, Benzoate, schwefel- und gallathaltige Konservierungsstoffe und glutamathaltige Geschmacksverstärker.
• Unverträglichkeitsreaktionen auf ein bestimmtes Nahrungsmittel müssen nicht das ganze Leben bestehen, sondern können nach einer gewissen Zeit nicht mehr auftreten (Ausnahme sind Nüsse). Erste Versuche sollten nach frühestens sechs Monaten gemacht werden.

KNOCHEN & GELENKE

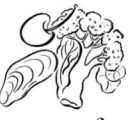 KNOCHEN- UND GELENKBESCHWERDEN gelten vielfach als altersbedingte Verschleißerscheinungen, dabei werden sie oft durch Störungen in der Körperchemie hervorgerufen. Das blinde Vertrauen der Schulmedizin in nebenwirkungsreiche Arzneimittel ist ein Grund, natürlichere Methoden auszuprobieren. Ernährung spielt nämlich auch bei Erkrankungen des Knochenapparates eine wichtige Rolle, sowohl vorbeugend als auch therapeutisch.

❖ KNOCHEN ❖

Knochen erneuern und reparieren sich fast das ganze Leben lang. Obwohl sich das Skelett hauptsächlich in jungen Jahren entwickelt, nimmt die Knochendichte noch bis zu einem Alter von etwa 40 Jahren zu. Es ist daher wichtig, die Knochen ausreichend mit Nährstoffen zu versorgen, um auch in späteren Jahren noch beweglich zu sein. Denn erbliche Veranlagung ist nicht alles, auch mit einer ausgewogenen Ernährung kann man viel erreichen.

ALLGEMEINE EMPFEHLUNGEN

- *Entscheidend ist eine gute Versorgung mit Kalzium, insbesondere in der Kindheit; mehr als die empfohlene Menge (siehe S. 150) bringt jedoch keinen Nutzen. Überschüssiges Kalzium stört die Eisenabsorption und kann bei empfindlichen Menschen zu Nierensteinen führen.*
- *Eine ausgewogene, gute Ernährung ist für kräftige Knochen ebenso wichtig wie eine adäquate Kalziumaufnahme (siehe »Gesunde Basiskost«, S. 12–13).*
- *Vermeiden Sie zuviel Salz, Eiweiß, Zucker und generell phosphathaltige Getränke, die die Kalziumausscheidung erhöhen.*
- *Für die Kalziumabsorption benötigt der Körper Vitamin D. Viel Bewegung im Freien und kurze Sonnenbäder fördern die körpereigene Vitamin-D-Synthese.*
- *Achten Sie auf Ihre Nieren (siehe S. 92), in denen Vitamin D aktiviert wird.*

OSTEOPOROSE

Osteoporose bedeutet poröse Knochen. Bei dieser Knochenschwundkrankheit verlieren die Knochen große Mengen an Mineralien, die Knochendichte nimmt ab, die Knochen werden brüchig. Die Kalziumabsorption der Knochen wird durch Sexualhormone stimuliert, weswegen Frauen nach der Menopause besonders gefährdet sind. Gegen Osteoporose werden daher häufig Hormone verordnet. Die Gesundheit der Knochen kann aber auch durch einen geänderten Lebensstil und durch entsprechende Ernährung maßgeblich gestärkt werden.
- Die einfachste Maßnahme, Osteoporose vorzubeugen, ist viel Bewegung im Freien. Am besten ist Kraftsport, zum Beispiel Walking mit Zusatzgewichten.
- Vermeiden Sie Nikotin und Alkohol.

ERNÄHRUNGSEMPFEHLUNGEN

- *Milch, Joghurt und Hartkäse* enthalten reichlich Kalzium, das vom Körper leicht aufgenommen wird. Wichtig ist eine ausreichende Versorgung in jungen Jahren, damit die Knochen die nötige Dichte erreichen, und mit zunehmendem Alter wegen des natürlichen Knochenschwundes. Mehr als die empfohlene Kalziummenge (ob aus der Nahrung oder aus Nahrungsergänzungen) bringt keinen zusätzlichen Schutz vor Osteoporose.
- *Tofu, Fisch mit Gräten wie Sardinen aus der Dose oder Weißfisch, Mandeln und grüne Blattgemüse*, insbesondere Brokkoli und Brunnenkresse, sind neben den Milchprodukten die besten Kalziumlieferanten.
- *Fetter Fisch* ist besonders reich an Vitamin D, das für die Kalziumabsorption benötigt wird.

- *Soja-Protein-Produkte wie Tofu, Sojabohnen, Sojamehl und Sojamilch* enthalten Phytoöstrogene, die östrogenartige Eigenschaften haben (nicht aber Sojaöl!). In einem Versuch mit Frauen nach der Menopause verbesserte die tägliche Einnahme von 45 g Sojagrütze (zerkleinerte Bohnen) in nur zwölf Wochen die Knochendichte.

❖ GELENKE & ❖ MUSKELN

Gelenke sind von weichen Knorpeln umgeben und in die Synovialmembran und Gelenkflüssigkeit eingebettet. An Gelenken sind Bänder und Muskeln, die sie wie ein Netzwerk umgeben, befestigt, die gleitende Bewegungen ermöglichen. Doch Gelenke können verschleißen, insbesondere wenn die Muskeln, die sie umgeben, schwach ausgebildet oder überlastet sind. Häufige Ursache für Gelenkschäden sind daneben ernährungsbedingte Stoffwechselstörungen.

ALLGEMEINE EMPFEHLUNGEN

- *Tonisieren Sie Ihre Muskeln vor jedem Sporttraining, um die Gelenke vor Überlastung zu schützen.*
- *Übergewicht belastet die Gelenke.*
- *Ernähren Sie sich ausgewogen (S. 12–13), um die Leber, die Nebennieren und die Nieren fit zu halten. Diese Organe regulieren den Flüssigkeitshaushalt, der wiederum für die Gesundheit der Gelenke und Muskeln wichtig ist.*

GICHT

Die Neigung zu Gicht ist stark erblich bedingt, kann aber durch richtige Ernährung vermindert werden (besonders übergewichtige Männer profitieren von einer speziellen Diät). Gelenkschmerzen und -schwellungen, die die typischen Symptome bei Gicht darstellen, werden durch einen Überschuß an Harnsäure im Körper verursacht. Diese ist wiederum ein Abfallprodukt aus den Purinen im Essen ist. Die Harnsäure lagert sich in kleinen Kristallen in Gelenken, Nieren und anderen Geweben ab.
• Nehmen Sie gegebenenfalls ab. (Beachten Sie: Nulldiäten können einen Gichtanfall auslösen!)
• Vermeiden Sie Alkohol – er erhöht die Harnsäureproduktion.
• Verzichten Sie auf Diuretika, die den Harnsäurespiegel anheben.
• Vermeiden Sie purinreiche Lebensmittel: Leber, Schalentiere, Niere, Wild, Hefe, Sardinen, Spargel, Spinat, Blumenkohl, Pilze und Erbsen.

ERNÄHRUNGSEMPFEHLUNGEN

• *Kirschen:* rote und schwarze, frisch oder eingedost, könnten bereits in mehreren Fällen Gicht lindern. Mindestens 15 bis 25 Stück (225 g) täglich.
• *Purinhaltige Lebensmittel* meiden (siehe Arthritis-Diät, rechts).

ARTHRITIS UND RHEUMA

Arthritis bezeichnet Gelenkentzündungen, die von Schwellungen und Schmerzen begleitet werden. Unter dem Begriff Rheuma werden zwei Hauptformen zusammengefaßt. Bei der Osteoarthritis verhärtet sich der Gelenkknorpel, die Knochen verformen sich, wodurch es zu Buckel- und Spornbildung kommt. Bei der rheumatoiden Arthritis entzünden sich die Gelenke, die Folgen sind Muskelschmerzen, Fieber und steife Gliedmaßen. Es ist noch relativ unerforscht, wieweit die Ernährung die Entstehung dieser Erkrankungen beeinflußt, Symptome können jedoch durch entsprechende Diäten deutlich gelindert werden.

ALLGEMEINE EMPFEHLUNGEN

• Achten Sie auf Ihr Gewicht.
• Überlastung und Streß spielen eine Rolle. Steuern Sie mit viel Bewegung und Streßbekämpfungstechniken wie Meditation oder Yoga entgegen.

❖ ARTHRITIS-DIÄT ❖

Arthritis-Diäten gehen von zwei Vorgaben aus: 1. Einige Arthritisformen werden durch jahrelange unausgewogene Ernährung und Streß verursacht. 2. Vegetarische Ernährung, die sich hauptsächlich aus Gemüse, nichtraffinierten Kohlenhydraten, Nüssen und Samen zusammensetzt, und Streßabbau kann Arthritis-Beschwerden lindern. Rheumatoide Arthritis kann auch eine Unverträglichkeitsreaktion auf bestimmte Lebensmittel sein.
    Der folgende Ernährungsplan beruht auf der Arthritis-Diät der Dr.-John-Hunter-Klinik im Addenbrooke Hospital, Cambridge, UK.

Achtung
Setzen Sie nicht eigenmächtig Medikamente ab!

• Vier Wochen gänzlich meiden: Tee, Kaffee, Schokolade, Alkohol, Kuhmilchprodukte, Fleisch (Ausnahme Geflügel), Schalentiere (Ausnahme Pfahlmuscheln), Sardinen, Zitrusfrüchte, eingelegte oder geräucherte Lebensmittel, Weizen, Roggen, Gerste, Sojaprodukte wie Tofu, Erdnüsse und Eier.
• Keinen Zucker oder zuckerhaltige Lebensmittel.
• Soweit wie möglich Salz und Fett einschränken (empfohlen sind 25 bis 50 g Nüsse oder Samen täglich und die gleiche Menge Öl oder Pflanzenmargarine).
• Ihr Speiseplan sollte aus Gemüse, Obst, Nüssen, Samen und unbehandelten Getreidearten bestehen. Kleine Mengen hochwertiges Eiweiß sind erlaubt.
• Nach vier Wochen etwa alle vier Tage ein Lebensmittel einführen und die Reaktion beobachten. Beginnen Sie mit Grundnahrungsmitteln wie Milch, Weizen, Fleisch und Eier. Produke, die Unverträglichkeitsreaktion auslösen, erneut ausschließen.

ERNÄHRUNGSEMPFEHLUNGEN

• *Fettfisch* hilft bei rheumatoider Arthritis. Etwa 700 g wöchentlich.
• *Frischer Ingwer* linderte in einer dänischen Studie die Beschwerden bei rheumatoider Arthritis (täglich 50 g gekocht oder roh).
• *Rohe Ananas und Chili* zeigen entzündungshemmende Wirkungen.

• *Pfahlmuschelextrakt* ist ein altes Hausmittel. Die Heilwirkung ist wissenschaftlich nicht untermauert.
• *Äpfel, Spargel, schwarze Johannisbeeren, Sellerie und Petersilie* werden traditionell bei Arthritis verordnet.

MÖGLICHE ERGÄNZUNGEN

Folgende Produkte linderten die Symptome in klinischen Versuchen:
• *Vitamin E:* 400 mg täglich.
• *Vitamin C:* 1 g viermal täglich, bei Besserung 500 mg täglich.
• *Bromelain-Enzyme:* 125 bis 400 mg dreimal täglich.
• *Pantothensäure* (bei rheumatoider Arthritis): 2 Tage 500 mg täglich; 3 Tage 1 g täglich; 4 Tage 1500 mg täglich; dann 2 Monate 200 mg täglich oder bis zur Schmerzlinderung, dann minimale Menge.

MUSTERSPEISEPLAN

Frühstück
• Haferflocken oder Hafermüsli, Trockenfrüchte (frisch oder eingeweicht), Kräutertee oder Kaffee-Ersatz

Zwischenmahlzeit
• Frisches oder getrocknetes Obst, Sonnenblumenkerne, Kürbiskerne, Haferkekse

Leichte Mahlzeiten
• Waldorfsalat (S. 110), mit nichtraffiniertem Sonnenblumenöl.
• Gebackene Kartoffel oder Süßkartoffel, mit Pflanzenmargarine, oder Hülsenfrüchte, beispielsweise Butterbohnen mit Salbei und Knoblauch (S. 125), Dhal (S. 127) oder Fettarmer Hummus (S. 140)

Hauptmahlzeiten
• Gemüseeintopf (S. 103); gegrillter Lachs oder Brokkolipfanne (S. 121), mit Naturreis oder Buchweizen und grünem Blattgemüse, gebackener Süßapfel mit gehackten Datteln oder frische Ananas

Getränke
• nach Belieben Kräutertee und Kaffee-Ersatz; täglich ein Glas ungesüßter Apfel- oder Traubensaft; gegebenenfalls Hafer- oder Reis-Milch

Gewürze
• Petersilie, Selleriesamen, Knoblauch, Ingwer, Chili und Zwiebeln

HERZ & KREISLAUF

GUTER KREISLAUF und ausgewogene Ernährung bedingen einander. Denn Wohlbefinden – von der körperlichen Leistungsfähigkeit bis zur Sehstärke – hängt wesentlich von der Sauerstoffversorgung und Ernährung der Zellen ab. Ein schlechter Kreislauf kann eine Ursache für Herzerkrankungen, Schlaganfall, Krampfadern und schlechte Abwehrkräfte sein. Unsere Ernährung reguliert den Herzrhythmus, die Elastizität der Blutgefäße, die Transportkapazität des Blutes und seine Neigung zu Gerinnselbildung beeinflußt.

❖ GESUNDER ❖ KREISLAUF

Obwohl ein gesunder Kreislauf auch erblich bedingt ist, hängt sein Zustand stark von unseren Lebensgewohnheiten ab. Menschen, die sich zu fettreich ernähren, neigen zu Ablagerungen an den Arterienwänden, der Ursache für Arteriosklerose (Verengung und Verhärtung der Arterien). Diese behindern nicht nur die Durchblutung mit verschiedenen Begleiterscheinungen wie Krampfadern und einer verminderten Sauerstoffversorgung des Gehirns, sondern erhöhen auch das Risiko von koronaren Herzerkrankungen und Schlaganfall. Verengte Arterien erhöhen den Blutdruck, das Herz muß stärker arbeiten, um das Blut durch die Gefäße zu pressen.

Sowohl Bluthochdruck als auch ein hoher Cholesterinspiegel können durch richtige Ernährung extrem verbessert werden. Am besten beginnt man damit bereits in der Kindheit, aber auch in späteren Jahren ist eine Korrektur noch möglich. Untersuchungen von Herzinfarktpatienten zeigten, daß bestimmte Diäten die Neigung zu weiteren Herzanfällen deutlich verringern. Die Kreislaufgesundheit hängt stark von der Beschaffenheit des Blutes ab. Eine zu hohe Gerinnungsneigung führt zu Gefäßverschlüssen, Eisenmangel senkt die Sauerstofftransportkapazität.

ALLGEMEINE EMPFEHLUNGEN

• *Essen Sie fettarm, insbesondere weniger gesättigte Fette, die die Gerinnungsneigung des Blutes erhöhen und Ablagerungen an den Arterienwänden fördern (siehe »Erhöhter Cholesterinspiegel«, S. 83).*
• *Stoppen Sie das Rauchen und übermäßigen Alkoholkonsum – beides sind Risikofaktoren für Arterienverhärtung.*
• *Bewegen Sie sich täglich.*

HERZINFARKT UND SCHLAGANFALL

Zu einem Herzinfarkt kommt es, wenn Arterien, die zum Herzen führen, durch Ablagerungen und Blutgerinnsel so verstopft sind, daß der Blutdurchfluß nicht mehr möglich ist. Sind die Arterien, die das Gehirn mit Blut versorgen, blockiert, spricht man von einem Schlaganfall. Zu den Hauptrisikofaktoren sowohl für Herzerkrankungen als auch für Schlaganfälle zählen Bluthochdruck und eine erhöhte Gerinnungsneigung des Blutes, die wiederum stark von der Versorgung mit den Antioxidanzien Vitamin E, Beta-Carotin und Vitamin C abhängen. Die Gerinnungsfähigkeit des Blutes ist für die Wundheilung wichtig. Doch zuviel Fett (vor allem gesättigte Fette) und auch ein erhöhter Cholesterinspiegel sowie Rauchen, die Antibaby-Pille und Übergewicht führen dazu, daß die roten Blutkörperchen ihre Elastizität verlieren, und fördern somit eine zu rasche Blutgerinnung.
• Befolgen Sie die Empfehlungen für einen gesunden Kreislauf.
• Senken Sie zu hohe Cholesterinwerte und den Blutdruck.

• Reduzieren Sie Übergewicht, das das Risiko für Schlaganfall und Herzerkrankungen deutlich erhöht. Halten Sie Ihren Körpermassenindex bei 25 (siehe S. 87).
• Kontrollieren Sie Ihren Alkoholkonsum. Kleine Mengen bis zu 100 ml wöchentlich halbieren das Schlaganfallrisiko, wahrscheinlich wegen der gefäßerweiternden Wirkung des Alkohols. Rotwein enthält daneben Flavonoide, die die Herzgesundheit stärken. Trinken Sie aber höchstens 12 x 20 ml Whisky oder 5 bis 6 Gläser Rotwein in der Woche – höhere Mengen sind dagegen schädlich.

ERNÄHRUNGSEMPFEHLUNGEN

• *Fettfisch wie Sardinen, Lachs und Makrele* enthalten die Omega-3-Fettsäure Eicosapentaensäure (EPA). Studien zufolge senkt diese essentielle Fettsäure die Gerinnungsneigung des Blutes. Fisch sollte mindestens zweimal wöchentlich auf dem Speiseplan stehen. Ebenfalls empfehlenswert sind Hülsenfrüchte, Vollwertgetreide und Walnüsse.
• *Sonnenblumenprodukte, Mandeln, Süßkartoffeln und Weizenkeime* versorgen den Organismus mit Vitamin E, einem Antioxidanz, das die Neigung zu Angina pectoris und Herzinfarkt senkt. Bei typischer westlicher Kost nimmt man durchschnittlich etwa 10 mg auf, empfohlen werden mindestens 40 mg täglich.
• *Grüne Blattgemüse, Karotten, Aprikosen, Winterkürbis, orangefleischige Süßkartoffeln und roter Paprika* sind hervorragende Quellen für Beta-Carotin (Vitamin-A-Vorstufe), das die Gefahr für Schlaganfall senkt. Wichtig auch für Raucher!
• *Schwarze Johannisbeeren, Erdbeeren, Zitrusfrüchte, roter Paprika und grüne Blattgemüse wie Brunnenkresse* sind be-

sonders reich an antioxidativem Vitamin C und sollten täglich gegessen werden.

• *Zwiebeln, Tee, Rotwein und Äpfel* sind die Hauptlieferanten für das Flavonoid Quercetin, das in Studien in Zusammenhang mit einem niedrigeren Risiko für Herzinfarkt und Schlaganfall gebracht wurde. Der Schutz ist vermutlich auf eine antioxidative Wirkung zurückzuführen.

• *Zwiebeln, Knoblauch, Chili, Ingwer, Ananas und Tee* senken die Blutgerinnung und verbessern somit die Fließfähigkeit des Blutes.

BLUTHOCHDRUCK

Ein zu hoher Blutdruck ist die Hauptursache für koronare Herzerkrankungen und Schlaganfall.

• Befolgen Sie die allgemeinen Empfehlungen für einen gesunden Kreislauf (S. 82).

• Essen Sie wenig Salz, das hauptsächlich Natrium enthält und in Überschuß den Blutdruck erhöht. Meiden Sie Fertigprodukte, die oft stark gesalzen sind (viele Menschen nehmen $2/3$ ihres täglichen Salzkonsums mit industriell zubereiteten Nahrungsmittel auf).

ERNÄHRUNGSEMPFEHLUNGEN

• *Getrocknete Aprikosen, Kartoffeln, Süßkartoffeln, schwarze Johannisbeeren, Sellerie, Fenchel, grüne Blattgemüse, Petersilie, Artischocken und Hülsenfrüchte* sind kaliumreich und fördern die Natriumausscheidung.

• *Knoblauch und Hafer* senken einen erhöhten Blutdruck.

• *Zitronensaft, frische Kräuter, Gewürze, kleine Mengen Honig und Essig* anstatt Salz zum Würzen verwenden.

ERHÖHTER CHOLESTERIN-SPIEGEL

Hohe Cholesterinwerte stellen den größten Risikofaktor für koronare Herzerkrankungen dar. Seit kurzem unterscheidet man zwischen »gutem« Cholesterin (Lipoproteine hoher Dichte, kurz HDL) und »schlechtem« Cholesterin (Lipoproteine niedriger Dichte, kurz LDL). Eine gute Cholesterin-Diät erhält das »gute« HDL und senkt das »schlechte« LDL, das maßgeblich zur Bildung von Arteriosklerose beiträgt (siehe »Gesunder Kreislauf«, S. 82).

• Befolgen Sie die Empfehlungen für die Kreislaufgesundheit.

• Senken Sie gesättigte Fette und Transfettsäuren auf etwa 10 Prozent der Gesamtkalorien (typischerweise etwa 20 g täglich für Frauen und 22 g für Männer). Diese erhöhen den Cholesterinspiegel im Blut und fördern die Blutgerinnung. Gesättigte und Transfettsäuren (oft auf verpackten Lebensmitteln als hydriert bezeichnet) kommen überwiegend in Käse, Fleisch, Keksen, Kuchen, Gebäck, Schokolade, Vollfettmilchprodukten und jedem Fett, das bei Raumtemperatur fest ist, vor.

ERNÄHRUNGSEMPFEHLUNGEN

• *Artischocken, Zwiebeln und 1 bis 2 Knoblauchzehen* täglich senken den Cholesterinspiegel.

• *Walnüsse, Sonnenblumenkerne, Mandeln, Kürbiskerne, Leinsamen, Weizenkeime und Sojabohnen* enthalten Linolsäure, die die Cholesterinwerte senkt und der Blutgerinnselbildung entgegenwirkt. Zuviel Linolsäure wirkt sich aber auch auf das »gute« HDL-Cholesterin negativ aus.

• *Hafer, Hülsenfrüchte, Äpfel, Trocken- und Zitrusfrüchte und Erbsen* sind reich an löslichen Ballaststoffen, die die Konzentration an LDL-Cholesterin senken. Fettreiche Kost macht die Schutzwirkung der Ballaststoffe zunichte.

❖ GESUNDER ERNÄHRUNGSPLAN ❖

Mit folgenden Rezeptvorschlägen läßt sich ein schmackhafter und abwechslungsreicher Ernährungsplan zusammenstellen.

Allgemeines
• Verwenden Sie fettarme Salatdressings, Brotaufstriche auf Sonnenblumenbasis und entrahmte Milch.

Frühstück
• Porridge mit Haferkleie und Weizenkeimen, Orangen oder Grapefruits

• Vollkorntoast mit fettarmem Aufstrich und schwarzer Johannisbeerkonfitüre

• Müsli (S. 131) mit Weizenkeimen, Sonnenblumenkernen und Orange

• Gebackene Bohnen auf Vollkorntoast oder Toast mit fettarmem Aufstrich und Honig

• Pochierte Eier auf Vollkorntoast, Orangen oder Grapefruits

Zwischenmahlzeit
• Haferkleie-Muffins (S. 137), Äpfel, Sonnenblumenkerne, getrocknete Aprikosen, Bananen, Mandeln, Karotten

Leichte Mahlzeiten
• Linsensuppe; Waldorf-Salat (S. 110)

• Gebackene Süßkartoffeln mit Krautsalat (S. 112)

• Karotten-Koriandersuppe (S. 100), Sellerie-Walnuß-Sandwich

• Munkazina-Salat (S. 109), Honig-Zitronen-Käsekuchen (S. 131)

• Lachs-Sandwich und grüner Salat mit Sonnenblumenkernen (S. 112)

• Fettarmer Hummus (S. 140) mit Pita-Brot und Krautsalat (S. 112)

Hauptmahlzeiten
• Schweizer Zwiebelsuppe (S. 102), gegrillter Lachs mit Ananas-Salsa (S. 138) mit Süßkartoffelchips (S. 126)

und grünen Bohnen oder Erbsen; Kranbeeren-Aprikosen-Kompott (S. 132)

• Dillheringe (S. 106) mit Haferkeksen, Brokkolipfanne (S. 121) mit Chilisoße und braunem Reis mit Sonnenblumenkernen, frische Ananas

• Butterbohnen mit Salbei und Knoblauch (S. 125), Knoblauch-Hühnchen (S. 117) mit Rotkohl und Brunnenkressesalat, gebackene Ingwerbananen (S. 129)

• Schweizer Zwiebelsuppe (S. 102), Sellerie-Almondine (S. 120) mit gebackenen Süßkartoffeln, Kissel (S. 133) mit schwarzen Johannisbeeren

• Warmer Walnuß-Dip mit Grillgemüse (S. 105), Falafel (S. 123) und fettarmer Hummus (S. 140) mit Vollkorn-Pita-Brot, Aprikosen-Mandel-Mousse (S. 130)

• Algen-Brokkoli-Walnuß-Salat (S. 110), griechische Fischpfanne mit Fettfisch (S. 115), gewürzter Winterkürbis (S. 125), Sonnenblumen-Apfel-Aprikosen-Auflauf (S. 133)

❖ WEITERE KREIS- ❖ LAUFBESCHWERDEN

Nahrungsmittel, die den Kreislauf fördern, lindern auch Beschwerden, die zwar weniger schwerwiegend sind, aber das allgemeine Wohlbefinden einschränken. Dazu zählen verminderte Leistungsfähigkeit, Benommenheitsgefühle, kalte Füße und die Neigung zu Blutergüssen.

BEACHTEN SIE

• *Befolgen Sie die allgemeinen Empfehlungen für die Kreislaufgesundheit (S. 82).*

FLÜSSIGKEITSSTAUS

Wasseransammlungen (Ödeme) sind Warnsignale des Körpers, daß das gesunde Gleichgewicht aus der Balance ist, und können auf schwerwiegende organische Störungen wie die Herzerkrankungen oder Bluthochdruck (S. 82–83), Prostatavergrößerung (S. 93) oder prämenstruelles Syndrom (S. 86) hinweisen. Flüssigkeitsstaus können auch durch steroidhaltige Medikamente oder eine Nahrungsmittelallergie verursacht werden (S. 79).

• Reduzieren Sie Ihren Salzkonsum. Zuviel Salz belastet die Nierenfunktionen. Typisch westliche Kost enthält zuviel Natriumsalz.

ERNÄHRUNGSEMPFEHLUNGEN

• *Getrocknete Aprikosen, Artischocken, Bananen, schwarze Johannisbeeren, Sellerie, Zitrusfrüchte, Fenchel, grüne Blattgemüse, Petersilie, Kartoffeln und Hülsenfrüchte* enthalten viel Kalium, das zur Ausscheidung von überschüssigem Natrium benötigt wird (wichtig bei der Einnahme von Diuretika).
• *Spargel, Artischocken, schwarze Johannisbeeren, Sellerie, Löwenzahnblätter und Petersilie* stimulieren die Urinausscheidung und lindern Ödeme.

KRAMPFADERN UND HÄMORRHOIDEN

Die Muskeln der Beine werden täglich stark beansprucht und müssen daher gut durchblutet sein. Um ein Zurückfließen von sauerstoffarmem Blut zu verhindern, sind die Beinvenen mit einer Art Einweg-Klappen ausgestattet. Sind diese Vorrichtungen allerdings geschwächt, verschlechtert sich die Blutzirkulation, in den Venen sammelt sich Blut und beult sie aus. Schwere schmerzende Beine und Krampfadern sind die Folge. Krampfadern im Rektum werden als Hämorrhoiden bezeichnet. Die Neigung zu Krampfadern ist stark erblich bedingt, aber Risikofaktoren wie Kreislaufschwäche und Übergewicht begünstigen ihre Entstehung.
• Behindern Sie die Blutzirkulation nicht durch langes Stehen oder Sitzen oder durch enge Kleidung.
• Sitzen Sie nicht mit übereinandergeschlagenen Beinen.
• Legen Sie die Beine hoch.
• Übergewicht belastet die Beine zusätzlich. Achten Sie während der Schwangerschaft besonders auf Ihre Beine.

ERNÄHRUNGSEMPFEHLUNGEN.

• *Vollgetreide, Leinsamen, getrocknete Aprikosen und unreife Bananen* und viel Trinken beugt Verstopfung vor (S. 78), die die Bildung von Krampfadern und Hämorrhoiden begünstigt.
• *Ananas, Chili, Knoblauch, Zwiebeln und Ingwer* wirken der Bildung von Blutgerinnseln entgegen. Venenverschlüsse erhöhen das Risiko für schmerzhafte Geschwüre und Lungenembolie.
• *Knoblauch, Ingwer und Chili* regen den Kreislauf an.
• *Grüne Blattgemüse, Blaubeeren, schwarze Johannisbeeren, Zitrusfrüchte, roter Paprika und Sonnenblumenprodukte* enthalten reichlich Vitamin C und Flavonoide für die Festigkeit und die Elastizität der Blutkapillaren.

FROSTBEULEN UND KALTE GLIEDER

Frostbeulen sind juckende rote Schwellungen an den Gliedmaßen, die in der Regel durch schlechte Durchblutung der Hände und Füße und durch Kälte entstehen.
• Schützen Sie sich vor Kälteexposition durch warme und nicht zu engsitzende Kleidung und Schuhe.
• Massieren Sie Ihre Gliedmaßen täglich kräftig mit einem rauhen Handtuch oder einer weichen Borstenbürste (zwei Min. in Richtung zum Herzen streichen).
• Baden Sie betroffene Körperteile drei Minuten in kaltem und dann eine Minute in warmem Wasser; dreimal wiederholen.

ERNÄHRUNGSEMPFEHLUNGEN

• *Schwarze Johannisbeeren, Blaubeeren, Zitrusfrüchte, grüne Blattgemüse, roter Paprika, Weizenkeime, Sonnenblumenprodukte, Mandeln und Süßkartoffeln* enthalten reichlich Vitamin C und E und Flavonoide, die für die Blutzirkulation in den kleinen Blutgefäßen wichtig sind.
• *Knoblauch, Ingwer und Chili* enthalten wärmende Substanzen und regen den Kreislauf an. Regelmäßig essen, falls Sie zu Durchblutungsstörungen neigen.

KRÄMPFE

Wird ein Muskel nur ungenügend mit Sauerstoff versorgt, reichert sich Milchsäure, ein Abfallprodukt des Zellstoffwechsels, das unangenehme Muskelkrämpfe verursacht, an. Begünstigt wird dieser Prozeß durch enganliegende Kleidung, starre Körperhaltung, verengte Arterien, Blutarmut (Anämie), Kalzium- oder Magnesiummangel (diese Mineralien werden für die Muskelkontraktion benötigt) und großen Natriumverlust (durch starkes Schwitzen).

Achtung

Konsultieren Sie bei heftigen oder häufig auftretenden Krämpfen einen Arzt – es könnten Symptome einer Herzerkrankung sein.

ALLGEMEINE EMPFEHLUNGEN

• Massieren Sie den betroffenen Bereich.
• Isotonische Getränke gleichen mangelhafte Mineralstoffversorgung aus (etwa Fruchtsaft mit Mineralwasser).
• Keine beengende Kleidung oder Schuhe.
• Regelmäßiger Sport gewöhnt die Muskeln an einen geringeren Sauerstoffbedarf.

ERNÄHRUNGSEMPFEHLUNGEN

• *Grüne Blattgemüse, Blaubeeren, schwarze Johannisbeeren, Zitrusfrüchte, roter Paprika, Sonnenblumenprodukte, Mandeln, Weizenkeime und Süßkartoffeln* sind reich an Vitamin C und Flavonoiden, die für den Kreislauf wichtig sind.
• *Weizenkeime, getrocknete Aprikosen, Sojabohnen und fettarmer Joghurt* enthalten die Mineralstoffe Magnesium und Kalzium, die für die Muskelkontrakion benötigt werden.
• *Knoblauch, Ingwer und Chili* regen den Kreislauf an.

ANÄMIE

Bei einer Anämie enthält das Blut zu wenig rote Blutkörperchen oder Hämoglobin, wodurch die Sauerstoffversorgung der Körperzellen beeinträchtigt wird. Die häufigsten Ursachen sind ein Mangel an blutbildenden Nährstoffen (insbesondere Eisen, aber auch Folat, Vitamin B6 und B12, Proteine, Vitamin C und Kupfer) oder Blutverluste, beispielsweise bei starker Menstruation, blutenden peptischen Geschwüren oder Hämorrhoiden, daneben die regelmäßige Einnahme von Aspirin und anderen Schmerzmitteln.

Anämie ist auch in den westlichen Ländern weit verbreitet. Zu den Risikogruppen zählen junge Mädchen, schwangere Frauen und alte Menschen. Bereits ein leichter Eisenmangel schwächt die allgemeine Leistungsfähigkeit und die Abwehrkräfte, stärkere Fälle äußern sich in Schwindelgefühlen, Reizbarkeit, Herzklopfen, geschwollenen Beinen und Depressionen.

Warnung

Zu niedrige Hämoglobinwerte müssen gründlich untersucht werden. Ein Eisenpräparat sollte nur eingenommen werden, wenn der Blutgehalt an Hämoglobin und Feritin niedrig sind. Überschüssiges Eisen behindert die Zinkabsorption und entfaltet möglicherweise eine unerwünschte prooxidative Wirkung (siehe »Antioxidanzien«, S. 21).

ALLGEMEINE EMPFEHLUNGEN

• Vermeiden Sie kalziumreiche Nahrungsmittel, und trinken Sie keinen Schwarztee zu den Mahlzeiten – beides erschwert die Eisenabsorption.
• Wenn Sie zu Anämie neigen, regelmäßig Aspirin einnehmen oder starke Monatsblutungen haben, sollten Sie Haferkleie und Weizenkleie (außer in Vollkornbrot) vermeiden. Beide enthalten Phytinsäure, die die Eisenabsorption verringert.
• Lassen Sie Reizdarmsyndrome ärztlich behandeln – Durchfall beeinträchtigt stark die Nährstoffabsorption.

ERNÄHRUNGSEMPFEHLUNGEN

• *Leber, Nieren, Fettfisch, Hülsenfrüchte, getrocknete Aprikosen, schwarze Johannisbeeren, Kürbiskerne, Vollkorngetreide, grüne Blattgemüse, Weizenkeime und Petersilie* sind Spitzenlieferanten für Eisen und Folat, die für die Hämoglobinproduktion wichtig sind. Vor allem Vegetarier sollten genügend eisenhaltige Nahrungsmittel essen, da Eisen aus pflanzlichen Lebensmitteln vom Körper schwerer absorbiert werden kann. Auch bei starken Monatsblutungen sollte auf eine ausreichende Eisenzufuhr geachtet werden.
• *Schwarze Johannisbeeren, Zitrusfrüchte, Erdbeeren, roter Paprika, grüne Blattgemüse wie Brunnenkresse* enthalten viel Vitamin C, das die gleichzeitige Eisenabsorption aus pflanzlichen Nahrungsmitteln nahezu verdoppelt. Empfehlenswert sind mindestens 50 mg Vitamin C.
• *Algen* Vegetarier leiden häufig an einem Mangel an Vitamin B12. Algen sind fast die einzige nichttierische Quelle für dieses Vitamin. Im Handel werden außerdem mit Vitamin B12 angereicherte Produkte wie Hefeextrakt und Frühstücksmüslis angeboten. Alternative sind Nahrungsergänzungen.
• *Chili, bitter schmeckende grüne Gemüse wie Brunnenkresse und Artischocken* stimulieren die Verdauungssekrete. Wichtig für Menschen mit schlechter Verdauung, weil dadurch die Absorption von blutbildendem Vitamin B12 und B6, Folat und Eisen gefördert werden kann.

❖ HERZ & KREISLAUF: FRAGEN UND ANTWORTEN ❖

• *Erhöhen cholesterinreiche Lebensmittel den Cholesterinspiegel im Blut?*

Im Verhältnis zu den gegessenen Mengen nur gering. Die Cholesterinwerte werden üblicherweise durch übermäßigen Verzehr von gesättigten und Transfettsäuren erhöht. Cholesterinreiche Lebensmittel, beispielsweise Eier, Leber und Schalentiere, enthalten dagegen wenig gesättigte Fette.

• *Können Kaffeeöle (nicht Koffein) das Blutcholesterin erhöhen?*

Ja, aber nur, wenn Kaffee so zubereitet wird, daß die Öle extrahiert werden, beispielsweise durch Perkolation.

• *Erniedrigt Knoblauch immer den Cholesterinspiegel?*

Die Untersuchungsergebnisse sind nicht eindeutig, gesichert ist, daß roher Knoblauch die meisten Wirkeigenschaften entfaltet. Getrockneter oder pürierter Knoblauch und Knoblauchölkapseln wirken schwächer.

• *Sind mehrfach ungesättigte Fettsäuren Risikofaktoren für Krebs, obwohl sie besser für die Herzgesundheit sind?*

Nicht, wenn man nur mäßige Mengen und viel Vitamin-E-reiche Lebensmittel ißt.

• *Steht ein niedriger Cholesterinspiegel in Zusammenhang mit Depressionen?*

In einigen Fällen konnte man dies feststellen, aber die meisten Menschen mit gesunden oder niedrigen Cholesterinwerten leiden nicht an Depressionen.

• *Warum bekommen einige Menschen mit niedrigem Cholesterinspiegel und niedrigem Blutdruck dennoch eine Herzerkrankung?*

Eine kleine Anzahl von Herzinfarkten werden nicht durch koronare Herzerkrankungen, sondern durch andere Faktoren hervorgerufen, beispielsweise durch Infektionen. Auch die ungünstige Konzentration eines anderen Blutbestandteils, des Homozysteins, kann das Herz langfristig schwächen. Die koronare Herzerkrankung ist jedoch bei weitem der häufigste Auslöser.

• *Warum können einige Menschen sich falsch ernähren, 40 Zigaretten täglich rauchen und dabei 90 Jahre alt werden?*

Einige Menschen vertragen Fett oder Nikotin einfach besser. Es gibt auch Hinweise darauf, daß eine gute Versorgung des Ungeborenen und Stillen des Neugeborenen einen gewissen Schutz für das spätere Leben bringen.

• *Senken unlösliche Ballaststoffe wie Weizenkleie den Blutcholesterinspiegel?*

Nein, nur lösliche Ballaststoffe helfen, den Cholesterinspiegel zu senken.

• *Leiden Vegetarier seltener an Herzerkrankungen?*

Ja, wahrscheinlich, weil sie mehr Obst und Gemüse essen und oft allgemein gesünder leben, aber nicht deshalb, weil sie kein Fleisch essen. Fischesser haben ebenfalls ein geringeres Risiko.

FRAUENLEIDEN

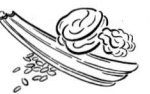

DIE MEINUNG, daß die Gesundheit von Frauen maßgeblich von Hormonen bestimmt wird, ist falsch. Eher das Gegenteil ist der Fall: Der Gesundheitszustand einer Frau ist das Ergebnis von Lebensstil und Veranlagung und bestimmt wiederum den Hormonspiegel. Zahlreichen Studien zufolge lindert vor allem ein ausgewogener Ernährungsstil Menstruationsbeschwerden und die Menopausesymptome und senkt das Risiko für Krankheiten wie Brustkrebs und Osteoporose. In der Schwangerschaft bestimmt der Ernährungsstatus einer Frau auch die gesunde Entwicklung des Ungeborenen.

❖ GESUNDHEITS- ❖ FAKTOREN

Körperliche Aktivitäten sind für die Gesundheitsvorsorge äußerst wichtig. Bewegt man sich viel, verlangt der Körper nach mehr Essen, wodurch ihm auch mehr wichtige Nährstoffe zugeführt werden. Bewegung beugt daneben Gewichtsproblemen, Diabetes und Bluthochdruck vor, reguliert das Hormongleichgewicht, das seinerseits die Knochendichte mitbestimmt. Gute Ernährungs- und Bewegungsgewohnheiten bereits in jungen Jahren ist der beste Schutz, aber auch eine spätere »Umkehr« lohnt sich.

ALLGEMEINE EMPFEHLUNGEN

• *Ernähren Sie sich immer vielseitig, ausgewogen und nährstoffreich (»Gesunde Basiskost«, S. 12–13). Frauen verbrauchen weniger Kalorien als Männer und sollten deshalb mehr vitamin- und mineralstoffreiche Nahrungsmittel essen, um ihren Körper mit allem Notwendigen zu versorgen.*
• *Achten Sie in den fruchtbaren Jahren auf eisenreiche Kost. Frauen brauchen etwa doppelt so viel Eisen wie Männer, um Eisenmangelerscheinungen oder Anämie vorzubeugen.*
• *Gönnen Sie sich regelmäßig einen ausgedehnten Spaziergang, und steigen Sie Treppen. Mäßiger »Kraftsport« wie Hausarbeit, Gartenarbeit oder das Tra-*

gen von Einkaufstaschen unterstützen die Knochengesundheit.
• *Vermeiden Sie übermäßige körperliche Anstrengungen und zu drastische Diäten. Beides kann den Hormonstoffwechsel und den Monatszyklus stören und die Knochendichte verringern.*
• *Rauchen erhöht das Krebsrisiko, verdoppelt die Neigung zu Osteoporose, senkt den prämenopausalen Schutz vor Herzerkrankungen und vervielfacht das Risiko von ernsthaften Komplikationen in der Schwangerschaft.*

PRÄMENSTRUELLES SYNDROM

Einige Tage vor der Menstruation leiden viele Frauen an unangenehmen Symptomen wie Flüssigkeitsansammlungen (siehe S. 84), erhöhte Reizbarkeit, Müdigkeit, Verstopfung und Spannungsgefühlen in der Brust, die vermutlich auf ein Ungleichgewicht an Östrogen und Progesteron zurückzuführen sind.

ERNÄHRUNGSEMPFEHLUNGEN

• *Vollkornbrot und Vollgetreide, Sojabohnen und Leinsamen* beinhalten Ballaststoffe mit Phytoöstrogene, eine Substanz in Nahrungsmittel mit östrogenartigen Eigenschaften, wodurch eine Ausscheidung von überflüssigem Östrogen aus dem Körper gefördert wird. Nehmen Sie täglich 10 g zerquetschten Leinsamen mit 150 ml Flüssigkeit ein.
• *Weizenkeime, Kartoffeln, Bananen, Nüsse (insbesondere Walnüsse), roter Paprika und Kruziferengemüse (am besten roh)* sind gute Quellen für Vitamin B6, das bei einigen Frauen prämenstruelle Sympto-

me lindert. In manchen Fällen helfen auch Nahrungsergänzungen, die höhere Konzentrationen von Vitamin B6 liefern, als aus der Nahrung allein gewonnen werden kann. Nehmen Sie diese Präparate aber nur unter ärztlicher Kontrolle ein. Bei einer täglichen Einnahme von 50 g oder mehr zeigen sich oft unerwünschte Nebenwirkungen.
• *Petersilie, Sellerie, Artischocken, Spargel und bitter schmeckende grüne Salate* stimulieren die Harnausscheidung, was vor allem bei Ödemen hilft.

HEISSHUNGER AUF SÜSSES

Viele Frauen haben etwa 7 bis 10 Tagen vor der Menstruation einen größeren Appetit, insbesondere auf Süßigkeiten. Ersten Untersuchungsergebnissen zufolge verbraucht der Körper in diesem Zeitraum tatsächlich mehr Kalorien.
• Geben Sie dem süßen Verlangen nicht uneingeschränkt nach. Essen Sie lieber mehrere kleine Mahlzeiten, um den Blutzuckerspiegel zu stabilisieren (siehe »Blutzuckerbewertung«, S. 91).

ERNÄHRUNGSEMPFEHLUNGEN.

• *Äpfel, pinkfarbene Grapefruits, Pflaumen, unreife Bananen, Kirschen und getrocknete Aprikosen* sind süß, lassen den Blutzuckerspiegel aber sanft ansteigen. Besser als Kekse, Kuchen, Brot oder reife Bananen, die rasche Energieschübe auslösen.

MENSTRUATIONSKRÄMPFE

Diese Beschwerden können bei Eisenmangel (siehe S. 85) und schlechter Blutzirkulation (siehe S. 82–85) auftreten.

GEWICHTSKONTROLLE

Übergewicht ist in den industrialisierten Ländern ein wachsendes Problem – und paradoxerweise auch die Sucht nach einer schlanken Linie. Das richtige Verhältnis zwischen Gewicht und der Körpergröße läßt sich mit dem Körpermassenindex (oder kurz BMI) errechnen. Die Formel lautet:

$$\frac{\text{Gewicht in kg}}{(\text{Größe in m})^2} = \text{BMI}$$

Beispiel: Bei einer Größe von 1,63 m und einem Gewicht von 64 kg ist der BMI gleich 24 (64 geteilt durch $1,63^2$)

Bewertung des BMI:
18 oder weniger: Sie sind untergewichtig. Achten Sie darauf, nicht weiter abzunehmen.
19 bis 25: Ihr Gewicht liegt im gesunden Normalbereich.
26 bis 30: Sie sind übergewichtig. Ihr Gewicht birgt gewisse Gesundheitsrisiken.
31 oder darüber: Sie sind fettsüchtig. Ihre Gesundheit ist in Gefahr.

ALLGEMEINE EMPFEHLUNGEN

• Unabhängig von Ihrem Gewicht sollten Sie sich nährstoffreich ernähren (siehe »Gesunde Basiskost«, S. 12–13). Wenn Sie übergewichtig sind, können Sie alleine durch mehr Gemüse und Obst und weniger Fett abnehmen. Wenn Ihr BMI unter 18 liegt, können Streßbewältigung, mäßige Bewegung und Rauchentwöhnung Ihren Appetit anregen, eine bessere Verwertung der Nahrung fördern und die Muskelmasse erhöhen.

CANDIDAMYKOSE

Geschwächte Abwehrkräfte, wiederholte Einnahme von Antibiotika und angegriffene Darmflora bilden die Umgebung, in denen ein Pilz, *Candida albicans*, optimale Wachstumsbedingungen vorfindet. Der Pilz schlummert in den meisten Menschen, verursacht aber erst bei Immunstörungen und Abwehrschwäche Probleme.
• Nehmen Sie Antibiotika nur ein, wenn es unbedingt nötig ist. Diese Medikamente schwächen die gesunden Darmbakterien und ermöglichen somit erst ein Candida-Wachstum.
• Einige Medikamente begünstigen möglicherweise die Ausbreitung des Candida-Pilzes im Körper.

ERNÄHRUNGSEMPFEHLUNGEN

• *Lebende Joghurtkulturen* mit *Lactobacillus acidophilus* fördern die gesunde Darmflora. In einem Langzeitversuch zeigten Frauen, die täglich 225 ml Joghurt aßen, weniger Candida-Infektionen als eine Vergleichsgruppe.
• *Knoblauch* tötete in Tierversuchen und Labortests den Candida-Pilz; die Wirkungen beim Menschen sind noch nicht eindeutig erforscht.

BRUSTKREBS

Die Wechselwirkung zwischen Ernährung und der Brustkrebsrate hat in den letzten Jahren einen wahren Aufschwung erlebt. Doch obwohl die Forschung noch am Anfang steht, zeigen erste Ergebnisse, daß das Risiko durch reichlich Getreide-Ballaststoffe und Phytoöstrogene gesenkt wird. Erstere fördern die Ausscheidung von Sexualhormonen. Phytoöstrogene, die in einigen pflanzlichen Produkten vorkommen und schwache östrogenartige Eigenschaften besitzen, verdrängen vermutlich die stärkeren körpereigenen Östrogene und helfen somit, den Blutöstrogenspiegel zu harmonisieren. Frauen, deren Östrogenspiegel (oder nach der Menopause Androgenspiegel) stark erhöht ist, neigen häufiger zu bösartigen Brustgeschwüren. Während Brustkrebs vor der Menopause hauptsächlich bei untergewichtigen Frauen vorkommt, erkranken nach der Menopause eher übergewichtige Frauen daran. Außerdem wird mit zunehmendem Alter mehr Insulin ausgeschüttet, das sowohl den Östrogen- als auch den Androgenhormonspiegel erhöht.
• Kontrollieren Sie Ihr Gewicht, essen Sie vor allem weniger Fett (Ausnahme sind Fettfisch und Leinsamen-Produkte).
• Bewegen Sie sich regelmäßig, was einer Insulinüberproduktion entgegenwirkt und somit auch indirekt den Östrogenspiegel senkt.

ERNÄHRUNGSEMPFEHLUNGEN

• *Sojabohnen, -mehl, -milch, Tofu, Leinsamen, Fenchel, Hülsenfrüchte, Vollweizen, Gerste und grüne Bohnen* enthalten Phytoöstrogene. Bei Frauen, die über 12 Wochen täglich 45 g Sojagries aßen, erhöhte sich die Östrogenausscheidung.
• *Vollweizen und andere unbehandelte Getreidearten* enthalten von allen Nahrungsmitteln die meisten unlöslichen Ballaststoffe. Diese fördern die Ausscheidung

von überschüssigem Östrogen und senken somit das Brustkrebsrisiko.
• *Hafer, Hülsenfrüchte, Teigwaren, Vollkornpumpernickel, Gemüse und Obst* heben, im Gegensatz zu raffinierten Kohlenhydraten, Zucker und Kartoffeln, den Blutzuckerspiegel konstant an. Bei einem langsamen Anstieg kommt es zu keiner hohen Insulinausschüttung, die den Östrogengehalt erhöht.

VERÄNDERUNGEN IN DER MENOPAUSE

Bei vielen Frauen rufen stark schwankende Östrogenkonzentrationen Symptome wie Müdigkeit, Hitzewallungen, Schlafstörungen und Kopfschmerzen hervor. Da Östrogen die Knochenmineralisierung stimuliert, kommt es durch die Abnahme während der Menopause zu einem natürlichen, altersbedingten Verlust der Knochendichte. In mehreren Untersuchungen senkten phytoöstrogenreiche Nahrungsmittel Hitzewallungen und glichen gleichzeitig den Knochenverlust aus.
• Ernähren Sie sich in der Menopause fettarm (siehe S. 82–83), da der natürliche Schutz vor Herzerkrankungen durch Östrogene gesunken ist.
• Vermeiden Sie hohes Übergewicht, da dies das Risiko für Schlaganfall, Diabetes, Herzerkrankungen, Arthritis und Brustkrebs erhöht. Wenn trotz der Diät die Pfunde nicht purzeln, kann dies auf Insulinüberproduktion als Reaktion auf raffinierte Kohlenhydrate zurückzuführen sein. Wählen Sie dann eine entsprechende Diät (siehe »Blutzuckerbewertung«, S. 91).
• Nehmen Sie Eisenpräparate nur bei einem niedrigen Hämoglobinspiegel ein. Nach der Menopause halbiert sich der Eisenbedarf und das Risiko für Anämie sinkt.
• Beugen Sie Osteoporose vor (siehe S. 80).

ERNÄHRUNGSEMPFEHLUNGEN

• Sojagrütze und -mehl, Leinsamen, Weizenschrot und ungebleichtes Weißmehl sind nach dem gegenwärtigen Stand der Forschung am besten gegen Hitzewallungen. Empfohlen werden ca. 45 g täglich über mindestens 12 Wochen.
• Fenchel, Kohl, Karotten, Sellerie, Kirschen, Nüsse, Petersilie, Salbei, Samen und Spinat enthalten Phytoöstrogene; ihre Wirkungen wurden allerdings noch nicht getestet.

HAUT

HAUTPROBLEME sind meist schwierig zu heilen und erfordern Geduld. Einige Störungen werden durch Unverträglichkeitsreaktionen hervorgerufen, deren einzige Behandlungsmöglichkeit das Vermeiden des Nahrungsmittels oder Reizstoffes ist. Die meisten Hautbeschwerden weisen jedoch auf eine allgemeine Störung hin, dauerhafte Besserung verspricht nur die Therapie der zugrunde liegenden Ursache. Richtige Ernährung kann viele Beschwerden lindern.

❖ GESUNDE HAUT ❖

Die Behauptung, daß Hautbeschwerden hauptsächlich durch verarbeitete Nahrungsmittel hervorgerufen werden, konnte nicht erhärtet werden. Sicher ist jedoch, daß Fertigprodukte keine gute Nährstoffquelle sind – sie sind oft zu fett-, zucker- und salzhaltig.

HAUTNÄHRSTOFFE

Zink, Vitamin A (sowohl als Retinol als auch als Beta-Carotin), Vitamin E, essentielle Fettsäuren und ihre Derivate nähren die Haut besonders gut und verhüten erwiesenermaßen viele Hautkrankheiten. Nahrungsmittel, die diese Substanzen liefern, sind: Austern, Muscheln und andere Schalentiere, Leber, Fettfisch, mageres Fleisch, Obst und Gemüse mit viel Beta-Carotin, Weizenkeime, Walnüsse, Sonnenblumenkerne und Leinsamen.

AKNE

Akne entsteht mit der hormonellen Aktivität im Alter zwischen 10 und 20.
• Verhindern Sie, daß sich die Infektionskeime über die Haut ausbreiten.
• Jod kann Akne verschlimmern. Meiden Sie 2 bis 3 Wochen lang versuchsweise Fisch, Meeresfrüchte, Algen und jodiertes Salz.

ERNÄHRUNGSEMPFEHLUNGEN

• *Mageres Rindfleisch oder Lammfleisch* sind gute Zinkquellen, das die Neigung zu Akne verringert. Um die Zinkabsorption zu fördern, sollte Kleie (außer in Vollkornbrot) vermieden werden.

FURUNKEL

Furunkel (eitrige Geschwüre) sind oft ein Zeichen schlechter Immunkräfte, regelmäßiges Auftreten kann auf eine ernste Organstörung hinweisen.

ERNÄHRUNGSEMPFEHLUNGEN

• Lebensmittel, die die Abwehrkräfte fördern (siehe S. 89).

EKZEME

Ekzeme kommen in vielen Formen vor, ihre Behandlung ist oft langwierig. Sie werden durch Überreaktionen auf Reizstoffe oder Nahrungsmittel hervorgerufen bzw. verschlechtert, häufig besteht auch eine familiäre Neigung.
• Vermeiden Sie mögliche Reizstoffe (Wolle, Nickel, Desinfektionsmittel oder Waschmittel).
• Identifizieren Sie mögliche Auslöser wie Milch, Eier oder Weizen (siehe S.79).
• Gamma-Linolensäurekapseln (Nachtkerzenöl, Kernöl der schwarzen Johannisbeere) lindern akute Ekzeme.

ERNÄHRUNGSEMPFEHLUNGEN

• *Bevorzugen Sie Lebensmittel mit Hautnährstoffen* (siehe oben).
• *Weizenkeime, Leinsamen, feingemahlene schwarze Johannisbeeren, Sonnenblumenkerne, Brunnenkresse und Fettfisch* enthalten Fettsäuren, die Ekzeme lindern.
• *Schalentiere* sind reich an Zink, das Ekzeme lindert. Vermeiden Sie Weizenkleie (außer in Vollkornbrot), um die Zinkabsorption zu fördern.

SCHUPPENFLECHTE

Schuppige Haut wird durch gesteigerte Zellerneuerung hervorgerufen. Schuppenflechte (krankhafte Stoffwechselstörung)

ist häufig familiär veranlagt und tritt oft im Zusammenhang mit Arthritis auf.
• Die erfolgreichste Therapie ist viel Sonnenlicht.
• Protein- und fettarme vegetarische Diäten, hauptsächlich aus braunem Reis und Gemüse, lindern akute Beschwerden.
• In seltenen Fällen verbessert eine Ernährung mit wenig Omega-6-Fettsäuren die Beschwerden. Versuchsweise Nüsse, Samen und Pflanzenöle meiden.

ERNÄHRUNGSEMPFEHLUNGEN

• *Fettfisch und Leinsamen* sind reich an Omega-3-Fettsäuren, die für einen gesunden Zellstoffwechsel benötigt werden. Alternativ eine achtwöchige Therapie mit Fischöl.
• *Artischocken, Knoblauch, Chili, Ananas, Brunnenkresse und Ingwer* stimulieren die Verdauungsfunktionen und somit die Ausscheidung von Giftstoffen. Nach Ansicht einiger Naturmediziner ist schlechte Verdauung die Hauptursache für Hautkrankheiten.

WUNDHEILUNG & VERBRENNUNGEN

Reichliches Trinken unterstützt die Heilung von Wunden und Verbrennungen.

ERNÄHRUNGSEMPFEHLUNGEN

• *Leber, Weizenkeime, Austern und andere Schalentiere, Ananas, grüne Blattgemüse, roter Paprika, Walnüsse, schwarze Johannisbeeren, Sonnenblumenkerne, Süßkartoffeln und Kürbiskerne* liefern Eiweiß, Folat, Zink, Kalium, Vitamin C und essentielle Fettsäuren, die für die Geweberegeneration notwendig sind. Vitamin E beschleunigte in Tierversuchen die Wundheilung, verringerte Entzündungen und Narbenbildungen. Ananasenzyme dämmen Entzündungsherde ein.

DIE KÖRPEREIGENE ABWEHR

DER KÖRPER verfügt über ein raffiniertes Arsenal an Verteidigungsmöglichkeiten. Neben dem Immunsystem, das mit Hilfe von Abwehrzellen schädliche Mikroorganismen bekämpft, gibt es Mechanismen, die den Flüssigkeitshaushalt konstant halten und Giftstoffe aus der Luft oder andere fremde Substanzen, die in den Körper gelangen, filtern. Diese Verteidungssysteme benötigen für ihr optimales Funktionieren eine Vielzahl von Nährstoffen, die sie aus der Nahrung erhalten müssen.

❖ BEKÄMPFEN ❖ VON INFEKTIONEN

Das Immunsystem setzt verschiedene Typen von weißen Blutzellen zur Bekämpfung schädlicher Mikroorganismen ein. Diese werden anhand ihrer chemischen Eigenschaften (Antigene) identifiziert und mit speziell produzierten Antikörpern zerstört. Manche Antikörperzellen schützen ein Leben lang vor bestimmten Krankheiten. Einige Bakterien, die dem Körper mit der Nahrung zugeführt werden, unterstützen die Abwehrkräfte bei ihrer wichtigen Arbeit (siehe »Candidamykose«, S. 87). Allergien sind dagegen Überreaktionen des Immunsystems (siehe S. 76).

ALLGEMEINE EMPFEHLUNGEN

• *Achten Sie auf gute Hygiene. Denn Mikroorganismen im Körper belasten das Immunsystem.*
• *Praktizieren Sie einen gesunden Lebensstil. Einige Sucht- und Genußstoffe (einschließlich Alkohol und Nikotin) schwächen das Immunsystem.*
• *Bekämpfen Sie Streß mit Yoga oder Meditation.*
• *Vermeiden Sie Schwermetallbelastungen wie Blei (aus alten Wasserleitungen), Kadmium und Quecksilber (aus Industrieabgasen).*
• *Eisenmangel verringert die Resistenz gegenüber Infektionserregern (siehe »Anämie«, S. 85).*

ERNÄHRUNGSEMPFEHLUNGEN

• *Schalentiere, Hühnerleber, Fettfisch, Weizenkeime, antioxidantienreiches Obst und Gemüse wie Orangen, Karotten und Süßkartoffeln, unbearbeitetes Getreide und Zerealien, Joghurt, Sonnenblumenkerne und Algen* enthalten wichtige Nährstoffe für das Immunsystem: Zink, Kalzium, Kupfer, Jod, Chrom und Magnesium, Vitamine A, B6, C, D und E, Folat, Pantothensäure und essentielle Fettsäuren.
• *Joghurt mit Lactobacillus-acidophilus-Kulturen, Knoblauch, Kranbeeren, Zwiebeln, Chili, Honig, Blaubeeren und schwarze Johannisbeeren* haben eine antibakterielle Wirkung, die ersten drei schützen zudem vor Pilzbefall. Naturjoghurt fördert die gesunde Darmflora (siehe S. 23).
• *Knoblauch* besitzt antivirale Eigenschaften, *Tee* tötete in Labortests das Influenzavirus ab.

❖ VERMEIDEN SCHÄD- ❖ LICHER SUBSTANZEN

Viele gesundheitsschädliche Substanzen führen wir mit unserer Ernährung selbst dem Körper zu (zuviel Salz und Nitrat). Zusätzlich belasten wir durch unsere Lebensweise die körpereigenen Abwehrkräfte (Streß, Nikotin, übermäßiger Alkoholkonsum oder lange Sonnenbäder). Mit bestimmten Nährstoffen können wir uns vor den schädlichen Auswirkungen schützen. Beispielsweise benötigen Menschen, die zu salzreich essen, zur Ausscheidung zusätzliches Kalium. Das Antioxidanz Vitamin C neutralisiert krebserregende Nitratverbindungen und schützt vor freien Radikalen im Körper.

ALLGEMEINE EMPFEHLUNGEN

• *Meiden Sie Substanzen, die das Immunsystem belasten, beispielsweise Tabakrauch, Autoabgase und übermäßig Alkohol.*

ERNÄHRUNGSEMPFEHLUNGEN

• *Grüne Blattgemüse, Karotten, roter Paprika, Süßkartoffeln, Zitrusfrüchte, Vollgetreide, Sonnenblumenkerne, Austern und andere Schalentiere* sind reich an den Antioxidanzien Beta-Carotin, Vitamin E und C und den Mineralien Selen und Zink (siehe auch S. 144–149). Antioxidanzien schützen vor hohen Konzentrationen von freien Radikalen im Körper, die zellschädigende Kettenreaktionen auslösen (siehe »Antioxidanzien«, S. 21). Freie Radikale stehen im Verdacht, Herz- und Krebserkrankungen zu verursachen. Begünstigt wird ihre Bildung durch Luftschadstoffe, Rauchen und zuviel Sonnenlicht. Es ist erwiesen, daß Menschen, die viel frisches Obst und Gemüse essen, weniger häufig von Herzinfarkt, Schlaganfall, Alterskatarakten und einigen Krebsformen betroffen sind.
• *Zwiebeln, Knoblauch und Kruziferengemüse wie Kohl* enthalten Schwefelverbindungen, die gegen einige Karzinogene wirken.
• *Zwiebeln, Tee (grün oder schwarz) und Rotwein* sind die reichste Quelle für Quercetin, ein Flavonoid mit antioxidativer Wirkung, das jüngsten Studien zufolge das Risiko für Arterienverschlüsse, Herzinfarkt und Schlaganfall senkt.
• *Obst und Gemüse* enthalten viele Flavonoide (siehe S. 22). Die Wirkung der meisten dieser Schutzsubstanzen konnte noch nicht eindeutig erforscht werden, doch geht man davon aus, daß neben anderen Inhaltsstoffen auch Flavonoide die gute Antioxidanzienwirkung von Obst und Gemüse ausmachen. Nahrungsergänzungen zeigen weitaus geringere Schutzwirkung als frische Nahrungsmittel.

GESUNDHEIT FÜR DIABETIKER

ZUR DIABETES ODER ZUCKERKRANKHEIT kommt es, wenn der Körper den Blutzuckerspiegel nicht mehr in einem gesunden Bereich halten kann. Ein wachsendes Risiko besteht für Menschen mittleren Alters, Ursachen sind häufig Bewegungsmangel und großes Übergewicht. Selbst wenn Diabetes ärztlich und medikamentös behandelt wird (was unbedingt erforderlich ist), müssen Diabetiker zusätzlich eine strenge Diät einhalten und viel Sport treiben, um den Blutzucker unter Kontrolle zu halten und somit langfristig Schäden an Kreislauf, Gefäßen, Nieren und Augen zu vermeiden.

❖ DIABETES ❖

Im Verdauungssystem werden Kohlenhydrate und Zucker in einfache, leicht verdaubare Zuckermoleküle abgebaut. Gelangen diese in den Blutstrom, produziert die Bauchspeicheldrüse das Hormon Insulin, um den Zucker in Energie umsetzen zu können. Bei gesunden Menschen paßt sich die Menge der Insulinausschüttung automatisch den jeweiligen Gegebenheiten an. Bei der Diabetikerkrankheit wird entweder zu wenig oder überhaupt kein Insulin mehr freigesetzt, in einigen Fällen bildet der Körper sogar zuviel Insulin, kann dieses aber nicht verwenden. Die Folgen sind bei beiden Typen gleich: die Zuckermoleküle können nicht verwertet werden, es kommt zu einem Anstieg des Blutzuckerspiegels, worunter sowohl der Energiehaushalt als auch andere Körperfunktionen, insbesondere der Kreislauf, leiden. Einige Typen von Diabetes haben erbliche Grundlagen, doch vervielfacht sich das Risiko vor allem in mittlerem Alter durch starkes Übergewicht.

.... *Achtung* ....
Der insulinresistente Diabetestyp manifestiert sich schon in der Kindheit und bedarf einer lebenslangen Insulinzufuhr. Die sogenannte Alterdiabetes wird häufig zu spät diagnosiziert. Konsultieren Sie einen Arzt, wenn Sie an Symptomen wie Müdigkeit, Benommenheit, exzessivem Durst, Kribbeln, unscharfem Sehen oder häufigem Harndrang leiden.

ALLGEMEINE EMPFEHLUNGEN

• *Achten Sie auf Ihr Gewicht (siehe »Gewichtskontrolle«, S. 87), insbesondere wenn in Ihrer Familie Diabeteserkrankungen vorkommen. Übergewicht, vor allem Fettansatz an der Taille, begünstigt Insulinresistenz.*
• *Treiben Sie regelmäßig Sport, um die Insulinverwertung zu verbessern.*
• *Vermeiden Sie raffinierten Zucker oder ballaststoffarme Kohlenhydrate, die den Blutzuckerspiegel zu schnell in die Höhe schnellen lassen und somit langfristig dem sensiblen Insulinmechanismus schaden. Kombinieren Sie Zucker möglichst mit Ballaststoffen, beispielsweise Haferkleie-Muffins (Rezept S. 137).*

KONTROLLE DES BLUTZUCKERSPIEGELS

Die meisten Menschen, bei denen sich die Zuckerkrankheit bereits in der Jugend einstellt, müssen ihr Leben lang Insulin zuführen. Im mittleren Lebensabschnitt kann starkes Übergewicht zu Insulinresistenz führen (der Körper kann das von ihm produzierte Insulin nicht verwenden). In diesen Fällen kann man durch Gewichtsreduktion, viel Bewegung und eine besondere Diabetesdiät den Blutzuckerspiegel ausgleichen (immer unter ärztlicher Kontrolle!). Diabetikerkost sollte gesunde Basiskost sein (S. 12–13): wenig Fett, viele Ballaststoffe mit nichtraffinierten Kohlenhydraten, reichlich Gemüse und Obst. Achten Sie auf Nahrungsmittel, die den Blutzuckerspiegel konstant halten.

• Reduzieren Sie Ihren täglichen Zuckerkonsum auf 25 g. Verteilen Sie dieses Quantum über den Tag, und essen Sie Zucker zusammen mit Nahrungsmitteln, die reichlich lösliche Ballaststoffe enthalten. Alternativ mit Fructose süßen, das zur Absorption kein Insulin benötigt.
• Bevorzugen Sie Lebensmittel, die den Blutzuckerspiegel langsam ansteigen lassen (siehe S. 91).
• Vermeiden Sie möglichst Nahrungsmittel, die den Blutzuckerspiegel rasch erhöhen. Dazu gehören fein strukturiertes Weizenbrot (selbst aus Vollkorn), Cornflakes, Karotten, Kürbisse, reife Bananen und Kartoffeln.
• Essen Sie sechs kleine Mahlzeiten, um Schwankungen im Blutzuckerspiegel zu verringern.

ERNÄHRUNGSEMPFEHLUNGEN.

• *Hafersemmeln, Haferkleie und Hafermehl (kein Instant-Hafermehl), Zwiebeln, Artischocken und Hülsenfrüchte* sind Nahrungsmittel, die den Anstieg des Blutzuckerspiegels verzögern.
• *Schalentiere, mageres Fleisch, Vollgetreide, Hülsenfrüchte, Kürbiskerne und Nüsse* enthalten Chrom und Zink, zwei Mineralien, die Diabetikern oft fehlen. Chrom ist wesentlich für die gesunde Funktion des Insulinmechanismus, Zink stärkt die Abwehrkräfte, die bei Diabetikern oft schlecht ausgebildet sind.
• *Weizenkeime, unreife Bananen, Truthahn, Fisch, Nüsse, insbesondere Walnüsse, roter Paprika und Kruziferengemüse* sind reich an Vitamin B_6, das zur Blutzuckerkontrolle benötigt wird. Ein Vitamin-B_6-Mangel ist bei Diabetikern häufig festzustellen.

KREISLAUFSTÖRUNGEN

Viele Diabetiker leiden an Kreislaufschwäche und Durchblutungsstörungen. Dadurch erhöht sich das Risiko für Herzerkrankungen, daneben können Neuropathien (Schädigungen der peripheren Nerven) verursacht werden, was zu Sehverlust, Gangränen (abgestorbenes Gewebe) und Impotenz führen kann.
- Rauchen Sie nicht, es schadet dem Kreislauf.
- Vermeiden Sie Beengungen an den Extremitäten.
- Eine Nahrungsergänzung mit Gamma-Linolensäure (GLA) aus dem Kernöl der schwarzen Johannisbeere oder der Nachtkerze hilft bei diabetischer Neuropathie (360 mg täglich).

ERNÄHRUNGSEMPFEHLUNGEN

- *Weizenkeime, Sonnenblumenkerne, Rapsöl, Mandeln und Süßkartoffeln* enthalten viel Vitamin E, das die Durchblutung stärkt und möglicherweise bei diabetischer Neuropathie hilft. Verschiedenen Studien zufolge senkt eine erhöhte Vitamin-E-Zufuhr das Kataraktrisiko (etwa 400 mg täglich). Katarakte und Sehschwäche treten bei Diabetes häufig auf.
- *Heidelbeeren* enthalten Anthocyanin-Flavonoide, die den Widerstand der Kapillargefäße verbessern. In Versuchen halfen diese Schutzstoffe bei peripheren Kreislaufstörungen.
- *Blaubeeren, schwarze Johannisbeeren, rote oder schwarze Kirschen und Kranbeeren* enthalten zwar auch Anthocyanine, ihre Schutzwirkung wurde allerdings noch nicht getestet. Schwarze Johannisbeeren sind reich an Vitamin C, das die Gesundheit der Kapillaren stärkt.

❖ GESUNDER ERNÄHRUNGSPLAN ❖

Die folgende Diabeteskost hilft nicht nur Diabetikern, den Blutzuckerspiegel zu kontrollieren. Die ausgewählten Menüs senken zu hohe Insulinwerte, die in zunehmendem Alter mit Gewichtsproblemen, Herzerkrankungen und Brustkrebs korrelieren, und ist deshalb für jeden empfehlenswert.

Frühstück
- Porridge mit Haferkleie und Weizenkeimen, Apfel oder Grapefruit
- Fettarmer Joghurt mit Sonnenblumenkernen und pürierten getrockneten Aprikosen
- Gebackene Bohnen auf Vollkorntoast mit gegrillten Tomaten, Blaubeeren
- Müsli (S. 131), magerer Schinken und pochierte Eier, Orangen oder Grapefruits

Zwischenmahlzeiten
- Haferkleie-Muffins (S. 137), Äpfel, Sonnenblumenkerne, getrocknete Aprikosen, Mandeln, Selleriesticks

Leichte Mahlzeiten
- Linsensuppe
Waldorfsalat (S. 110)
- Roggen-Pumpernickel
Grüne Bohnen und Zuckermais-Salat
Schweizer Zwiebelsuppe (S. 102)
- Sellerie- und Walnußsandwich aus Mehrkornbrot
- Suimono-Suppe (S. 101), Artischockenherzen-Salat (S. 109)
- Tabbouleh (S. 113) mit Salsa, Hühnchen mit Krautsalat (S. 112)

Hauptmahlzeiten
- Artischocken mit Vinaigrette aus Sonnenblumenöl
Lachs-Kedgeree (S. 116) mit Ananas-Salsa (S. 138) und grünen Bohnen
Kissel (S. 133) mit Heidelbeeren
- Butterbohnen mit Salbei und Knoblauch (S. 125)
Hühnchen in Knoblauch (S. 117) mit Gerste und Mandeln und grünem Salat
frische Pflaumen oder Kirschen.
- Nuß-Kirsch-Pilav (S. 123) mit Bulgur-Weizen, serviert mit grünem Salat mit Sonnenblumenkernen (S. 112)
Gebackene Äpfel, gefüllt mit getrockneten Birnen
- Zwiebeln à la Grecque (S. 107)
Griechische Fischpfanne (S. 115) mit Rotkohl
Sommerpudding (S. 129) mit Pflaumen und Beeren
- Warmer Walnuß-Dip mit Grillgemüse (S. 105)
Falafel (S. 123) und Fettarmer Hummus (S. 140) mit Gurkensalat
Aprikosen-Mandel-Mousse (S. 130)
- Shiro Ae Salat (S. 111)
Brokkoli-Pfanne (S. 121) mit Mandeln
Kranbeeren-Aprikosen-Kompott (S. 132)

❖ BLUTZUCKERBEWERTUNG ❖

Die Werte in der folgenden Tabelle geben die durchschnittliche Erhöhung des Blutzuckerspiegels durch verschiedene kohlenhydrathaltige Lebensmittel wieder. Als Richtlinie wird der Anstieg bei Glukose (= 100 %) zugrunde gelegt. Je niedriger die Werte, umso weniger erhöht das Nahrungsmittel den Blutzuckerspiegel. Empfehlenswert sind Nahrungsmittel, die zuckerarm sind und reichlich lösliche Ballaststoffe oder resistente Stärke enthalten.

- *Glukose* — 100%

- *Getreideprodukte*

Teigwaren, Vollweizen bzw. Weißmehl	42–50
Reis, braun oder weiß	47–55
Hafermüsli (Fertigprodukt)	60
Haferflockenbrei	49
Brot aus Vollkorn- bzw. Weißmehl	70–78
Brot, Mehrkorn oder Pumpernickel	45
Cornflakes	78

- *Zucker*

Fructose	20
Saccharose	65

- *Hülsenfrüchte*

Sojabohnen, Linsen, Kichererbsen, gebackene Bohnen	20–40

- *Obst*

Kirschen, Grapefruit, getrocknete Aprikosen	32 oder weniger
Orangen, Äpfel, Birnen	36–43
Bananen, je nach Reifegrad	30–70

- *Gemüse*

Alle sehr niedrig, ausgenommen	
Erbsen, Süßkartoffeln, Zuckermais	48–55
Kartoffeln, Karotten	56–85

NIEREN & HARNWEGE

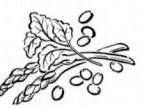

DIE GESUNDHEIT DER NIEREN und des Harntrakts wird direkt von der Ernährung beeinflußt. Die Nieren filtern etwa 180 l Körperflüssigkeit täglich, dadurch wird verständlich, daß jeder Funktionsmangel rasch den Flüssigkeitshaushalt des Körpers beeinträchtigt. Die Nieren spielen außerdem bei der Bildung von Hormonen und roten Blutkörperchen eine Rolle. Männer sollten durch die Ernährung vor allem einer Prostatavergrößerung entgegenwirken, die Beschwerden wie erschwerter Harndrang und im Endstadium Harnverhaltung verursacht.

❖ NIEREN ❖

Die Nieren halten den sensiblen Flüssigkeitshaushalt und das Säure-Basen-Gleichgewicht des Körpers aufrecht, indem sie überschüssiges Wasser, Natrium, Kalium und andere Substanzen ausscheiden. Sie sind wichtig für die Knochendichte, aktivieren Vitamin D und erzeugen ein Hormon, das für die Produktion der roten Blutkörperchen notwendig ist. Schlechte Nierenfunktion kann zu Anämie, porösen Knochen, Wassereinlagerungen, Bluthochdruck, einem höheren Infektionsrisiko und Nierensteinen führen.

ALLGEMEINE EMPFEHLUNGEN

• *Trinken Sie täglich etwa 1½ l, um die Ausscheidung von Stoffwechselabfällen zu unterstützen.*
• *Vermeiden zuviel Salz, Eiweiß und Zucker, die die Nierenfunktion extra belasten.*

ERNÄHRUNGSEMPFEHLUNGEN

• *Getrocknete Aprikosen, grüne Blattgemüse, Kartoffeln und Bananen* enthalten reichlich Kalium, das der Organismus zur Natriumausscheidung benötigt. Zu hohe Natriumwerte sind typisch bei westlicher Ernährung.
• *Spargel, Sellerie, Petersilie, Artischocken und schwarze Johannisbeeren* wirken leicht harntreibend, erhöhen also die Harnproduktion und entlasten somit die Nieren.

Achtung
Gichtpatienten sollten keinen Spargel essen.

NIERENSTEINE

Immer mehr Menschen leiden unter Nierensteinen. Die Ursache hierfür liegt in einem zu hohen Kalziumoxalat- oder Harnsäuregehalt. Können diese Substanzen nicht ausgeschieden werden, bilden sie feste Kristalle, die bei ihrer Wanderung durch die Harnröhre teils starke Schmerzen und Übelkeit verursachen. Zu den Hauptauslösern zählen ungesunde (typisch westliche) Ernährung und zu geringe Flüssigkeitszufuhr.
• Vermeiden Sie mineralarmes Trinkwasser. In Gebieten mit weichem Wasser ist das Nierensteinrisiko höher.
• Nierensteine sind bei Fleischessern häufiger als bei Vegetariern.
• Meist bilden sich Nierenstein aus Kalziumoxalat, das sich bei schlechter Verdauung anreichert. Gefährdete Menschen sollten daher zusätzliches Oxalat aus der Nahrung (Spinat, Rhabarber, Kranbeeren und große Mengen schwarzen Tee) meiden.
• 2 bis 2½ l Flüssigkeitszufuhr täglich ist der effektivste Weg, der Nierensteinbildung vorzubeugen.

ERNÄHRUNGSEMPFEHLUNGEN

• *Vollgetreide, Weizenkeime, Nüsse und Samen* enthalten reichlich Magnesium und Ballaststoffe, die der Körper zur Ausscheidung von überschüssigem Kalzium und Oxalat benötigt.
• *Weizenkeime, Bananen, Kartoffeln, Walnüsse, roter Paprika und Kruziferengemüse* liefern Vitamin B6, das die Oxalatausscheidung unterstützt.
• *Kranbeeren* senken die Kalziumkonzentration im Urin und wirken in mäßigen Mengen (Saft oder Beeren) der Bildung von Kalziumoxalat entgegen.

HARNWEGE

Der Urin, der in den Nieren gebildet wird, fließt die zwei Harnleiter entlang und wird dann in der Blase gespeichert, bis er durch die Harnröhre ausgeschieden wird. Eine gute Urinausscheidung verhütet Infektionen, da Bakterien und steinbildende Mineralien mitausgeschwemmt werden.

ALLGEMEINE EMPFEHLUNG

• *Unterdrücken Sie den Harndrang nicht.*

HARNWEGSINFEKTIONEN

Infektionen der Harnwege und der Blase werden in der Regel durch Bakterien, die aus dem Darm in die Harnröhre eindringen, verursacht. Vorbeugen ist der beste Schutz. Eine Blaseninfektion oder Zystitis ist nicht nur schmerzhaft, sondern kann auch zu Nierenentzündungen führen.
• Versuchen Sie, während einer Infektion mindestens 3 l Wasser täglich zu trinken.

ERNÄHRUNGSEMPFEHLUNGEN

• *Nahrungsmittel, die die körpereigene Abwehr unterstützen* (S. 89), senken allgemein das Infektionsrisiko.
• *Kranbeeren und Heidelbeeren* enthalten Substanzen, die verhindern, daß sich Bakterien in die Wänden der Harnröhre und der Blase einnisten. 300 ml Beerensaft oder 85 g frische Beeren täglich senken das Infektionsrisiko, 340 bis 500 ml Saft oder zwei große Portionen frische Beeren täglich lindern akute Symptome.
• *Knoblauch* entfaltet antibakterielle Wirkungen.

❖ PROSTATA- ❖ VERGÖSSERUNG

Bei vielen Männern vergrößert sich im Alter zwischen 40 und 60 Jahren die Prostata. Der dadurch erzeugte Druck auf die Harnröhre kann zu häufigem und manchmal schmerzhaftem Harnlassen mit gleichzeitig langsamem Urinfluß führen. Dadurch steigt auch das Risiko für Blaseninfektionen und Nierensteine.

ALLGEMEINE EMPFEHLUNG

• *Achten Sie auf Ihr Gewicht, da ein dicker Bauch auf die Blase drückt.*

ERNÄHRUNGSEMPFEHLUNGEN

• *Austern, Schnecken und andere Schalentiere, mageres Fleisch, Pinienkerne, Sesamsamen und Pekanüsse* enthalten ausreichend Zink, das für die normale Prostatafunktion wesentlich ist.
• *Weizenkeime, Fettfisch und Leinsamen* liefern reichlich entzündungshemmende Omega-3- und Omega-6-Fettsäuren.

• *Kürbiskerne* sind ein altes Hausmittel, um einer Prostatavergrößerung vorzubeugen. Sie enthalten Zink, entzündungshemmende Fettsäuren und Phytosterine, die das Anschwellung der Prostata hemmen. Empfohlen werden 25 bis 50 g täglich.
• *Petersilie* ist ein weiteres traditionelles Heilmittel bei Prostataproblemen, vermutlich wegen ihrer harntreibenden Wirkung. Essen Sie bei akuten Beschwerden täglich etwa 25 g frische Blätter. Getrocknetes Kraut hat ähnliche Wirkeigenschaften.

EMOTIONALES WOHLBEFINDEN

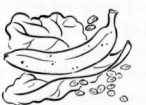 UNSERE ERNÄHRUNG beeinflußt nicht nur unsere Körperfunktionen, sondern in vielfältiger Weise auch unser emotionales Wohlbefinden. Natürlich wissen wir über einige Zusammenhänge: Hunger senkt die Stimmung, gutes Essen belebt den Geist und hebt die Laune. Diese Veränderungen sind nicht nur eingebildet. Einige Lebensmittel enthalten bestimmte Inhaltsstoffe, die auch das emotionale Befinden verbessern, wie Forschungsergebnisse bestätigen.

❖ ERNÄHRUNG ❖ UND EMOTIONEN

Der direkte Weg, auf dem die Nahrung die Stimmung beeinflußt, erfolgt über den Blutzuckerspiegel. Meist sinkt mit dem Blutzuckerspiegel auch die Laune. Vieles spricht auch dafür, daß Nahrungsmittel, die kohlenhydratreich, aber proteinarm sind (beispielsweise Süßigkeiten und Schokolade), die Stimmung heben und beruhigen. Diese Wirkung wird wahrscheinlich durch den Ausstoß des Neurotransmitters Serotonin im Gehirn auslöst, der wiederum vom Insulinspiegel abhängt. Kohlenhydrathaltige Nahrungsmittel, die die Serotoninvorstufe Tryptophan enthalten, versorgen den Körper zusätzlich mit Serotonin. Eine schlechte Stimmungslage kann durch einen Mangel an bestimmten Nährstoffen verursacht werden, beispielsweise kann Eisenmangel zu Depressionen

führen. Auch individuelle Reaktionen auf bestimmte Nahrungsmittel können Verhalten und Stimmung verändern (Hyper- bzw. Hypoaktivität).

ALLGEMEINE EMPFEHLUNGEN

• *Beobachten Sie, welche Nahrungsmittel Ihre Stimmung verändern (negativ oder positiv).*
• *Beschränken Sie Eßgelüste (auch das Verlangen nach Süßigkeiten) auf Kohlenhydrate, die nicht raffiniert und fettarm sind. Süßigkeiten enthalten zu viele »leere« Kalorien.*
• *Wenn Ihre Stimmung nach den Mahlzeiten schnell absinkt, sollten Sie auf 5 bis 6 kleine Gerichte umstellen, um den Blutzuckerspiegel den ganzen Tag konstant halten.*

SCHLECHTE LAUNE, RUHELOSIGKEIT, NERVOSITÄT UND SCHLAFPROBLEME

Sie können viele dieser »psychischen« Symptome lindern, indem Sie reichlich Eisen, die Vitamine B$_1$, B$_2$, Niacin, Vitamin B$_6$, Folat, Vitamin C, Magnesium und Zink zu sich nehmen und einem starken Abfallen oder Steigen des Blutzuckerspiegels vorbeugen.
• *Leber, Weizenkeime, grüne Blattgemüse, Erbsen, Schalentiere, Wild, Fettfisch, Nüsse und Samen* enthalten alle Nährstoffe, die für ein ausgewogenes emotionales Befinden notwendig sind. Versuchen Sie, in Streßsituationen, nach Krankheiten oder während der Einnahme von Medikamenten mehr davon zu essen.
• *Bananen* enthalten Serotonin und sind ein gesunde Alternative zu Süßigkeiten.
• *Hafer* gilt als nervenstärkendes und beruhigendes Nahrungsmittel. Die Wirkungen sind im einzelnen noch nicht erforscht.
• *Kopfsalat, Sellerie und Spargel* sind alte Hausmittel zur Nervenberuhigung. Bislang konnte in Sellerie eine beruhigende Substanz, in Kopfsalat eine schlaffördernde nachgewiesen werden.
• *Nichtraffinierte Kohlenhydrate, insbesondere Hafer und Gerste, Hülsenfrüchte, Obst und Gemüse* enthalten reichlich lösliche Ballaststoffe und helfen, den Blutzuckerspiegel zu stabilisieren (siehe »Diabetes«, S. 90 – 91).

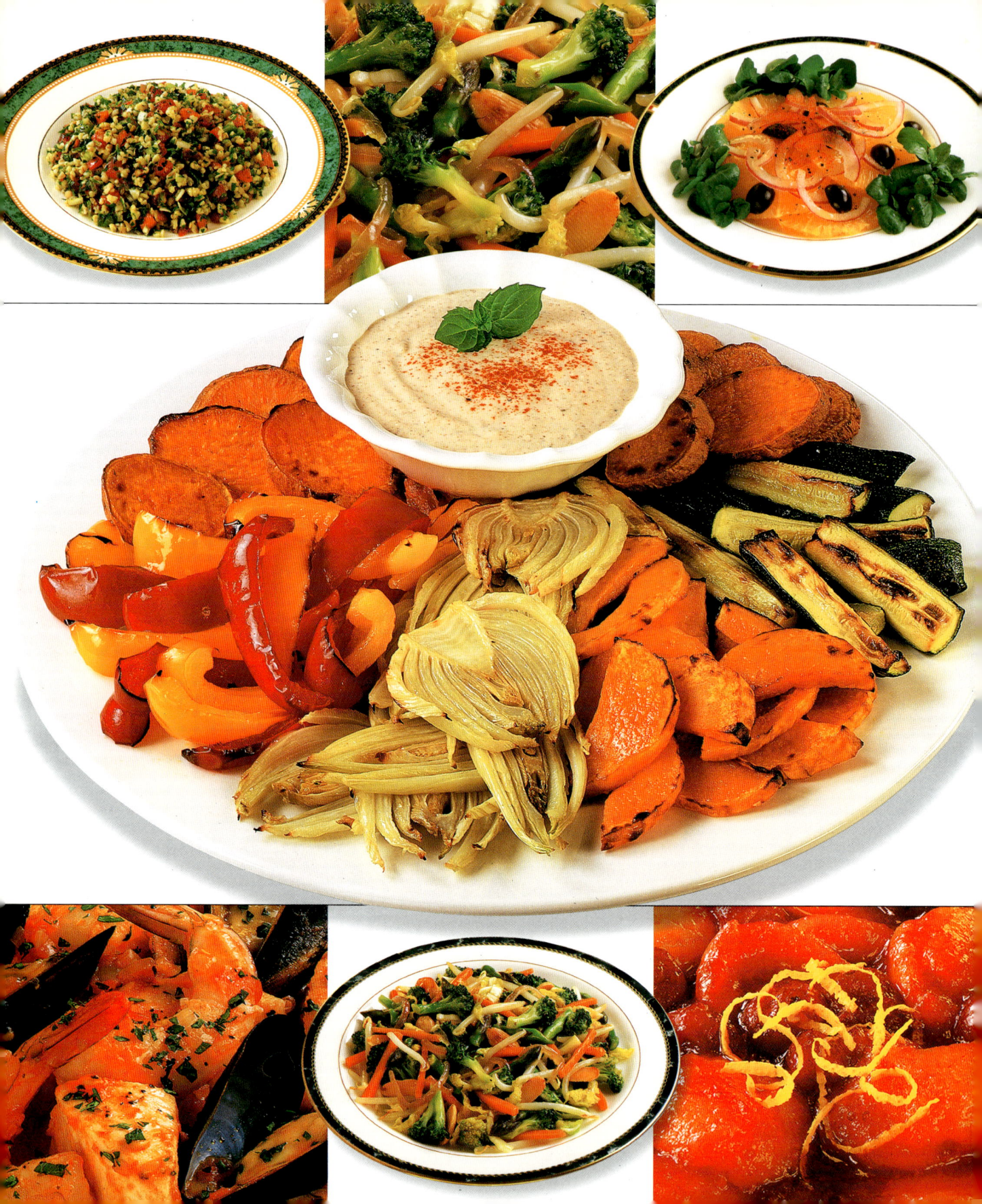

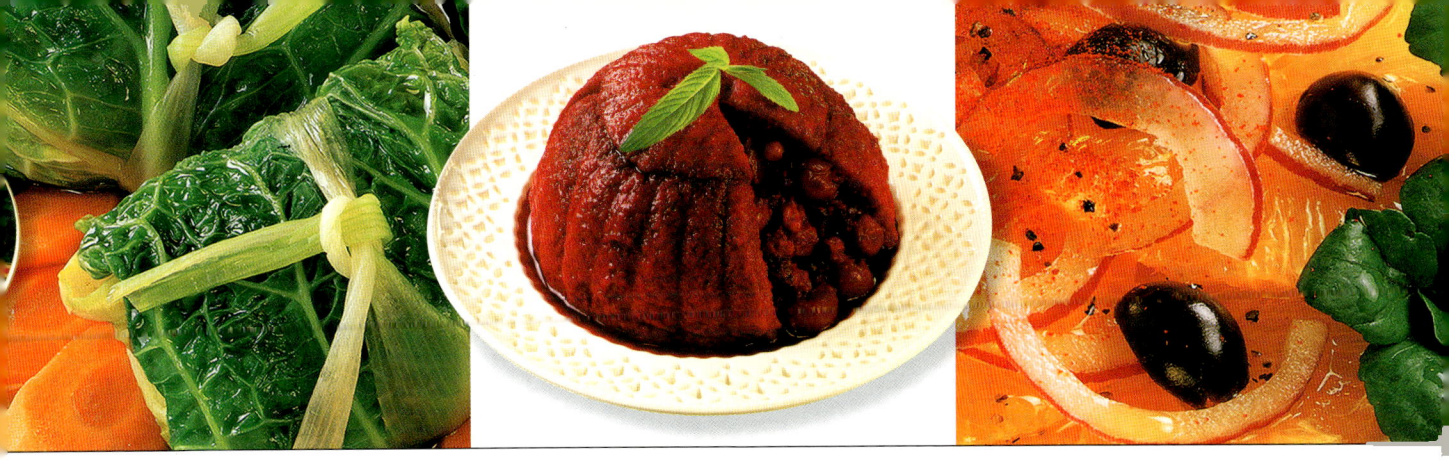

REZEPTE

Fünfzig Top-Nahrungsmittel in modernen und klassischen
Rezeptvariationen. Die vorgestellten Gerichte sind in
ihrem Nährstoffgehalt ausgewogen – kulinarische
Erlebnisse für einen gesunden Ernährungsstil.

Sofern nicht anders angegeben, beziehen sich alle Mengenangaben auf 4 Portionen.
Nährwerte unterliegen natürlichen Schwankungen und können deswegen
nur als Richtlinie gelten.

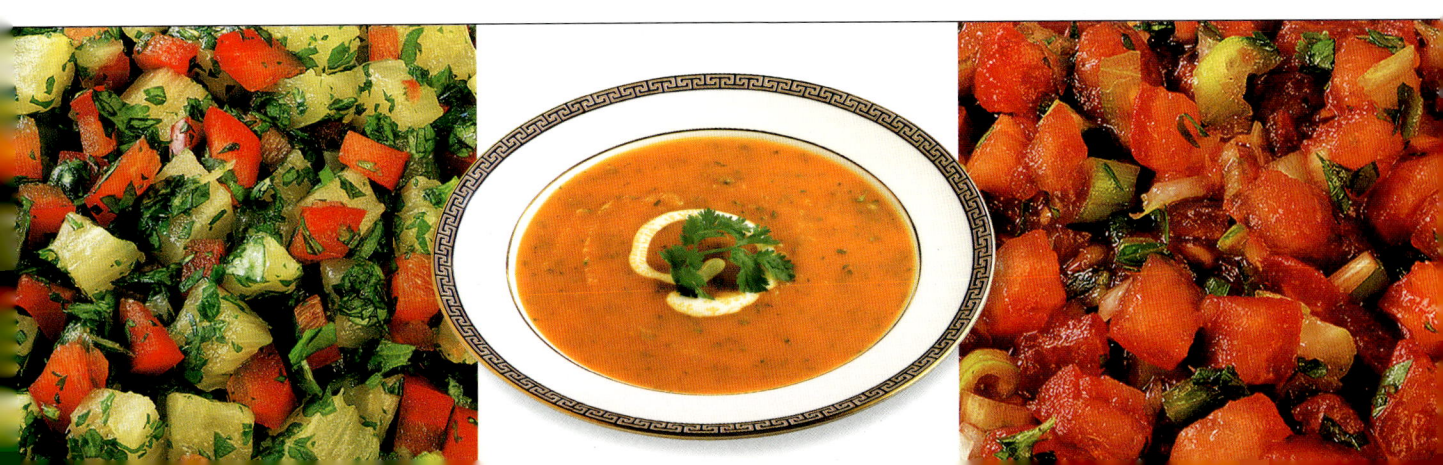

DIE GESUNDE KÜCHE

WELCHEN BEITRAG ein Nahrungsmittel für die gesunde Ernährung leistet, hängt davon ab, wie es gelagert und zubereitet wird. Küchenausstattung und Kochmethoden sind dabei wertvolle Hilfen. Doch ein Gericht kann nur so gut sein wie seine Zutaten. Sofern möglich sollten Produkte aus biologischem Anbau, fettarmes Fleisch und Milchprodukte gewählt werden (siehe S. 13). Fertigprodukte sind oft sehr salzhaltig, weshalb frische Nahrungsmittel immer die bessere Wahl sind. Würzen mit Kräutern, Zitrusfrüchten, Knoblauch und Nüssen schränkt den Salzverzehr ein.

❖ ZUBEREITUNG ❖

DIE NÄHRSTOFFE ERHALTEN

Zerkleinern Sie Gemüse, Obst, Kräuter, Nüsse und Samen immer erst kurz vor dem Kochen oder dem Servieren. An den Schnittflächen sind die empfindlichen Nährstoffe den Einwirkungen von Luft, Licht und Wärme ausgesetzt (siehe S. 21). Ein übriges tut ein Enzym, das das wertvolle Vitamin C zersetzt. Beträufeln Sie die Schnittflächen deshalb mit Zitronensaft, oder verwenden Sie luftdicht abschließbare Behältnisse. Wasserlösliche Nährstoffe laugen im Wasserbad aus.

Küchenmaschinen
Diese praktischen Maschinen erleichtern nicht nur die Arbeit, sondern verringern auch den Nährstoffverlust durch Oxidation.

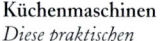
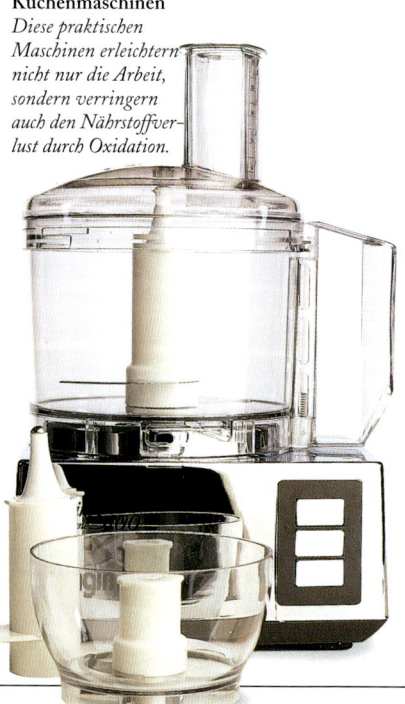

Wiegemesser
Ein scharf geschliffenes Wiegemesser ist eine unentbehrliche Hilfe, um frische Kräuter, vor allem größere Mengen, schnell zu hacken.

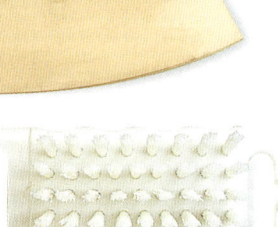

Wurzelbürste
Schalenfrüchte sollten vor der Verarbeitung gründlich mit heißem Seifenwasser abgeschrubbt werden. Empfehlenswert auch für robuste Gemüse.

Sparschäler
Ein Schälmesser entfernt nur die obersten Schichten, die Nährstoffe unter der Haut bleiben erhalten.

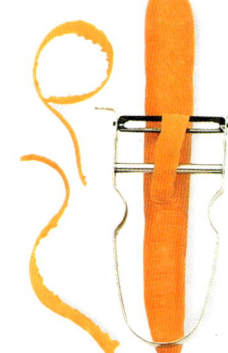

LAGERUNG

Mehrfach ungesättigte Fettsäuren oxidieren schnell, weshalb fetthaltige Nahrungsmittel, wenn sie Luft, Licht und Wärme ausgesetzt sind, schnell ranzig werden (insbesondere bei geringem Vitamin-E-Gehalt). Empfindliche Öle wie Walnußöl sind länger haltbar, wenn Sie nach dem Öffnen eine Vitamin-E-Kapsel in die Flasche geben.

Bewahren Sie fetthaltige Nahrungsmittel wie Käse, gebratenes Fleisch oder Öle, aber auch alkoholische Getränke nicht in Kunststoffbehältern auf: diese könnten schädliche Chemikalien aus dem Plastik absorbieren.

Behälter aus lichtundurchlässigem Glas und rostfreiem Stahl
Um Zersetzungsprozessen von Nahrungsmitteln, die reich an mehrfach ungesättigten Fettsäuren sind (Nüsse, Samen, Weizenkeime und Pflanzenöle), vorzubeugen, sollten diese luftdicht, kühl und dunkel gelagert werden.

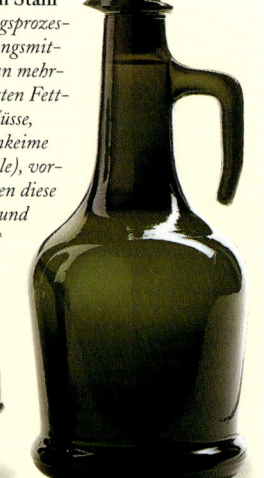

❖ KÜCHENAUSSTATTUNG ❖

GESUNDES KOCHGESCHIRR

Bevorzugen Sie Geschirr aus rostfreiem Stahl, Gußeisen oder Glas. Ein Zusammenhang zwischen Aluminiumbeschichtungen und der Alzheimer-Erkrankung wurde zwar nicht nachgewiesen, aber auch nicht ausgeschlossen. Schwere Kochtöpfe und gußeiserne Pfannen (besser als rostfreier Stahl) leiten die Hitze gleichmäßig – wichtig für fettarme Speisenzubereitung. Wählen Sie am besten Bratpfannen mit geschlossener Kupfer- oder Aluminiumbeschichtung am Garboden.

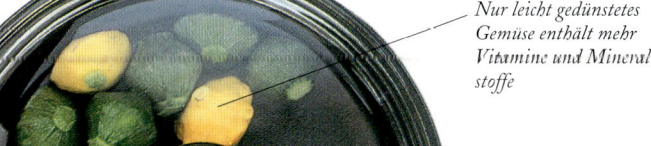

Nur leicht gedünstetes Gemüse enthält mehr Vitamine und Mineral stoffe

Gut schließende Deckel
Aus dicht abgedeckten Töpfen oder Pfannen können die Nährstoffe nicht entweichen. Daneben verkürzt sich nicht nur die Kochzeit, zum Dünsten von Gemüse wird auch weniger Wasser benötigt.

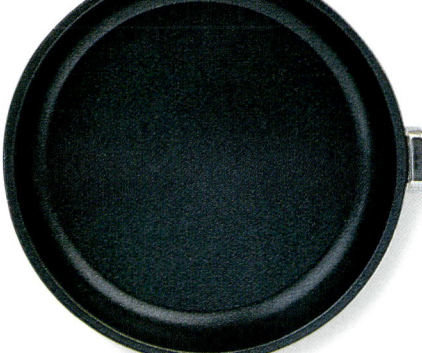

Antihaftpfannen
sind optimal für fettarmes Kochen. Wenn die Beschichtung angekratzt ist oder gar abspringt, nicht mehr verwenden.

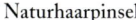

Naturhaarpinsel
Mit einem in Öl getauchten Pinsel fetten Sie Pfannen und Backgeschirr mit einem Minimum an Fett. Verwenden Sie Naturhaarpinsel – Kunststoff schmilzt in der Hitze!

KÜCHENTIPS

Wird Obst und Gemüse gekocht, werden immer wertvolle Vitamine und Mineralien zerstört. Der Nährstoffverlust hängt aber stark von der Temperatur, der Garzeit und der Wasserzugabe ab.

DIE KOCHZEIT MINIMIEREN

• Wasser zum Kochen bringen, bevor Obst und Gemüse (auch Kartoffeln) zugesetzt werden.
• Das Kochgeschirr immer gut zudecken.
• Frische Produkte so kurz wie möglich kochen. (Zeituhr stellen!)
• Warme Gerichte sofort servieren, nicht stehenlassen.

DEN NÄHRSTOFFVERLUST BEGRENZEN

• Dämpfen und Kochen mit wenig Wasser haben ähnliche Wirkung, mit einem Unterschied: In gedämpften Gerichten sind die Nährstoffe weniger ausgelaugt; beim Kochen werden die Zutaten rascher erhitzt, wodurch ein Vitamin-C-zerstörendes Enzym inaktiviert wird.
• Bedecken Sie beim Kochen den Topfboden nur mit 2 bis 3 cm Wasser.
• Verwenden Sie das Kochwasser als Suppengrundlage – ausgelaugte Nährstoffe gehen somit nicht verloren.
• Salzen Sie das Kochwasser nicht: Salz entzieht Wasser, wodurch weitere Nährstoffe ausgelaugt werden.
• Geben Sie nie Natriumbicarbonat an Gemüse, um es schön grün zu halten – es zerstört Vitamin C.

• In Dampfkochtöpfen und Mikrowellenöfen muß nur wenig Wasser zugesetzt werden. Auch durch die verkürzte Garzeit werden empfindliche Nährstoffe bewahrt.

WELCHES ÖL?

Kaltgepreßte, unraffinierte Öle sind reich an Nährstoffen und Aroma.

Kochen bei hohen Temperaturen

Olivenöl, Rapsöl und Sesamöl

Kochen bei niedriger Hitze

Sonnenblumenöl, Haselnußöl und Rapsöl

Für kalte Gerichte

Sonnenblumenöl, Haselnußöl, Weizenkeimöl, Walnußöl und Olivenöl

SUPPEN

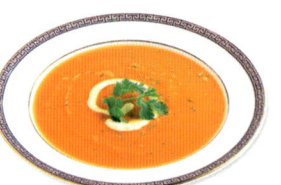

SUPPEN sind schmackhaft und leicht bekömmlich und bieten uns schier unbegrenzte Variationsmöglichkeiten. Doch sind köstliche Suppen nicht nur an kalten Tagen eine wärmende Wohltat oder für Menschen mit wenig Appetit auf Gemüse besonders empfehlenswert. Durch moderne Kochverfahren enthalten sie ein Maximum an gesunden Nährstoffen, sind sättigend und können kalorienarm zubereitet werden, so daß sie auch gewichtsreduzierende Diäten unterstützen. Eine große Hilfe für eine schonende Zubereitung sind die praktischen Handmixer. Sie ermöglichen, daß Gemüse nur noch kurz gekocht werden müssen – wärmeempfindlichen Vitamine und appetitanregenden Farben bleiben so erhalten. Pürierte Gemüsesuppen behalten nicht nur das individuelle Aroma der Zutaten, sondern sind bereits sämig, so daß Butter oder Sahne eingespart werden können. Auch das Vorurteil, Suppen seien arbeitsaufwendig, gilt nicht mehr: Mit einem Mixer oder Pürierstab sind sie in wenigen Minuten servierfertig.

ROTE FRÜCHTESUPPE
Diese traditionelle nordeuropäische Suppe ist sehr fettarm

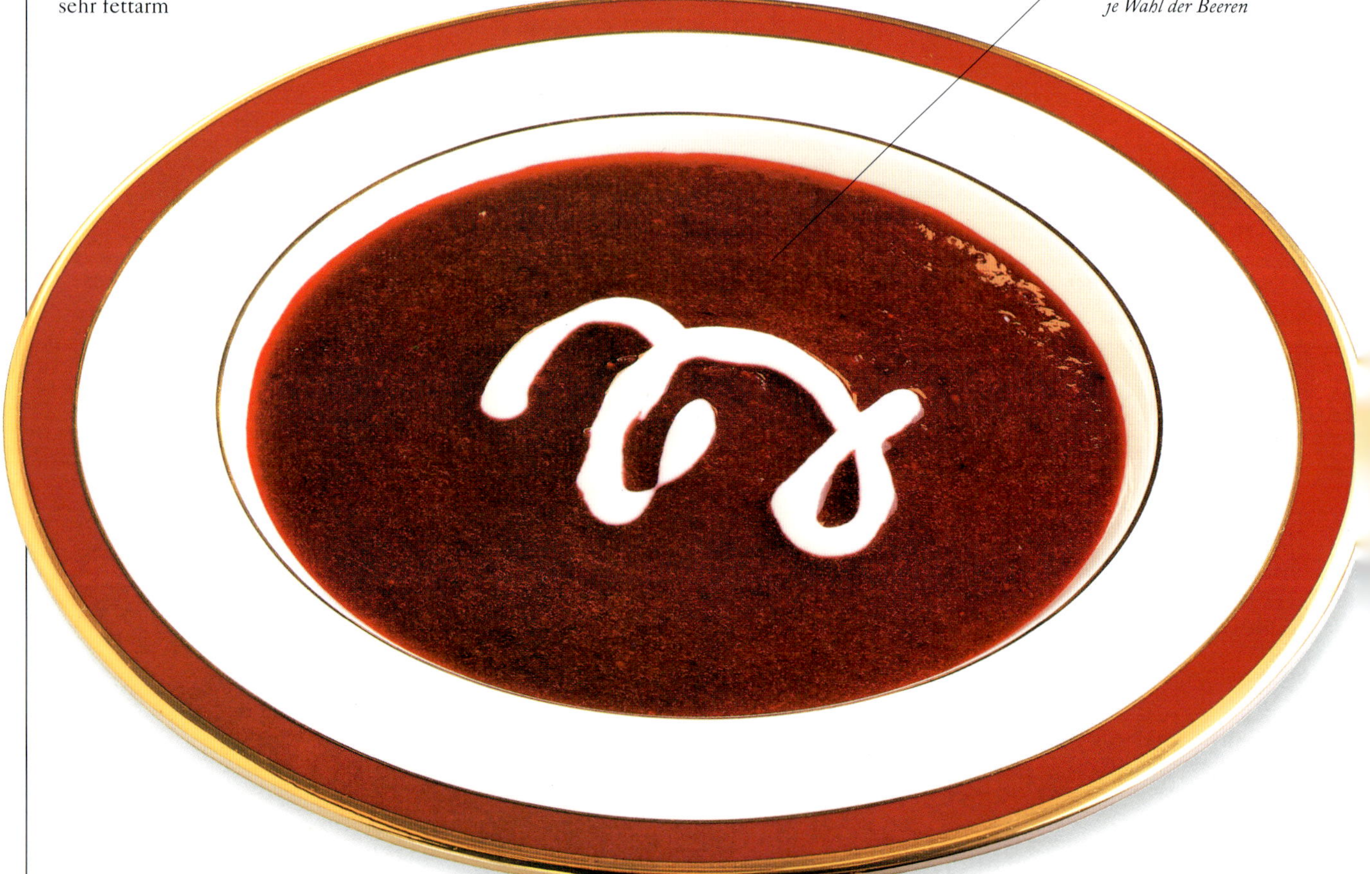

Die Farbe der Suppe kann von hellpink bis blauschwarz variieren – je Wahl der Beeren

❖ ROTE FRÜCHTESUPPE ❖

ZUTATEN

500 g gemischte Beeren (Heidelbeeren, Blaubeeren, Kirschen,
schwarze Johannisbeeren und
Kranbeeren), frisch, gefroren
oder in ungesüßtem Saft

500 ml Wasser oder Saft von
Obstkonserven

Schale einer Zitrone

1 Zimtstange

2 Nelken

Honig (nach Belieben)

1 TL Crème fraîche oder Sauerrahm zur Garnitur

*Diese kalte Suppe ist eine erfrischende Vorspeise.
Mischen Sie herbe und süße Beeren, dadurch entfällt
das Nachsüßen.*

1 Von frischen Beeren Stengel oder Kerne entfernen, kurz waschen und abtropfen lassen. Gefrorene Früchte können ohne Vorbereitung verwendet werden.

2 In einer großen Pfanne Wasser (oder den Fruchtsaft) mit der Zitronenschale, der Zimtstange und den Nelken etwa 10 Minuten leicht köcheln. Außer der Zitronenschale die Gewürze herausnehmen und Früchte zusetzen.

3 Früchte 3 bis 10 Minuten dünsten, dann mit einem Mixer pürieren. Vor dem Servieren 2 Stunden lang kühl stellen.

4 Nach einer Stunde nach Belieben mit Honig nach-süßen – die Suppe sollte leicht herb schmecken.
Mit Crème fraîche oder Sauerrahm garnieren.

NÄHRSTOFFGEHALT

Angaben pro Portion

Kilokalorien/Kilojoule	69/291
Fettgehalt, gesamt (g)	1
% der Kalorien	14
Gesättigte Fette (g)	1
% der Kalorien	8
Kohlenhydrate, gesamt (g)	14
Stärke (g)	0
Ballaststoffe (g)	3
Eiweiß (g)	1
Natrium (mg)	5

Sehr reich an Vitamin C

GESUNDHEITSNUTZEN

Gastroenteritis, S. 79
Kreislauf, S. 82 – 85
Harnwegsinfektionen, S. 92

❖ SÜSS-SAURE SUPPE ❖

ZUTATEN

25 g getrocknete chinesische Pilze

1/4 TL Meersalz

1/4 TL brauner Zucker

1 TL helle Sojasoße

1 TL trockener Sherry

4 TL Kartoffelmehl

1 EL Wasser

1 TL Sesamöl

100 g mageres Schweinefleisch,
in feine Streifen geschnitten

180 g fester Tofu

1,2 l Hühnerbrühe

3 TL helle Sojasoße

2 verquirlte Eier

3 EL süßer Reisessig

2 EL frischer Koriander, gehackt

frisch gemahlener schwarzer
Pfeffer

1 TL Sesamöl

2 Frühlingszwiebeln, in 1 cm
dicke Scheiben geschnitten

1 bis 2 TL Chili-Öl

*Diese wärmende China-Bouillon ist überraschend
schnell gekocht und ein köstliches Tofu-Gericht.
Ein großer Teller ersetzt eine leichte Mahlzeit.*

1 Pilze in eine feuerfeste Schüssel geben und mit kochendem Wasser übergießen. 30 Min. ziehen lassen.

2 Salz, Zucker, 1 TL Sojasoße, Sherry, Mehl, Wasser und Öl in einer Glasschüssel zu einer Marinade verrühren.

3 Schweinefleischstreifen unter die Marinade heben und 20 Min. ziehen lassen.

4 Tofu trockentupfen und würfeln. Die Tofu-Flüssigkeit kann später in die Suppe gegeben werden. Pilze in ein Sieb geben, dann in Streifen schneiden.

5 Brühe in einem großen Topf zum Kochen bringen. 3 TL Sojasoße, Pilze und Schweinefleischstreifen in Marinade zusetzen. Ein paar Minuten köcheln, dann die Wärme reduzieren.

6 Gewürfelten Tofu unterheben und wieder langsam zum Kochen bringen (Tofu-Würfel dürfen nicht zer-brechen).

7 Die verquirlten Eier langsam über den Rücken einer Gabel in die Suppe gießen, dann vorsichtig mit der Gabel verrühren, um die Eistränge zu trennen. Hitze wegnehmen und die Eier gerinnen lassen.

8 Mit Reisessig, Koriander, Pfeffer, Sesamöl und nach Blelieben mit etwas Sojasoße ab-schmecken.

9 Vor dem Servieren mit den Frühlingszwiebeln servieren und etwas Chili-Öl in jeden Teller geben.

NÄHRSTOFFGEHALT

Angaben pro Portion

Kilokalorien/Kilojoule	182/759
Fettgehalt, gesamt (g)	11
% der Kalorien	54
Gesättigte Fette (g)	2
% der Kalorien	11
Kohlenhydrate, gesamt (g)	7
Stärke (g)	1
Ballaststoffe (g)	sehr wenig
Eiweiß (g)	14
Natrium (mg)	875

Reich an Kalzium *und* Phosphor

GESUNDHEITSNUTZEN

Atemwegsinfektionen, S. 76
Verdauung, S. 78 – 79
Kreislauf, S. 82 – 85
Menopause, S. 87

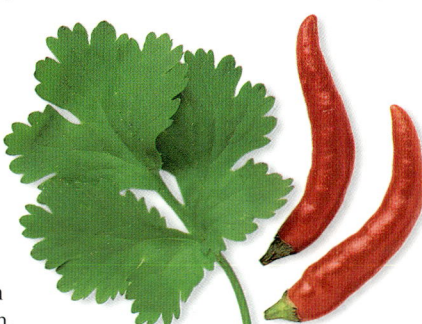

❖ KAROTTEN-KORIANDER-SUPPE ❖

ZUTATEN

1 kg Karotten

1 EL Olivenöl oder Butter (oder gemischt)

1,2 l Wasser bzw. Fleisch- oder Gemüsebrühe

4 TL frischer Koriander

frisch gemahlener schwarzer Pfeffer

Meersalz

1 TL Sauerrahm oder Crème fraîche zur Garnierung

Diese farbig brillante, sämige Suppe ersetzt ein Gemüsegericht. Sie ist ideal für Picknicks oder als Snack.

1 Karotten gut abbürsten oder dünn schälen und in Stücke schneiden.

2 In einem großen Topf Butter oder Öl erhitzen, Karotten-Stücke hinzufügen und einige Minuten leicht dünsten.

3 Mit Wasser (alternativ Brühe) ablöschen, bedeckt zum Kochen bringen, dann die Hitze reduzieren und weiter 15 Min. leicht köcheln.

4 Koriander hinzufügen (einige Blätter zur Garnierung beseite legen) und die Suppe pürieren. Nach Belieben abschmecken, in Teller anrichten und je mit einem Rahmhäubchen und einem Korianderblatt garnieren.

NÄHRSTOFFGEHALT

Angaben pro Portion

Kilokalorien/Kilojoule	132/550
Fettgehalt, gesamt (g)	6
% der Kalorien	38
Gesättigte Fette (g)	1
% der Kalorien	10
Kohlenhydrate, gesamt (g)	20
Stärke (g)	0
Ballaststoffe (g)	6
Eiweiß (g)	6
Natrium (mg)	66

Reich an Carotin *und* Kalium

GESUNDHEITSNUTZEN

Herzgesundheit, S. 82–85
Abwehrsystem, S. 89

VARIATIONEN

◆ *Fenchel- oder Rote-Beete-Suppe: gleiche Zubereitung.*
◆ *Koriander kann durch andere frische Kräuter wie Dill, Schnittlauch, Zitronenmelisse oder Fenchel ersetzt werden.*

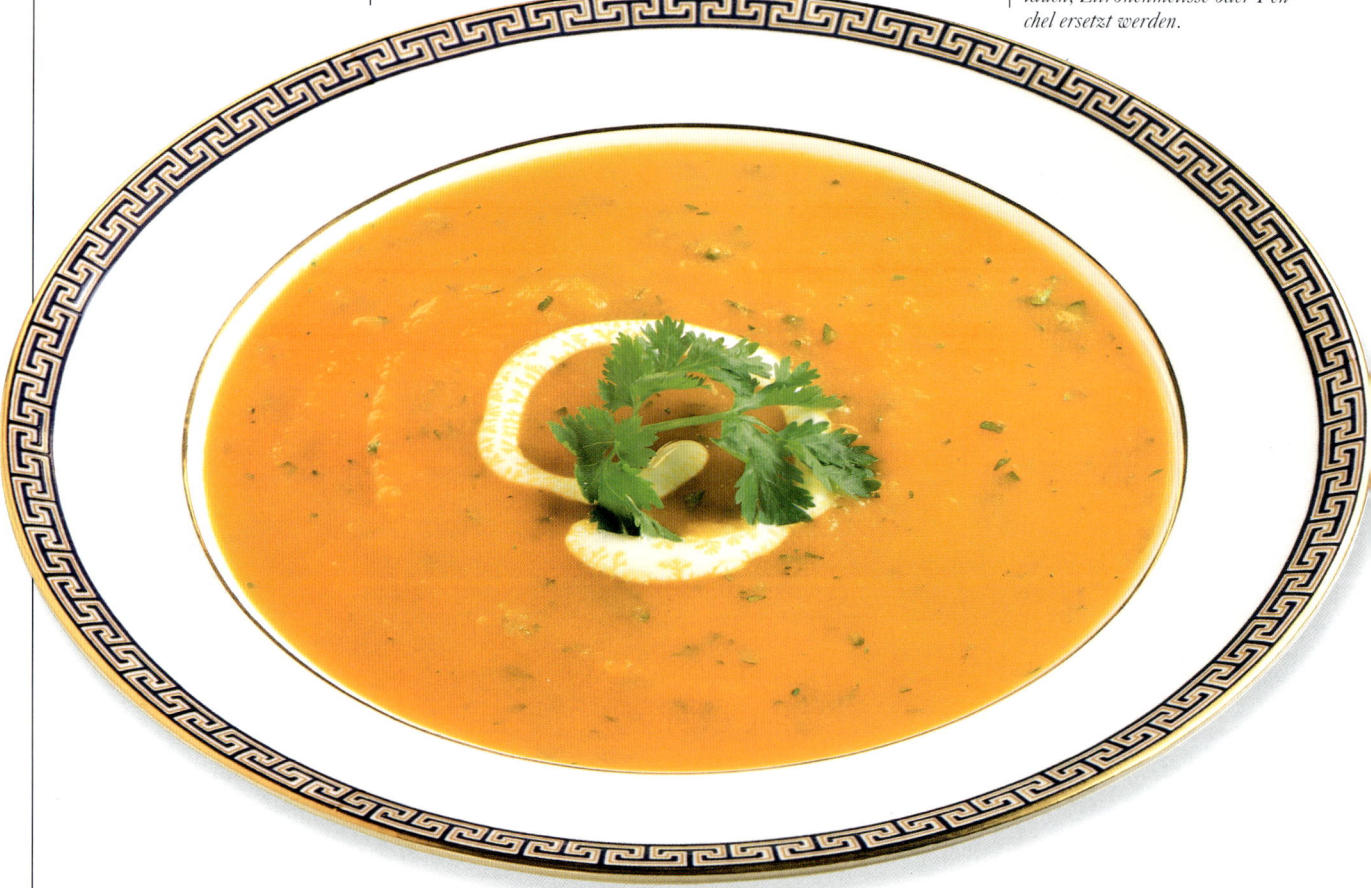

❖ SUIMONO-SUPPE ❖

Diese klare, fast fettfreie japanische Suppe ist der ideale Ausgleich zu einem schweren Hauptgang oder einem kalorienreichen Dessert.

ZUTATEN

15 g Kombu-Algen
15 g enthäutete, getrocknete Thunfischfilets
2 TL helle Sojasoße
250 g fester Tofu
2 Frühlingszwiebeln, fein gehackt
Zitronenschale

VARIATIONEN

◆ *Tofu kann durch gekochtes, fein geschnittenes Hühnerfleisch, Garnelen oder andere Schalentiere ersetzt werden. Die Suppe dann etwas länger kochen.*

◆ *Anstatt Frühlingszwiebeln Brunnenkresse, gehackte Nori-Algen, dünne Porreescheiben oder ein paar grüne Erbsen verwenden.*

1 1 l Wasser zum Sieden bringen, dann Algen hinzufügen, Hitze reduzieren und 4 Min. unter ständigem Rühren leicht köcheln.

2 Mit einem Sieblöffel die Algen aus der Suppe nehmen und beiseite stellen, dafür den Thunfisch zusetzen. Kurz aufkochen, dann den Topf von der Kochplatte nehmen. Wenn sich die Thunfischfilets abgesetzt haben, die Brühe durch ein Sieb gießen.

3 Die Brühe aufkochen und mit Sojasoße abschmecken.

4 Den abgetropften Tofu in 8 Würfel schneiden, in die Brühe geben und vorsichtig erhitzen.

5 Gehackten Frühlingszwiebeln, einen Streifen Zitronenschale und 2 Tofu-Würfel in jede Suppenschüssel geben, die heiße Suppe darübergießen und sofort servieren.

NÄHRSTOFFGEHALT

Angaben pro Portion

Kilokalorien/Kilojoule	49/206
Fettgehalt, gesamt (g)	3
% der Kalorien	49
Gesättigte Fette (g)	1
% der Kalorien	6
Kohlenhydrate, gesamt (g)	1
Stärke (g)	in Spuren
Ballaststoffe (g)	2
Eiweiß (g)	6
Natrium (mg)	273

Reich an Kalzium und Jod

GESUNDHEITSNUTZEN

Menopause, S. 87

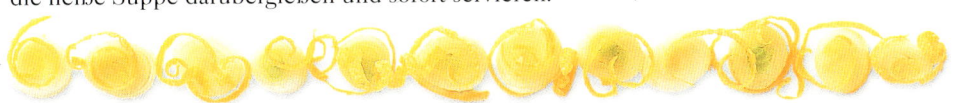

❖ WÜRZIGE HÜHNER-KOKOS-SUPPE ❖

Chili, Zwiebeln und Ingwer verleihen dieser thailändischen Suppe etwas Besonderes und regen Kreislauf und Verdauung an.

ZUTATEN

1 Hühnerbrust mit Haut und Knochen
1 Zwiebel, gehackt
4 Kaffernhirseblätter
3 Limonengrasstengel, leicht zerquetscht
1 Stück frischer Ingwer (etwa 3 cm) oder fein geschnittener frischer Galgant (etwa 10 cm)
1 kleine rote Chilischote ohne Samen, fein geschnitten
100 g Austern oder Shiitake-Pilze, fein geschnitten
2 fein geschnittene Wasserkastanien (nach Belieben)
1 EL Thaifischsoße
Saft einer Limone und einer halben Zitrone
200 ml Kokosmilch
frisch gemahlener schwarzer Pfeffer
Meersalz
1 EL frischer Koriander, gehackt

1 In einem großen Topf die Hühnerbrust, die Zwiebeln, das Limonengras, Ingwer (oder Galgant) und Chili mit 1 l Wasser zum Kochen bringen. Bei leichter Hitze zugedeckt köcheln, bis das Fleisch zart ist.

2 Hühnerbrust herausnehmen, Haut und Knochen ablösen und das Fleisch kleinschneiden. Haut und Knochen wieder in die Brühe geben und weitere 15 Min. leicht köcheln.

3 Brühe durch ein Sieb filtern, bis auf ein paar Chili-Scheiben alle Gewürze entfernen. In die klare Brühe Hühnerfleisch, Pilze und eventuell Wasserkastanien geben.

4 3 Min. leicht köcheln, dann die Fischsoße, Zitronen- und Limonensaft und Kokosmilch unterrühren. Vom Herd nehmen und abschmecken.

5 Gehackten Koriander auf Teller verteilen, die Suppe erneut erwärmen, darübergießen und sofort servieren.

NÄHRSTOFFGEHALT

Angaben pro Portion

Kilokalorien/Kilojoule	83/349
Fettgehalt, gesamt (g)	6
% der Kalorien	60
Gesättigte Fette (g)	4
% der Kalorien	4
Kohlenhydrate, gesamt (g)	1
Stärke (g)	in Spuren
Ballaststoffe (g)	in Spuren
Eiweiß (g)	7
Natrium (mg)	202

GESUNDHEITSNUTZEN

Atemwegsinfektionen, S. 76
Verdauung, S. 78–79
Kreislauf, S. 82–85

VARIATIONEN

◆ *Anstatt mit Huhn die Suppe mit 200 g gewürfeltem Tofu anreichern (in Schritt 3 hinzufügen).*

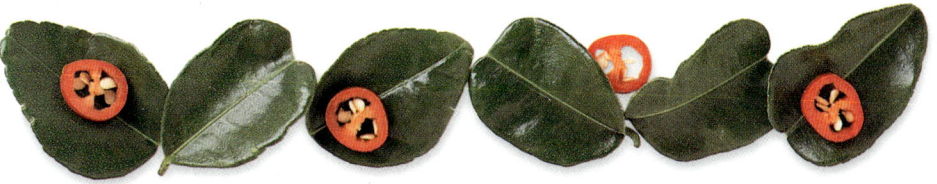

❖ GRÜNE SCHTSCHI-SUPPE ❖

ZUTATEN

2 Eier (nach Belieben)
1,2 l Gemüsebrühe
1 Selleriestange, fein geschnitten
1 Lorbeerblatt
5 Pfefferkörner
1 Zwiebel, fein gehackt
200 g Kartoffeln, in Scheiben geschnitten
2 EL Buchweizen oder Reis
500 g Spinat, Sauerampfer oder junge Brennesselblätter (oder gemischt)
2 EL fein gehackter Dill
Saft einer Zitrone
Meersalz
4 TL Sauerrahm zur Garnierung

Diese fleischlose Variante der traditionellen russischen Suppe kann aus jedem beliebigen grünen Saisongemüse zubereitet werden.

1 (Nach Belieben) Eier hart kochen, abtropfen und mit kaltem Wasser abschrecken.

2 Die Brühe mit Sellerie, Lorbeer, Pfefferkörnern, Zwiebel, Kartoffeln und Buchweizen oder Reis erhitzen. Aufkochen und zugedeckt 15 Min. leicht köcheln.

3 In der Zwischenzeit den Spinat (alternativ andere grüne Blattgemüse) gründlich waschen und fein hacken. Das Lorbeerblatt und die Pfefferkörner aus der Suppe nehmen, Blattgemüse zusetzen und erneut zum Kochen bringen.

4 2 Min. kochen, dann die Hitze wegnehmen und 5 Min. ziehen lassen.

5 Die Suppe pürieren und nach Belieben mit Dill, Zitronensaft und Salz würzen.

6 In Teller anrichten, je mit einem Löffel Sauerrahm und einem halben hartgekochten Ei garnieren und servieren.

NÄHRSTOFFGEHALT

Angaben pro Portion

Kilokalorien/Kilojoule	91/380
Fettgehalt, gesamt (g)	2
% der Kalorien	22
Gesättigte Fette (g)	1
% der Kalorien	7
Kohlenhydrate, gesamt (g)	13
Stärke (g)	8
Ballaststoffe (g)	4
Eiweiß (g)	6
Natrium (mg)	187

Reich an Kalzium, Eisen, Folat, Magnesium *und* Vitamin A

GESUNDHEITSNUTZEN

Anämie, S. 85
Immunsystem, S. 89

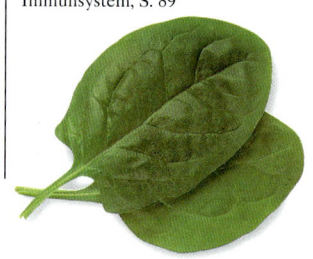

❖ SCHWEIZER ZWIEBELSUPPE ❖

ZUTATEN

2 EL kaltgepreßtes Olivenöl oder Rapsöl
500 g Zwiebeln, fein geschnitten
$^{1}/_{2}$ zerquetschte Knoblauchzehe
$^{1}/_{2}$ TL brauner Zucker
1 l Fleisch- oder Gemüsebrühe
frisch gemahlener schwarzer Pfeffer
Meersalz
4 Scheiben Vollkornbrot
24 g frisch geriebener Gruyère oder Parmesan
25 g Petersilie, fein gehackt
150 ml Rotwein (nach Belieben)

Diese leichte Variante des traditionellen französischen Rezepts enthält reichhaltig Zwiebeln und damit auch viele ihrer gesunden Inhaltsstoffe.

1 In einer schweren Pfanne Öl erhitzen und Zwiebelringe in dicken Schichten hinzufügen. Gelegentlich umrühren und unbedeckt bei mäßiger Hitze etwa 30 Min. dünsten.

2 Wenn die Zwiebeln goldgelb und glasig sind, Knoblauch und Zucker hinzufügen. Unterdessen die Brühe in einem Topf zum Kochen bringen. Kochend über die Zwiebeln gießen, gut umrühren, bei Blasenbildung die Wärme wegnehmen und zugedeckt 20 bis 30 Min. leicht weiterköcheln. Kräftig würzen.

3 Suppenteller vorwärmen, in jeden Teller eine Scheibe Brot mit Käse geben. Die Suppe nach Belieben mit Wein versetzen und heiß über das Brot gießen. Sofort servieren.

NÄHRSTOFFGEHALT

Angaben pro Portion

Kilokalorien/Kilojoule	220/920
Fettgehalt, gesamt (g)	11
% der Kalorien	44
Gesättigte Fette (g)	3
% der Kalorien	12
Kohlenhydrate, gesamt (g)	25
Stärke (g)	14
Ballaststoffe (g)	4
Eiweiß (g)	7
Natrium (mg)	267

GESUNDHEITSNUTZEN

Atemwegsinfektionen, S. 76
Gastroenteritis, S. 79
Kreislauf, S. 82–85

VARIATIONEN

◆ *Wer die Suppe stärker gewürzt liebt, verwendet 3 Knoblauchzehen, einen aromatischen Rotwein und Vollkornknoblauchbrot.*
◆ *Käse kann durch gehackte frische Kräuter ersetzt werden.*

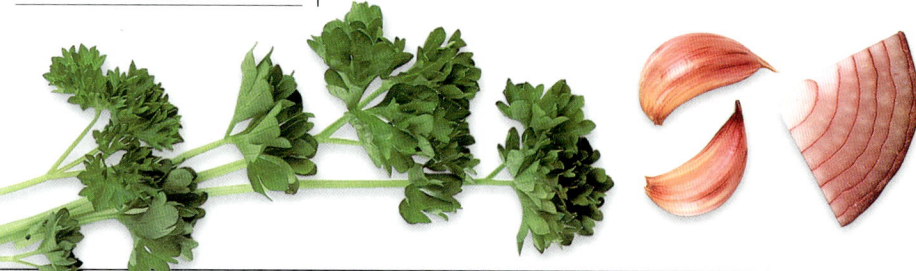

❖ Brunnenkresse-Suppe ❖

Zutaten

1 EL kaltgepreßtes Olivenöl oder Butter

1 Bund Frühlingszwiebeln oder 1 Stange Porree, fein gehackt

1 mittlere oder 2 kleine Kartoffeln, geschält und gewürfelt

1 l Wasser bzw. Fleisch- oder Gemüsebrühe

3 Bund Brunnenkresse

75 ml Sauerrahm oder Crème fraîche

etwas gemahlene Muskatnuß

frisch gemahlener schwarzer Pfeffer, Meersalz

Diese Suppenvariation besticht durch ihren erfrischenden Geschmack. Durch die kurze Kochzeit bleiben die wertvollen Vitamine der Kresse erhalten.

1 In einem Topf Öl oder Butter erhitzen, die gehackten Frühlingszwiebel (alternativ den Porree) hinzufügen und bei mäßiger Hitze etwa 10 Min. dünsten.

2 Mit Wasser (oder Brühe) aufgießen, Kartoffeln hinzufügen und aufkochen. Die Hitze stark reduzieren und bedeckt 10 Min. leicht köcheln.

3 Brunnenkresse abbrausen, abtropfen lassen und dann grob hacken. In die Suppe geben und 2 Min. köcheln. Dann Topf von der Kochplatte nehmen und 5 Min. ziehen lassen.

4 Suppe pürieren, Sauerrahm oder Crème fraîche einrühren, mit Muskatnuß, Pfeffer und Salz abschmecken. Vor dem Servieren nur leicht erhitzen, nicht aufkochen.

Nährstoffgehalt

Angaben pro Portion

Kilokalorien/Kilojoule	120/500
Fettgehalt, gesamt (g)	9
% der Kalorien	64
Gesättigte Fette (g)	3
% der Kalorien	24
Kohlenhydrate, gesamt (g)	7
Stärke (g)	5
Ballaststoffe (g)	2
Eiweiß (g)	4
Natrium (mg)	49

Reich an Carotinen, Folat *und* Eisen

Gesundheitsnutzen

Herzgesundheit, S. 82–85
Anämie, S. 85
Immunsystem, S. 89

❖ Gemüse-Eintopf ❖

Zutaten

2 TL kaltgepreßtes Olivenöl oder Rapsöl

1 EL Butter

2 Zwiebeln, fein gehackt

1 Stange Sellerie, fein gehackt

200 g Winterkürbis, geschält, ohne Samen und in Scheiben geschnitten

125 g Karotten, in dicke Stäbchen geschnitten

175 g Kartoffeln, in Scheiben geschnitten

500 ml Gemüsebrühe

1 Lorbeerblatt

150 g Brokkoliröschen

100 g Zuckermais, Erbsen oder Zuckerschoten

(nach Belieben) 2 Tomaten, geschält, ohne Samen und gehackt

500 ml fettarme Milch

3 EL gehackte frische Kräuter wie Basilikum, Oregano, Fenchel, Dill und Petersilie, entweder einzeln oder gemischt

frisch gemahlener schwarzer Pfeffer, Meersalz

Diese nahrhafte Suppe ist leichter als herkömmliche Eintöpfe und enthält reichlich die wertvollen Inhaltsstoffe von Karotten, Sellerie, Brokkoli, Winterkürbis und Tomaten. Für 6 Personen.

1 In einem großen Topf Öl und Butter erhitzen, darin Zwiebelwürfel bei mäßiger Hitze und unter gelegentlichem Umrühren 10 Min. dünsten.

2 Vorbereiteten Sellerie, Winterkürbis, Karotten und Kartoffeln dazugeben, kurz erhitzen, dann die Wärme zurücknehmen und 5 Min. unter gelegentlichem Umrühren weiterdünsten.

3 Mit Brühe aufgießen. Lorbeerblatt hinzufügen, aufkochen und zugedeckt 7 bis 8 Min. leicht köcheln, bis die Kartoffeln fast weich sind.

4 Brokkoli, Zuckermais (oder Erbsen oder Schoten) und ggf. Tomaten unterheben. 3 bis 4 Min. kräftig kochen, bis der Brokkoli bißfest ist.

5 Milch und Kräuter einrühren, abschmecken und servieren.

Nährstoffgehalt

Angaben pro Portion

Kilokalorien/Kilojoule	188/786
Fettgehalt, gesamt (g)	9
% der Kalorien	44
Gesättigte Fette (g)	3
% der Kalorien	14
Kohlenhydrate, gesamt (g)	21
Stärke (g)	10
Ballaststoffe (g)	3
Eiweiß (g)	6
Natrium (mg)	81

Reich an Antioxidanzien, Kalzium, Phosphor *und* Kalium

Gesundheitsnutzen

Herzgesundheit, S. 82–85
Immunsystem, S. 89

Variationen

◆ *Meeresfrüchte-Eintopf:* Mit dem Brokkoli (Schritt 4) 150 g Muscheln oder Garnelen hinzufügen.

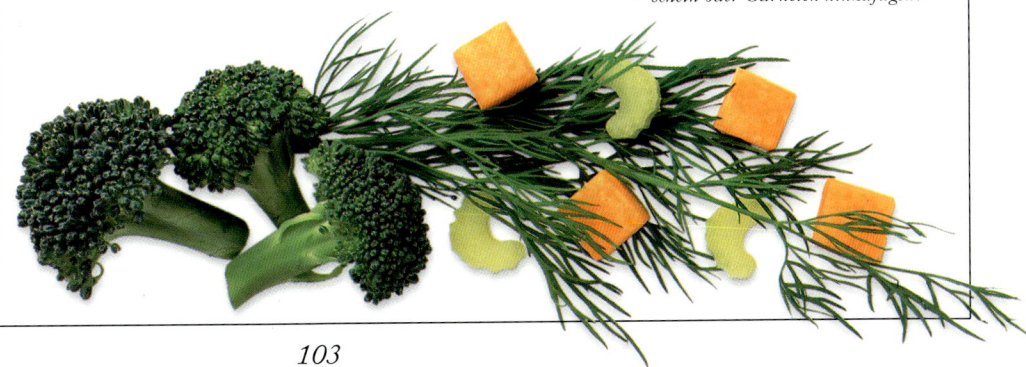

VORSPEISEN

VORSPEISEN werden gegessen, wenn der Appetit am größten ist. Somit stimmen sie nicht nur auf die folgenden Gänge ein, sondern bieten die ideale Gelegenheit, den Organismus mit lebenswichtigen Vitaminen und Mineralien zu versorgen, etwa in Form von rohen oder nur leicht gedünsteten Gemüse- oder Obstgerichten. Sie dämpfen den Hunger, während ihre Farbe, ihre knackige Textur und ihr Aroma bereits die Verdauungstätigkeit anregt. In vielen Ländern gehören diese Appetitanreger

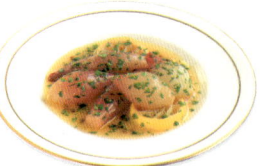

deswegen schon lange zu einem ausgewogenen Essen, vor allem Gemüse wie Paprika, Fenchel, Zwiebeln, Spargel und Artischocken sind die Grundlagen einer Vielzahl von traditionellen Vorspeisen. Bilden ein leichter Salat oder ein vegetarisches Gericht den Hauptgang, kann man alternativ auch mit einer sättigenden Vorspeise beginnen, beispielsweise Hering oder Hühnerleber. Selbst kleine Portionen liefern viele wichtige Nährstoffe und ergänzen den Hauptgang zu einem ausgewogenen Menü.

WARMER WALNUSS-DIP MIT GRILLGEMÜSE
Diese farbenfrohe und appetitanregende Vorspeise ersetzt bereits ein Gemüsegericht

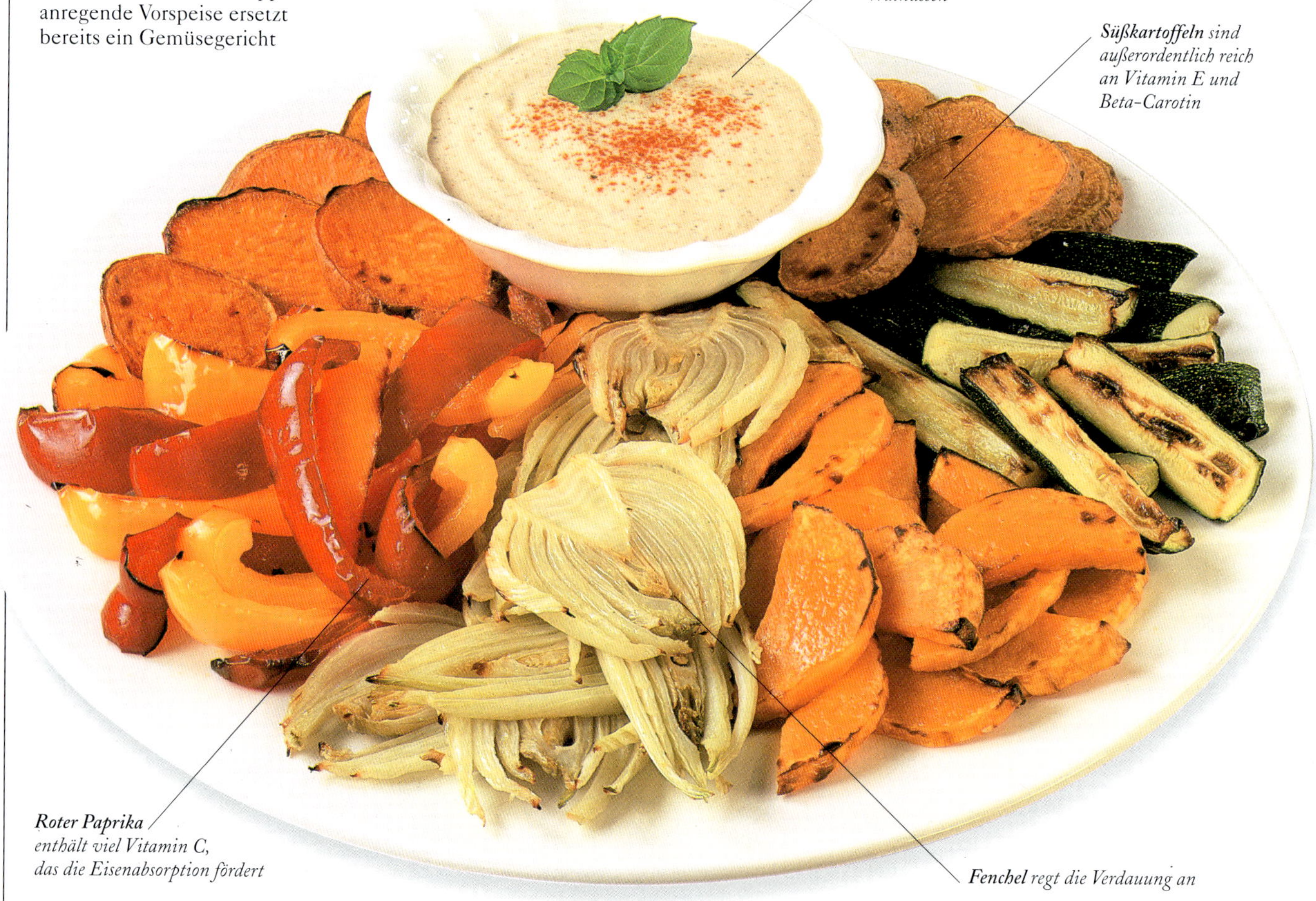

Der Dip enthält die essentiellen Fettsäuren aus den Walnüssen

Süßkartoffeln sind außerordentlich reich an Vitamin E und Beta-Carotin

Roter Paprika enthält viel Vitamin C, das die Eisenabsorption fördert

Fenchel regt die Verdauung an

❖ WARMER WALNUSS-DIP MIT GRILLGEMÜSE ❖

ZUTATEN

75 g Walnußhälften

200 ml fettarmer Naturjoghurt

1 Eiklar

20 g frisch geriebener Parmesan

1 halbe Knoblauchzehe, zerquetscht

1 Prise Paprikapulver

2 bis 3 Tropfen Chilisoße oder
1 TL fein gehackte frische
Kräuter (Dill, Basilikum,
Petersilie und Minze)

frisch gemahlener schwarzer
Pfeffer

Meersalz

2 TL kaltgepreßtes Olivenöl

1 Fenchelknolle, in dünne
Scheiben geschnitten

1 kleine Süßkartoffel,
in Scheiben geschnitten

300 g Winterkürbis, geschält,
ohne Samen und dünn geschnitten

2 rote, orange oder gelbe
Paprika, entkernt und in 2,5 cm
lange Streifen geschnitten

2 Zucchini, geviertelt und in
10 cm lange Stücke geschnitten

170 g Vollkornbrot zum Servieren

Das feine Walnußaroma macht Appetit auf leicht gegrillte Gemüse, die uns mit vielen wichtigen Schutzvitaminen und wertvollen Mineralien versorgen. Für 6 Portionen.

1 In einer Küchenmaschine die Walnüsse zu einem groben Mehl vermahlen.
2 Walhnußmehl (auch mit kleinen Walnußstücken) gut mit Joghurt, dem Eiklar, Parmesan, Knoblauch und Paprikapulver verrühren. Chilisoße (alternativ kleingehackte frische Kräuter) hinzufügen. Die Chilisoße würzt den Dip pikant, während ihm frische Kräuter wie Dill, Basilikum, Petersilie und Minze einen milden aromatischen Geschmack verleihen.
3 Die Mischung in einen Topf geben und 1 bis 3 Min. vorsichtig erhitzen (nicht kochen!). Das Eiklar verhindert das Gerinnen des Joghurt. Vom Herd nehmen und mit Pfeffer und Salz abschmecken.
4 Zum Grillen der Gemüse einen kleinen Rost, beispielsweise einen japanischen Hibachi, einen Grill oder eine gußeiserne Pfanne erhitzen. Fenchel, Süßkartoffeln und Winterkürbisscheiben leicht mit Olivenöl bestreichen (bei Paprika und Zucchini nicht notwendig).
5 Gemüse etwa 5 bis 10 Min. grillen, bis sie leicht braun, aber noch knackig und bißfest sind. Beachten Sie: Paprika und Zucchini sind schneller gar.
6 Einige dicke Scheiben Brot knusprig grillen und in Stifte schneiden.
7 Den warmen Dip mit dem heißen Grillgemüse und dem getoasteten Brot servieren.

NÄHRSTOFFGEHALT

Angaben pro Portion

Kilokalorien/Kilojoule	427/1777
Fettgehalt, gesamt (g)	28
% der Kalorien	58
Gesättigte Fette (g)	6
% der Kalorien	13
Kohlenhydrate, gesamt (g)	30
Stärke (g)	16
Ballaststoffe (g)	7
Eiweiß (g)	16
Natrium (mg)	305

Reich an Beta-Carotin, Kalzium, Folat, Magnesium, Phosphor, Kalium, Vitamine C und E, Zink

GESUNDHEITSNUTZEN

Kreislauf und Herzgesundheit, S. 82–85
Immunsystem, S. 89

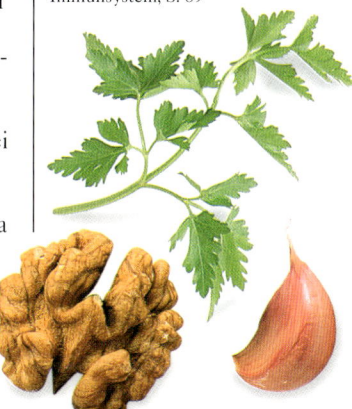

❖ SPARGEL MIT PARMESAN UND MUSKAT ❖

ZUTATEN

2 Bund frischer grüner Spargel

40 g frisch geriebener Parmesan

1 Prise frisch geriebene
Muskatnuß

VARIATIONEN

♦ Heiß mit einem weichgekochtem oder pochiertem Ei pro Person servieren oder mit einer Vinaigrette aufwärmen.

Grüner Spargel schmeckt genauso köstlich wie die teureren weißen Sorten, enthält jedoch mehr Carotine und Vitamin C.

1 6 cm Wasser in einem Dampfkochtopf oder einem speziellen Spargelkochtopf zum Kochen bringen.
2 Holzige Enden von den Spargelstangen abschneiden, dann die Stangen mit einem Baumwollband zusammenbinden. Zwischen 5 und 10 Min. dünsten, bis die Stangen zart sind.
3 Spargel herausnehmen, kurz abtropfen lassen, dann auf einer vorgewärmten Platte fächerförmig anrichten.
4 Parmesan über die Spargelstangen streuen und etwas Muskat frisch darüberreiben. Sofort mit Fingerschalen servieren.

NÄHRSTOFFGEHALT

Angaben pro Portion

Kilokalorien/Kilojoule	76/317
Fettgehalt, gesamt (g)	4
% der Kalorien	48
Gesättigte Fette (g)	2
% der Kalorien	26
Kohlenhydrate, gesamt (g)	3
Stärke (g)	in Spuren
Ballaststoffe (g)	2
Eiweiß (g)	8
Natrium (mg)	110

Reich an Folat *und* Vitamin C

GESUNDHEITSNUTZEN

Verdauungsprobleme, S. 78
Nierenfunktion, S. 92

❖ Marinierte Dillheringe ❖

Zutaten

140 ml trockener Sherry
140 ml weißer Weinessig
2 EL Worcestersoße
1 EL brauner Zucker
15 g frischer Dill, gehackt
2 EL Sauerrahm
4 enthäutete Heringsfilets
140 ml fettarmer Natur-joghurt
320 g Pumpernickelbrot

Dieses Fischgericht ist die ideale Vorspeise für einen leichten Hauptgang. Fettfisch ist mariniert besser bekömmlich und unterstützt die Eisen- und Zink-absorption (siehe S. 25).

1 In einem kleinen Topf Sherry, Essig, Worcestersoße und Zucker verrühren und aufkochen.
2 Von der Herdplatte nehmen und etwa 10 Min. im Kühl-schrank abkühlen lassen. Dann Dill und Sauerrahm un-terrühren.
3 Heringsfilets in etwa 5 cm große Streifen schneiden und auf einem Glasteller anrichten. Die Marinade darübergie-ßen und zugedeckt mindestens 48 Stunden kühl stellen.
4 Joghurt unterheben und mit Pumpernickelbrot servieren.

Nährstoffgehalt

Angaben pro Portion

Kilokalorien/Kilojoule	463/1944
Fettgehalt, gesamt (g)	16
% der Kalorien	32
Gesättigte Fette (g)	5
% der Kalorien	9
Kohlenhydrate, gesamt (g)	45
Stärke (g)	35
Ballaststoffe (g)	4
Eiweiß (g)	27
Natrium (mg)	718

Reich an Kalzium, essentiellen Fett-säuren, Eisen, Selen und Vitamin D

Gesundheitsnutzen

Rheumatoide Arthritis, S. 81; Herz-gesundheit, S. 82–85; Psoriasis, S. 88

❖ Zitronen-Sardinen-Paste ❖

Zutaten

2 Dosen (je 125 g) ganze Sardinen in Öl
225 g fettarmer Frischkäse oder Weichkäse
Saft von 2 Zitronen
frisch gemahlener schwarzer Pfeffer

Variationen

◆ *Die Sardinen durch Räucher-hering oder geräucherte Makrele ersetzen (oder je 2 große Filets).*

Diese Fischpaste ist einfach zuzubereiten, schmeckt als nahr-hafte Vorspeise hervorragend auf Toast oder Hafercrackern – und enthält alle gesunden Inhaltsstoffe von Fettfisch.

1 Die Sardinen gründlich abtropfen lassen. Das Öl für Salatdressing verwenden.
2 Den Fisch mit einer Gabel kleindrücken und mit dem Käse gut vermischen. Mit Zitronensaft und Pfeffer ab-schmecken.

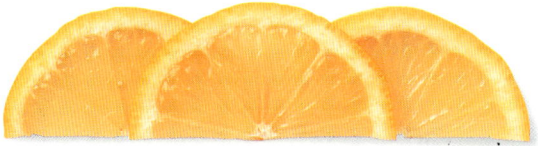

Nährstoffgehalt

Angaben pro Portion

Kilokalorien/Kilojoule	144/603
Fettgehalt, gesamt (g)	7
% der Kalorien	45
Gesättigte Fette (g)	2
% der Kalorien	9
Kohlenhydrate, gesamt (g)	4
Stärke (g)	0
Ballaststoffe (g)	in Spuren
Eiweiß (g)	16
Natrium (mg)	244

Reich an Kalzium, essentiellen Fett-säuren, Selen, Vitamin B12 und D

Gesundheitsnutzen

Osteoporose, S. 80; Kreislauf und Herzge-sundheit, S. 82–85; Schuppenflechte, S.88

❖ Hühnerleber-Wermut-Pastete ❖

Zutaten

2 EL Olivenöl
1 Zwiebel, fein gehackt
400 g Hühnerleber
1 zerquetschte Knoblauchzehe
1 EL Wermut
1 EL trockener Rotwein oder Brühe
2 EL gemischte frische Kräuter (Thymian, Majoran), gehackt
100 g fettarmer Weichkäse
frisch gemahlener schwarzer Pfeffer, Meersalz

Diese fettarme Pastete zeigt die Variationsvielfalt von Leber.

1 In einer schweren Pfanne Öl erhitzen, darin die Zwiebel-würfel bei niedriger Temperatur etwa 12 Min. unter gele-gentlichem Umrühren dünsten, bis die Zwiebeln glasig sind.
2 Gelbe oder grüne Stücke von der Leber abschneiden und je zwei- oder dreimal durchschneiden.
3 Leberstücke und Knoblauch zu den Zwiebeln geben und bei niedriger Hitze unter häufigem Wenden 5 bis 6 Min. dünsten, bis die Leber gar ist. (Nicht zu weich kochen!)
4 Mit Wermut, Wein (alternativ der Brühe) ablöschen und zusammen mit den frischen Kräutern pürieren.
5 Wieder in die Pfanne geben, Weichkäse unterrühren und abschmecken. Bis zum Servieren kühl stellen.

Nährstoffgehalt

Angaben pro Portion

Kilokalorien/Kilojoule	261/1088
Fettgehalt, gesamt (g)	15
% der Kalorien	53
Gesättigte Fette (g)	4
% der Kalorien	14
Kohlenhydrate, gesamt (g)	6
Stärke (g)	1
Ballaststoffe (g)	in Spuren
Eiweiß (g)	23
Natrium (mg)	214

Reich an Folat, Eisen, B-Vitaminen (insbesondere B12) und Zink

Gesundheitsnutzen

Anämie, S. 85
Immunsystem, S. 89

❖ ZWIEBELN À LA GRECQUE ❖

ZUTATEN

1 Zitrone, zusätzlich 4 TL Zitronensaft
100 ml Wasser
4 EL Olivenöl
3 EL trockener Weißwein
1 Knoblauchzehe, halbiert (nach Belieben)
¹/₂ TL Korianderkörner, zerquetscht
¹/₂ TL Pfefferkörner
1 Lorbeerblatt
500 g eingelegte Zwiebeln und/oder Schalotten (bevorzugt rote Sorten)
Meersalz
15 g frische Petersilie, gehackt

Obwohl die Zutaten etwas anderes vermuten lassen, ist dieses Rezept eine sehr milde Zubereitung für Zwiebeln und Petersilie mit Knoblauch und Zitronen.

1 Die Zitrone in 4 dicke Scheiben schneiden, diese wiederum halbieren und die Kerne entfernen.
2 Wasser, Öl, Wein, die Zitronenscheiben, den Zitronensaft, Koriander- und Pfefferkörner, das Lorbeerblatt und nach Belieben Knoblauch in einen Topf geben. Kurz aufkochen, dann die Hitze reduzieren und zugedeckt 10 Min. leicht weiterköcheln.
3 Zwiebeln unterheben, bedecken und wieder zum Kochen bringen. Unter gelegentlichem Umrühren etwa 20 Min. leicht dünsten, bis die Zwiebeln weich sind.
4 Zwiebeln und Zitronenscheiben mit einem Sieblöffel aus dem Sud nehmen und auf Teller anrichten.
5 Die Flüssigkeit auf etwa die Hälfte einkochen, dann nach Belieben würzen, über die Zwiebeln und die Zitronen gießen und abkühlen lassen. Reichlich mit gehackter Petersilie bestreuen, warm oder kalt und mit Vollkornbrot servieren.

NÄHRSTOFFGEHALT

Angaben pro Portion

Kilokalorien/Kilojoule	194/799
Fettgehalt, gesamt (g)	15
% der Kalorien	72
Gesättigte Fette (g)	2
% der Kalorien	10
Gesamtkohlenhydrate (g)	11
Stärke (g)	in Spuren
Ballaststoffe (g)	2
Eiweiß (g)	2
Natrium (mg)	7

Reich an Vitamin C

GESUNDHEITSNUTZEN

Atemwegsinfektionen, S. 76
Kreislauf und Herzgesundheit,
S. 82 – 85

VARIATIONEN

◆ *Fenchel à la Grecque: Die Zwiebeln durch 2 große, in 1 cm dicke Stücke geschnittene Fenchelknollen ersetzen. Die Kochzeit beträgt 15 Min.*

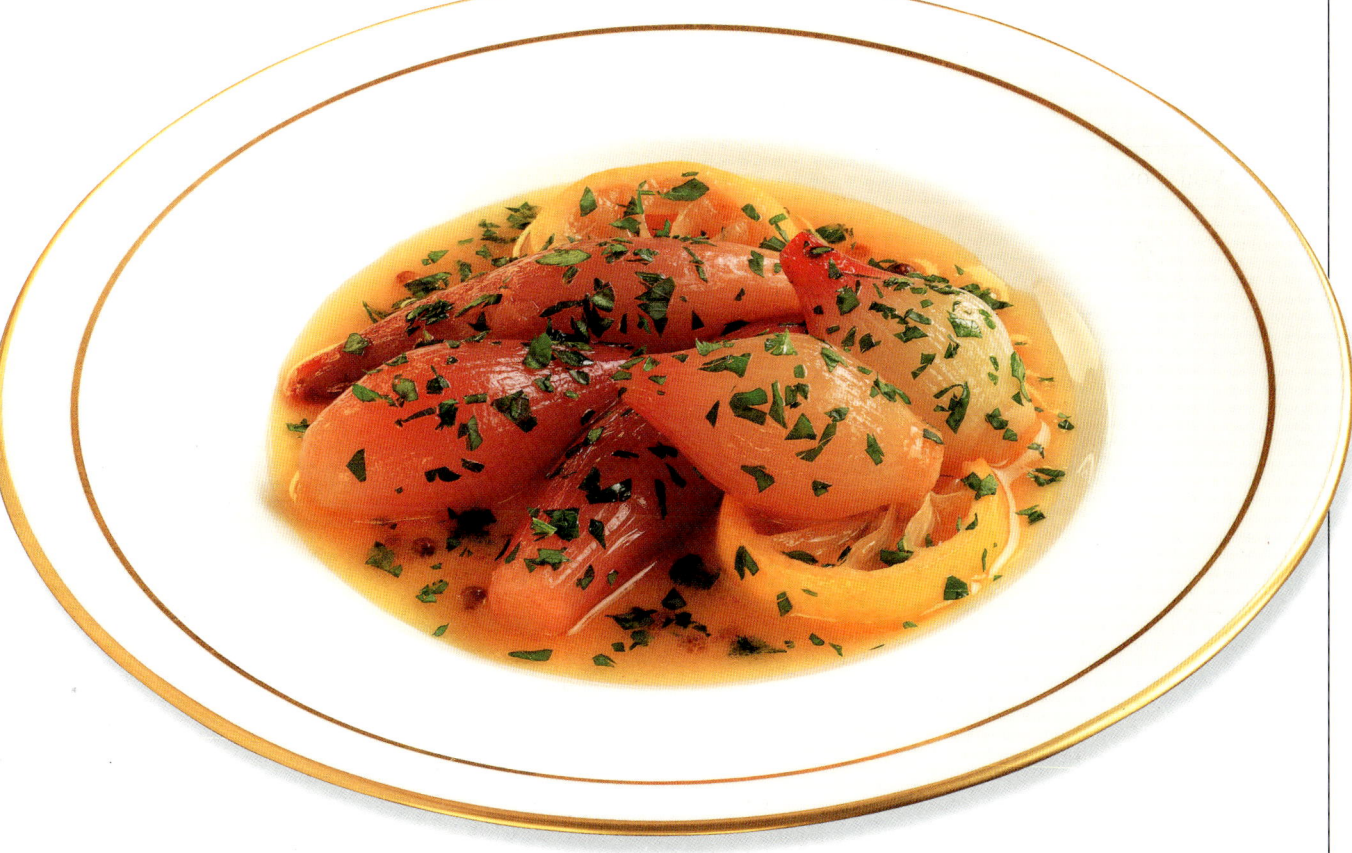

SALATE

BUNT GEMISCHTE SALATE und Salatzubereitungen aus einer Vielzahl von Zutaten sind wohl die beste Antwort auf die weit verbreitete Abneigung gegen einen kalten »grünen« Hauptgang. Denn leider denken viele immer noch an mit Kopfsalat oder Kohl überhäufte Teller, dabei findet sich für jeden Geschmack etwas. Es gibt über hundert Sorten von Kopfsalat und grünem Blattsalat, mit abwechslungsreichen Kreationen aus gekochtem Gemüse, aus Obst, Getreidekörnern, Nüssen, Samen, Algen und

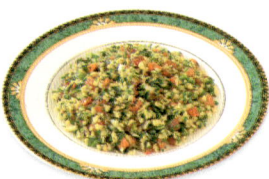

Hülsenfrüchten lassen sich sogar Salatmuffel zu häufigeren und größeren Portionen ermuntern. Für eine sättigende Mahlzeit empfehlen sich gehaltvolle Zutaten wie Teigwaren oder Bulgurweizen, dem »kühlen« Charakter von Salat kann man mit einer heißen, herzhaften Suppe entgegnen. Salatliebhaber sollten immer ein Repertoire an fettarmen Dressings parat haben (Rezepte siehe S. 140–141). Herkömmliche Salatsaucen sind in der Regel zu fett- und kalorienreich.

MUNKAZINA-SALAT
Orangen, Zwiebeln und Brunnenkresse
ergeben eine herrlich bunte Mischung
aus Aroma und Farbe, die natürlich
die gesunden Eigenschaften aller
Zutaten besitzt

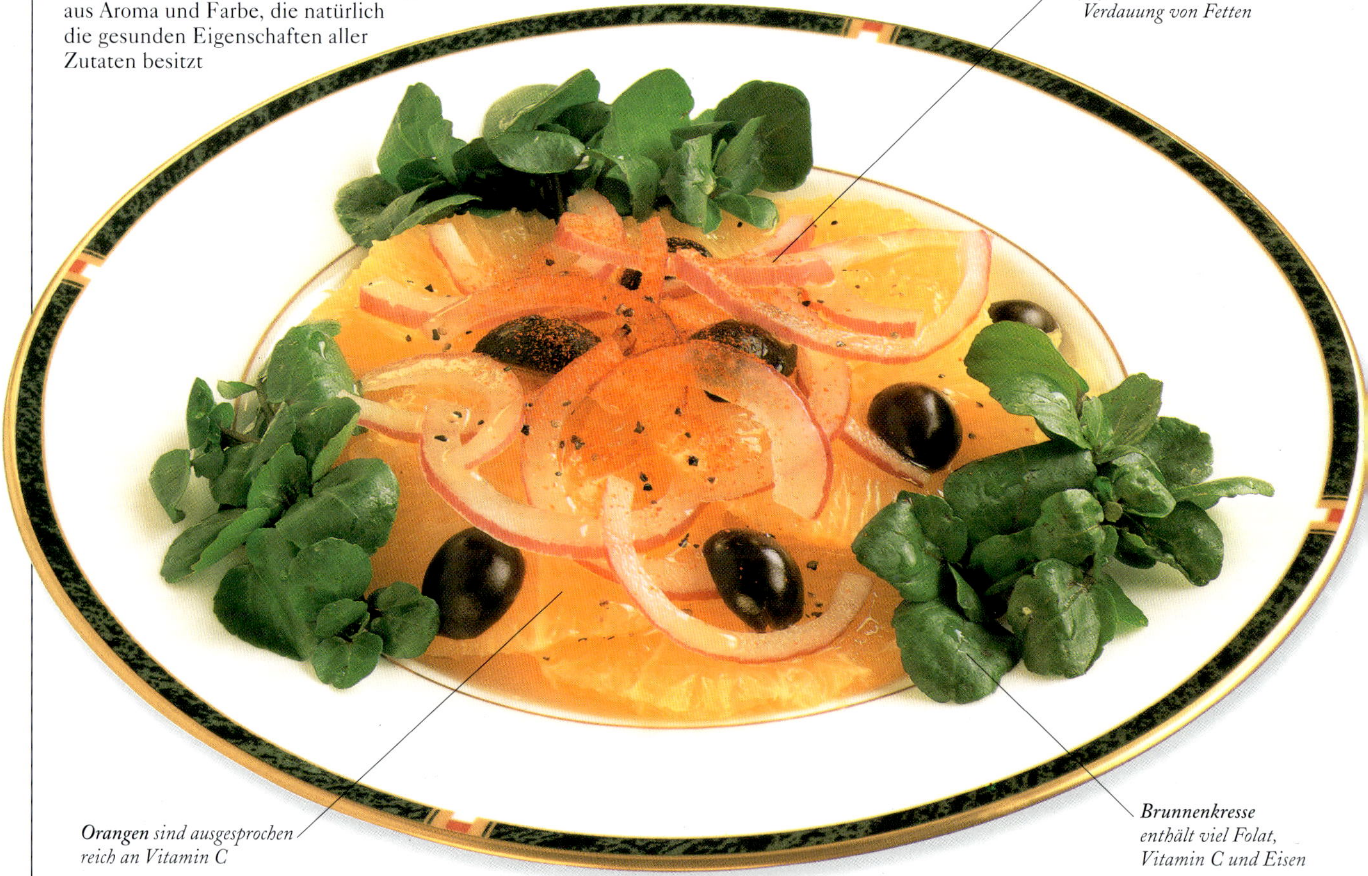

Zwiebeln erhöhen den Blutfluß und erleichtern somit die Verdauung von Fetten

Orangen sind ausgesprochen reich an Vitamin C

Brunnenkresse enthält viel Folat, Vitamin C und Eisen

❖ MUNKAZINA-SALAT ❖

ZUTATEN

4 mittelgroße Orangen, geschält

1 rote Zwiebel in Scheiben

1 Handvoll eingelegte schwarze Oliven

etwas Paprika zur Garnierung

Dressing

Vinaigrette oder Joghurt-Minze-Dressing (S. 141)

VARIATION

◆ *Munkazina-Kresse-Salat:
Zusätzlich ein Bund Brunnenkresse*

Dieser in Nordafrika äußerst beliebte Salat überzeugt nicht nur durch seine gesunden Zutaten.

1 Orangen in dünne runde Scheiben schneiden und auf einem Teller anrichten.
2 Darüber die feinen Zwiebelscheiben und Oliven verteilen.
3 Das Dressing darübergeben und mit etwas Paprika garnieren.

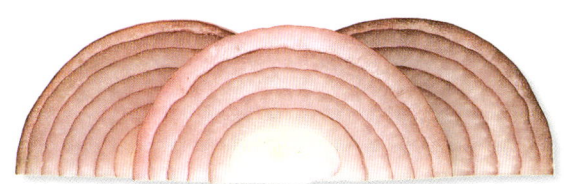

NÄHRSTOFFGEHALT

Angaben pro Portion

Kilokalorien/Kilojoule	112/472
Fettgehalt, gesamt (g)	2
% der Kalorien	16
Gesättigte Fette (g)	1
% der Kalorien	3
Kohlenhydrate, gesamt (g)	21
Stärke (g)	in Spuren
Ballaststoffe (g)	4
Eiweiß (g)	4
Natrium (mg)	342

Sehr reich an Vitamin C

GESUNDHEITSNUTZEN

Atemwegsinfektionen, S. 76
Immunsystem, S. 89

❖ ARTISCHOCKENHERZEN-SALAT ❖

ZUTATEN

*4 große Gemüseartischocken,
alternativ 1 Dose (400 g)
Artischockenherzen*

1 EL Weinessig

2 Eier

*100 g Shrimps oder Garnelen
(Gewicht ohne Schale)*

*1 Kopfsalat oder 250 g grüner
Salat (Escariol-Salat),
zerpflückt*

Dressing

*Vinaigrette oder Joghurt-Minze-
Dressing (S. 141), alternativ
Minze durch Schnittlauch oder
Petersilie ersetzen*

Artischocken schmecken hervorragend zu Eiern, grünem Blattsalat und Schalentieren. Diesen bekömmlichen warmen Salat als Vorspeise oder leichte Mahlzeit servieren. Menge für 2 Personen.

1 Von frischen Artischocken die Stengel entfernen, in einem großen Topf Wasser mit einem Schuß Weinessig zum Kochen bringen, die Artischocken zusetzen und etwa 35 Min. leicht köcheln. Gemüse aus der Dose abtropfen lassen.
2 In der Zwischenzeit die Eier 8 Min. kochen, dann in kaltem Wasser abkühlen lassen. Vorsichtig abpellen.
3 In einem kleinen Topf Wasser erhitzen, die Shrimps (oder Garnelen) hinzufügen, 3 Min. dünsten, dann in ein Sieb schütten und abkühlen lassen.
4 Frische Artischocken abtropfen lassen, zähe Außenblätter und den Strunk entfernen und die Herzen auslösen. (Die weichen Innenblätter für andere Gerichte aufbewahren.)
5 Den zerpflückten Kopfsalat mit den Shrimps (oder Garnelen) vermischen und kreisförmig auf Tellern anrichten. Die Eier in Scheiben schneiden und auf die Mitte der Teller legen. Darauf entweder ein gevierteltes frisches Artischockenherz oder 2 halbierte Artischockenherzen aus der Konserve dekorieren. Dressing darübergeben und servieren.

NÄHRSTOFFGEHALT

Angaben pro Portion

Kilokalorien/Kilojoule	150/634
Fettgehalt, gesamt(g)	4
% der Kalorien	25
Gesättigte Fette(g)	1
% der Kalorien	8
Kohlenhydrate, gesamt (g)	14
Stärke (g)	in Spuren
Ballaststoffe (g)	1
Eiweiß (g)	19
Natrium (mg)	248

Reich an Kalzium, Kupfer, Folat,
Eisen, Magnesium, Phosphor,
Kalium, Vitamin B12 *und* Zink

GESUNDHEITSNUTZEN

Verdauung, S. 78–79
Gallensteine, S. 79
Anämie, S. 85
Schlafprobleme, S. 93

VARIATION

◆ *Die Schalentiere durch gegrillte
rote Gemüsepaprikastreifen
ersetzen.*

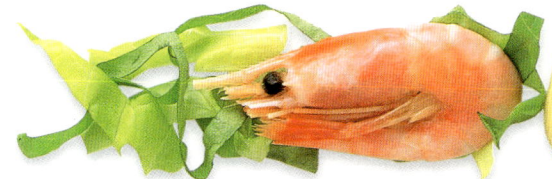
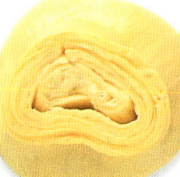
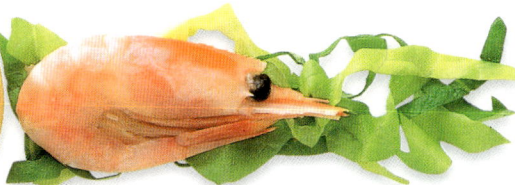

❖ ALGEN-BROKKOLI-WALNUSS-SALAT ❖

ZUTATEN

30 g Algen (Trockengewicht)

2 Karotten, gestiftelt

250 g Brokkoliröschen

Für das Dressing

25 g Walnüsse, leicht geröstet und gehackt

2 TL süßer Reisessig

1 EL unraffiniertes Sonnenblumenöl und Sesamöl, gemischt

1 EL helle Sojasoße

3 EL ungesüßter Apfelsaft

Zarte saftige japanische Algen passen in Farbe, Geschmack und Textur gut zu Brokkoli, Karotten und Walnüssen und ergänzen hervorragend deren gesunde Inhaltsstoffe.

1 Algen in einem Sieb unter laufendem Wasser gut waschen, anschließend mit dem Sieb in einer tiefen Schüssel mit kaltem Wasser versenken und 5 bis 6 Min. einweichen. Herausnehmen und gut abtropfen lassen.

2 In einem Topf etwa 2,5 cm Wasser zum Kochen bringen, darin Karotten 3 bis 4 Min. dünsten. Brokkoliröschen hinzufügen und weitere 4 Min. köcheln, dann das Gemüse in ein Sieb füllen und abtropfen lassen.

3 Für das Dressing alle Zutaten gut verrühren.

4 Algen und Gemüse unter das Dressing heben.

NÄHRSTOFFGEHALT

Angaben pro Portion

Kilokalorien/Kilojoule	125/518
Fettgehalt, gesamt (g)	9
% der Kalorien	64
Gesättigte Fette (g)	1
% der Kalorien	7
Kohlenhydrate, gesamt (g)	7
Stärke (g)	in Spuren
Ballaststoffe (g)	6
Eiweiß (g)	5
Natrium (mg)	474

Reich an Antioxidanzien *und* Folat

GESUNDHEITSNUTZEN

Herzgesundheit, S. 82 – 85

❖ WALDORFSALAT ❖

ZUTATEN

etwas Zitronen- oder Orangensaft, frisch gepreßt

350 g Äpfel, bevorzugt rotbäckige Sorten

350 g Sellerie, in 1 cm dicke Stücke geschnitten

25 g Walnußhälften, grob gehackt

2 EL frischer Schnittlauch, Petersilie, Fenchel oder Dill, gehackt

Dressing

Joghurt-Minze-Dressing, S. 141

Dieser klassische Herbst-Winter-Salat kombiniert die gesunden Inhaltsstoffe von Äpfeln, Sellerie und Walnüssen. Rotbäckige Äpfel sehen am besten aus.

1 Zitronen- oder Orangensaft frisch auspressen.

2 Äpfel mit warmem Seifenwasser gründlich bürsten, abtrocknen und in Scheiben schneiden. Gegen die Verfärbung gut mit Zitrussaft beträufeln.

3 Sellerie und Walnüsse unterheben.

4 Soviel Dressing hinzufügen, daß die Zutaten gut benetzt sind.

5 Mit frischen Kräutern garnieren und möglichst sofort oder zumindest am gleichen Tag servieren. Den Salat immer zugedeckt im Kühlschrank aufbewahren, vor dem Servieren etwa eine Stunde bei Raumtemperatur stehen lassen.

NÄHRSTOFFGEHALT

Angaben pro Portion

Kilokalorien/Kilojoule	97/407
Fettgehalt, gesamt (g)	5
% der Kalorien	45
Gesättigte Fette (g)	1
% der Kalorien	5
Kohlenhydrate, gesamt (g)	11
Stärke (g)	in Spuren
Ballaststoffe (g)	3
Eiweiß (g)	3
Natrium (mg)	77

Reich an Vitamin C

GESUNDHEITSNUTZEN

Verstopfung, S. 78
Herzgesundheit, S. 82 – 85
Wasseransammlungen, S. 84

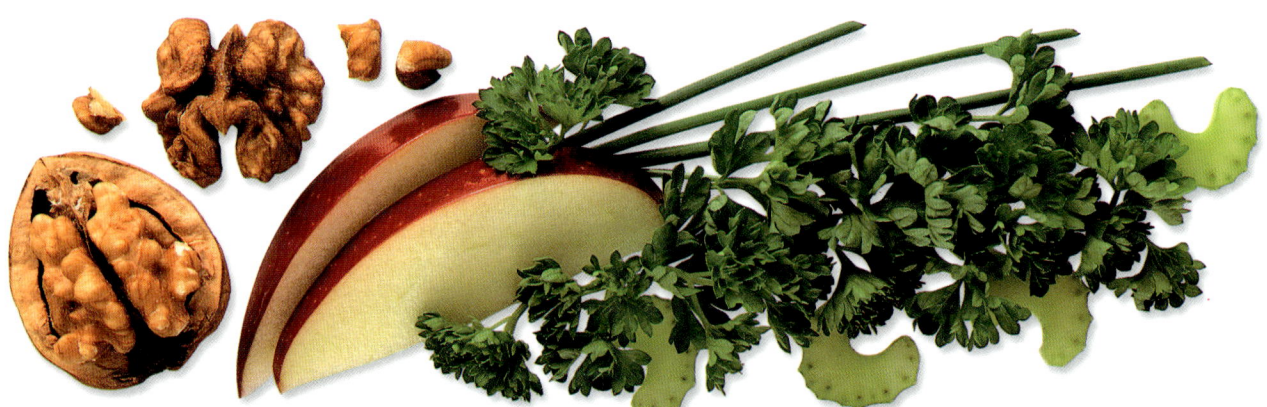

❖ SOMMERKRÄUTER-SALAT ❖

ZUTATEN

250 g Vollkornnudeln

35 g frische Kräutern (Petersilie, Schnittlauch, Oregano, Basilikum, Dill, Estragon, Minze, Majoran, Fenchel, Kerbel und Koriander); von Kräutern mit starkem Eigengeschmack (Rosmarin oder Salbei) nur wenige Blätter verwenden, um eine Geschmacksdominanz zu vermeiden

2 EL kaltgepreßtes Olivenöl

Die frischen Kräuter geben diesem warmen Salat sein würziges Aroma. Vollkornteigwaren sind wertvoller als die weißen Sorten und sättigen mehr.

1 Einen großen Topf Wasser zum Kochen bringen, Nudeln ins sprudelnde Wasser geben und unbedeckt 12 bis 14 Min. leicht köcheln.

2 In der Zwischenzeit die Hälfte der Kräuter sehr fein hacken, die andere Hälfte grob zerkleinern. Etwas verreiben (zwischen den Fingern oder mit einem Stößel), um ihr Aroma freizusetzen, und das Öl unterrühren.

3 Nudeln abschütten und noch feucht unter die Kräuter-Öl-Mixtur heben. Etwa 10 Min. ziehen lassen, warm servieren.

NÄHRSTOFFGEHALT

Angaben pro Portion

Kilokalorien/Kilojoule	272/1150
Fettgehalt, gesamt (g)	9
% der Kalorien	30
Gesättigte Fette (g)	1
% der Kalorien	4
Kohlenhydrate, gesamt (g)	42
Stärke (g)	39
Ballaststoffe (g)	6
Eiweiß (g)	9
Natrium (mg)	83

Ausgesprochen reich an Kupfer und Zink

GESUNDHEITSNUTZEN

Verstopfung, S. 78
Herzgesundheit, S. 82 – 85

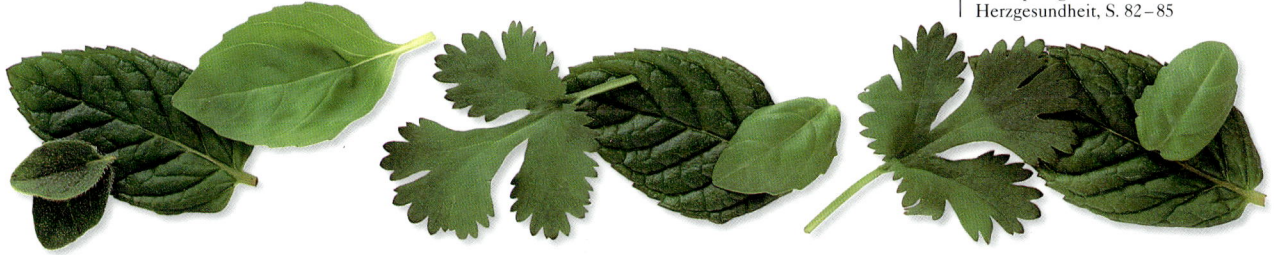

❖ SHIRO AE SALAT ❖

ZUTATEN

4 getrocknete Shiitake- oder Cep-Pilze

2 TL helle Sojasoße

300 ml Wasser

1 EL Mirin (alternativ 1 EL Sake + 1 TL Zucker)

150 g Karotten, in lange, sehr dünne Streifen geschnitten

150 g grüne Bohnen, in lange, sehr dünne Streifen geschnitten

150 g eingeweichte Algen (alternativ Salatgurke, in lange, sehr dünne Streifen geschnitten, oder zerkleinerte japanische Radieschen)

Für das Dressing

200 g weicher Tofu

1 EL Sesamsamen

1 EL helle Sojasoße

1 EL Mirin (alternativ 1 EL Sake + 1 TL Zucker)

5 g Nori-Flocken

»Weißer Salat« heißt dieses nahrhafte Gericht mit der typisch japanischen Note übersetzt. Tofu und Sesam sind ausgesprochen reich an Kalzium und machen den Salat zu einer richtigen Nährstoffbombe.

1 Pilze in einer kleinen feuerfesten Form mit kochendem Wasser übergießen und etwa 30 Min. ziehen lassen, dann abseihen und sehr dünn aufschneiden.

2 Sojasoße und Wasser zum Kochen bringen, Mirin (oder Sake und 1 TL Zucker) dazugeben und die vorbereiteten Pilze, Karotten und grünen Bohnen unterheben. Bedeckt bei mittlerer Temperatur 5 Min. köcheln, dann in ein Sieb füllen und beiseite stellen.

3 Für das Dressing zuerst Tofu in einem Sieb abtropfen lassen, die Flüssigkeit auffangen. Tofu mit einer Gabel zerdrücken.

4 Eine Pfanne erhitzen, Sesamsamen hinzufügen und 3 bis 4 Min. bei mäßiger Hitze unter häufigem Wenden anrösten, bis der Sesam leicht golden ist. Vom Herd nehmen und die Samen in einem Mörser mit einem Pistill zerquetschen.

5 Tofu mit Sesam, Sojasoße und Mirin (oder Sake + 1 TL Zucker) vermischen und pürieren.

6 Die Algen (Gurke oder Radieschen) mit dem warmen Gemüse vermischen und das Tofu-Dressing unterheben. Auf Salatteller verteilen, mit knusprigen Nori-Flocken bestreuen und servieren.

NÄHRSTOFFGEHALT

Angaben pro Portion

Kilokalorien/Kilojoule	140/585
Fettgehalt, gesamt (g)	7
% der Kalorien	43
Gesättigte Fette (g)	1
% der Kalorien	6
Kohlenhydrate, gesamt (g)	12
Stärke (g)	1
Ballaststoffe (g)	4
Eiweiß (g)	8
Natrium (mg)	600

Sehr reich an Kalzium, Carotinen und Phosphor

GESUNDHEITSNUTZEN

Menopause, S. 87

VARIATION

◆ *Bohnen und Karotten durch andere farbige, knackige Gemüse ersetzen (beispielsweise Brokkoliröschen und roten Gemüsepaprika oder Frühlingszwiebeln und Zuckermais)*

❖ GRÜNER SALAT MIT SONNENBLUMENKERNEN ❖

ZUTATEN

50 g Sonnenblumenkerne

1 Kopfsalat oder 500 g gemischter grüner Salat

25 g frisch geriebener Parmesan

Dressing

Honig-Senf-Dressing (S. 140), aber ohne Meersalz

Sonnenblumenkerne enthalten viel Vitamin E und verleihen grünen, knackigen Salaten ihr feines Nußaroma.

1 Die Sonnenblumenkerne in einer beschichteten Pfanne ohne Fett ein paar Minuten leicht anrösten, dabei die Pfanne oft schütteln, daß die Kerne ihr Aroma entwickeln können.
2 Die heißen Samen, den grünen Salat und den Parmesan auf Teller anrichten, Dressing darübergeben und servieren.

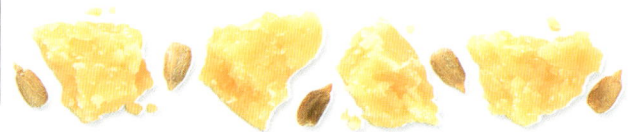

NÄHRSTOFFGEHALT

Angaben pro Portion

Kilokalorien/Kilojoule	149/619
Fettgehalt, gesamt (g)	11
% der Kalorien	65
Gesättigte Fette (g)	2
% der Kalorien	14
Kohlenhydrate, gesamt (g)	6
Stärke (g)	2
Ballaststoffe (g)	2
Eiweiß (g)	7
Natrium (mg)	68

Reich an Folat *und* Vitamin E

GESUNDHEITSNUTZEN

Herzgesundheit, S. 82–85
Immunsystem, S. 89

❖ KRAUTSALAT MIT KAROTTEN ❖

ZUTATEN

225 g Kohl, bevorzugt Grünkohl oder Chinakohl, fein zerpflückt

150 g Karotten, grob geraspelt

1 rotbäckiger Apfel, gut gewaschen und mit der Schale aufgeschnitten

40 g Rosinen oder Sultaninen

Dressing

Honig-Senf-Dressing (S. 140)

Ein frisch zubereiteter Krautsalat, mit Brot oder Pellkartoffeln serviert, reichert ein Alltagsessen auf einfache und genußvolle Art mit mehr Gemüse und Ballaststoffen an.

1 Die vorbereiteten Zutaten in einer großen Schüssel vermischen.
2 Reichlich Dressing unterheben. Am besten sofort oder zumindest am gleichen Tag essen.

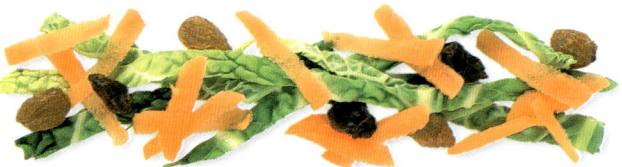

NÄHRSTOFFGEHALT

Angaben pro Portion

Kilokalorien/Kilojoule	97/468
Fettgehalt, gesamt (g)	2
% der Kalorien	23
Gesättigte Fette (g)	1
% der Kalorien	4
Kohlenhydrate, gesamt (g)	17
Stärke (g)	kleine Spuren
Ballaststoffe (g)	3
Eiweiß (g)	3
Natrium (mg)	45

Sehr reich an Antioxidanzien

GESUNDHEITSNUTZEN

Herzgesundheit, S. 82–85
Immunsystem, S. 89

❖ TOMATEN-WEIZENKEIM-SALAT ❖

ZUTATEN

600 g frische Tomaten, in dicke Scheiben geschnitten

100 g Weizenkeime

50 g goldene Leinsamen, zerquetscht

100 ml fettarmer Naturjoghurt

3 EL Reisessig

120 ml Magermilch

3 EL frische Kräuter (Basilikum, Petersilie, Schnittlauch und Oregano), gehackt

1 TL Honig nach Belieben

Leinsamen und Weizenkeime machen diesen Salat zu einer knackig süßen Spezialität und verbessern die Resorption von Vitamin E und Omega-3-Fettsäuren.

1 Tomatenscheiben in eine große Schüssel geben.
2 Alle weiteren Zutaten vorsichtig unterheben. Abschmecken und nach Geschmack Honig hinzufügen.
3 Sofort servieren.

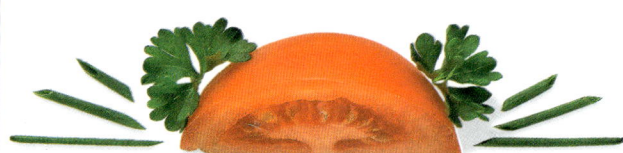

NÄHRSTOFFGEHALT

Angaben pro Portion

Kilokalorien/Kilojoule	218/917
Fettgehalt, gesamt (g)	10
% der Kalorien	43
Gesättigte Fette (g)	2
% der Kalorien	7
Kohlenhydrate, gesamt (g)	20
Stärke (g)	7
Ballaststoffe (g)	6
Eiweiß (g)	13
Natrium (mg)	57

Reich an Omega-3-Fettsäuren, Kalium *und* Vitamin E

GESUNDHEITSNUTZEN

Kreislauf und Herzgesundheit, S. 82–85; Menopause, S. 87

❖ TABBOULEH ❖

ZUTATEN

75 g Bulgurweizen

50 bis 75 g frische Petersilie, gehackt

4 bis 5 Frühlingszwiebeln, fein gehackt

3 Zweige frische Minze, fein gehackt

1 Knoblauchzehe, zerquetscht

1 EL kaltgepreßtes Olivenöl

Saft einer Zitrone

nach Belieben 2 bis 3 frische Tomaten, geschält und in Scheiben geschnitten

Pfeffer, Meersalz

Dieser erfrischende Salat ist ein klassisches Rezept aus dem Mittleren Osten. Durch die reichliche Zugabe von Petersilie kommt deren gesundheitlicher Nutzen voll zur Geltung.

1 Bulgurweizenkörner in einem großen Sieb unter fließendem kaltem Wasser waschen. Mit dem Sieb in eine Schüssel geben und mit kochendem Wasser übergießen (die Körner müssen bedeckt sein).
2 20 Min. quellen lassen, bis die Körner weich sind.
3 In der Zwischenzeit alle anderen Zutaten außer Salz und Pfeffer vermischen.
4 Den Bulgarweizen mit dem Sieb aus dem Wasser nehmen, abtropfen lassen und überschüssiges Wasser ausdrücken.
5 Körner gut unter die vermischten Zutaten heben und mit Salz und Pfeffer würzen. Vor dem Servieren mindestens 15 Min. ziehen lassen, abschmecken.

NÄHRSTOFFGEHALT

Angaben pro Portion

Kilokalorien/Kilojoule	117/486
Fettgehalt, gesamt (g)	4
% der Kalorien	35
Gesättigte Fette (g)	1
% der Kalorien	4
Kohlenhydrate, gesamt (g)	17
Stärke (g)	16
Ballaststoffe (g)	1
Eiweiß (g)	3
Natrium (mg)	11

Ausgesprochen reich an Vitamin C

GESUNDHEITSNUTZEN

Anämie, S. 85
Immunsystem, S. 89
Nierenfunktion, S. 92

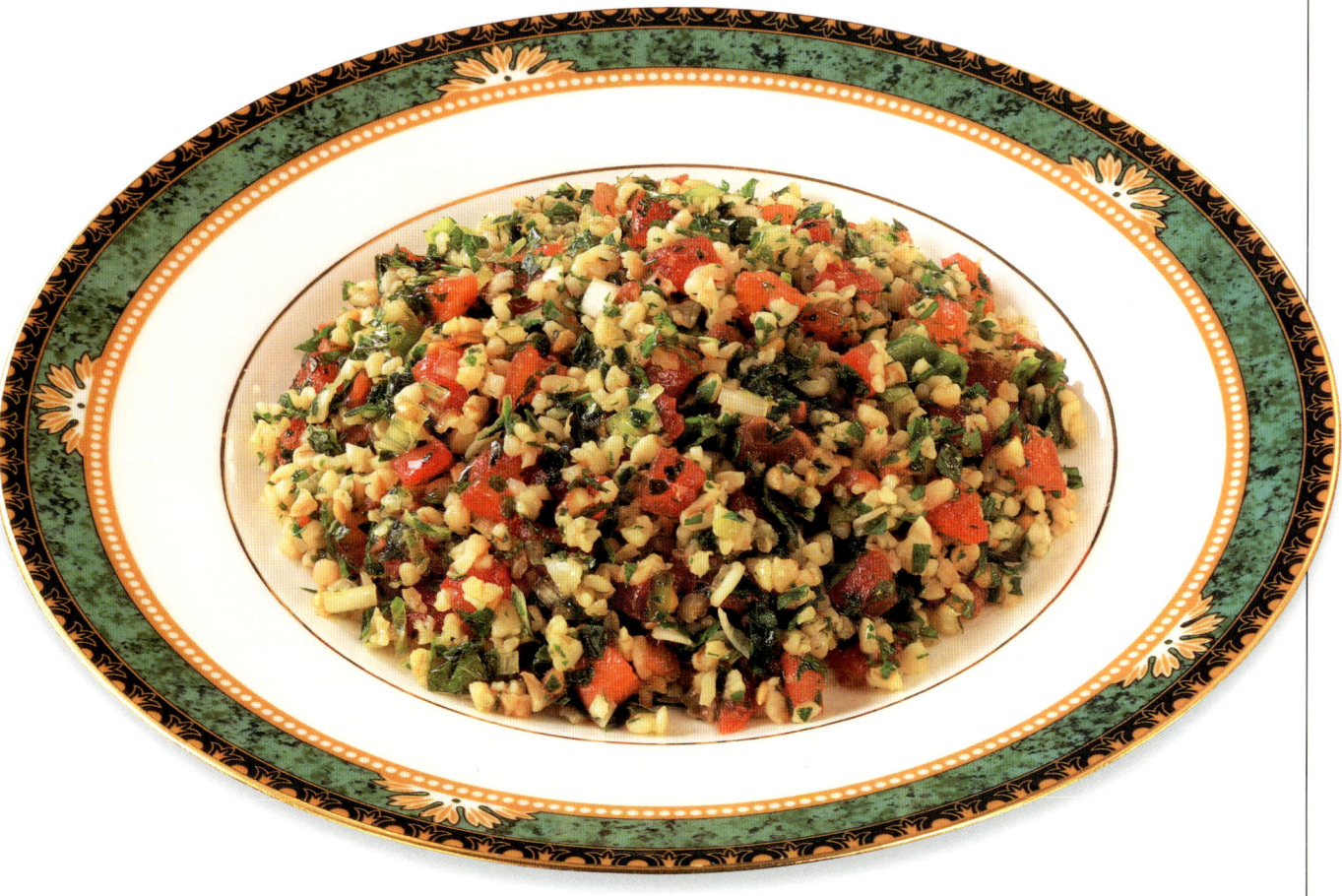

HAUPTGERICHTE

Gesunde, in ihrem Nährstoffgehalt ausgewogene Hauptspeisen bestehen heutzutage nicht mehr aus Bergen von Fleisch, sondern enthalten Fleisch oder Fisch nur als Grundlage, sind dafür abwechslungsreich gewürzt und werden mit Reis, Brot, Teigwaren oder anderen stärkehaltige Beilagen serviert. Fischgerichte, ob mit fettarmem Schellfisch oder Fettfisch mit reichlich Omega-3-Fettsäuren, kommen nicht nur den modernen Ernährungsbedürfnissen entgegen, sondern sind auch schnell zubereitet. Während Geflügel durch seinen

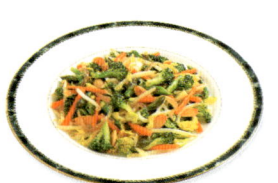

niedrigen Fettgehalt besticht, sind magere rote Fleischsorten insbesondere für junge Menschen mit hohem Eisenbedarf vorzuziehen. Neue Rezeptvariationen traditioneller Eintöpfe liefern – mit oder ohne Fleischoder Fischzugabe – viel Eiweiß, enthalten hauptsächlich stärkehaltige Zutaten und viel Gemüse. Delikate Hauptspeisen wie Risottos, Pilavs oder Pfannengerichte zeigen, wie unbegrenzt die Zubereitungsmöglichkeiten dieser (fast) vegetarischen Gerichte sind, die ganz nach Geschmack mit Fleisch angereichert werden können.

GRIECHISCHE FISCHPFANNE
Diese rasch zubereitete Kasserolle mit Fettfisch ist ausgeprochen gehaltvoll an Omega-3-Fettsäuren und Vitamin E

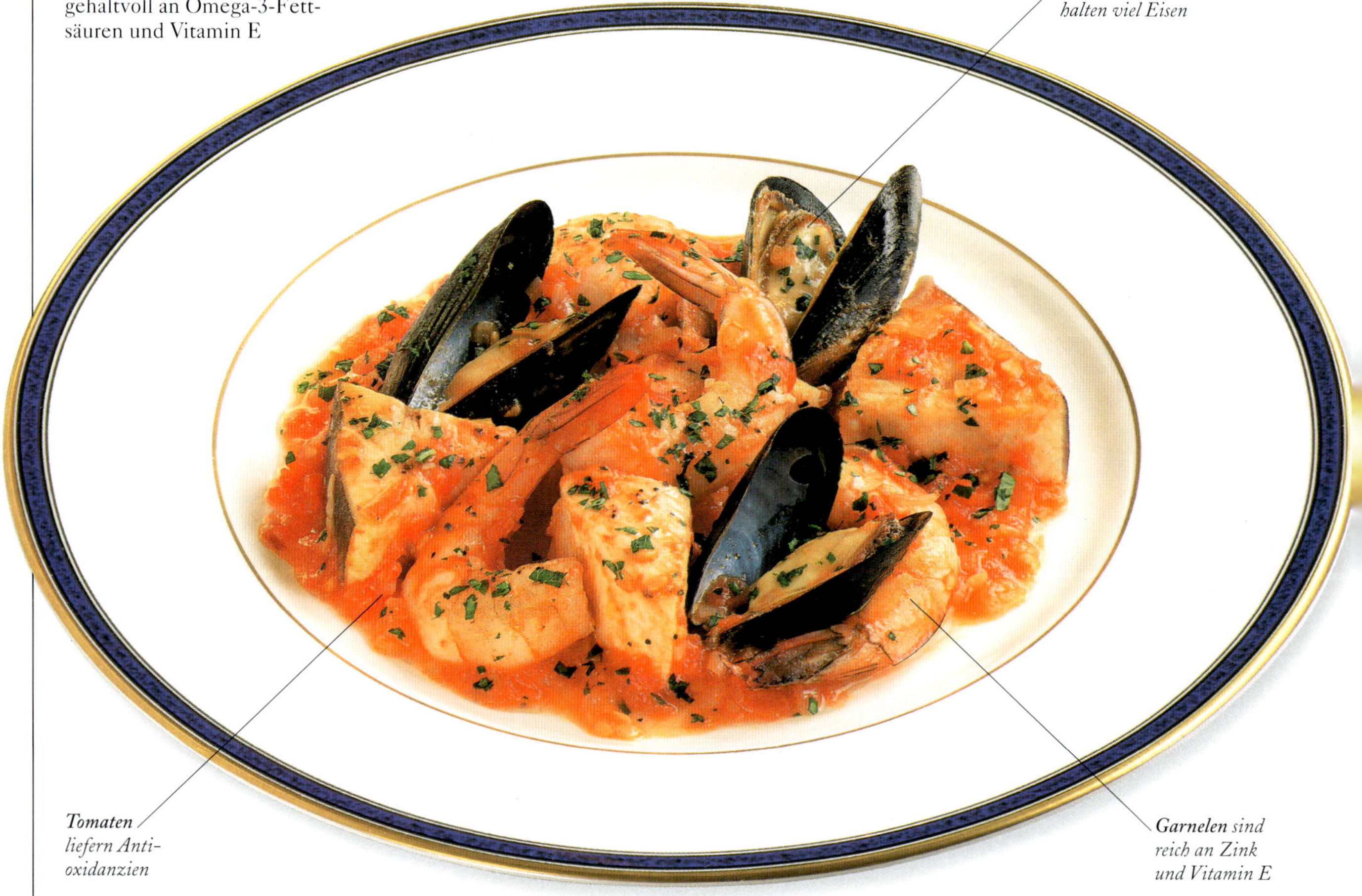

Muscheln enthalten viel Eisen

Tomaten liefern Antioxidanzien

Garnelen sind reich an Zink und Vitamin E

❖ GRIECHISCHE FISCHPFANNE ❖

ZUTATEN

1 EL kaltgepreßtes Olivenöl
1 Zwiebel oder 6 Schalotten, fein gehackt
1 große oder 2 kleine Knoblauch- zehen, fein gehackt
500 g frische Tomaten, geschält und roh gehackt
100 ml trockener Weißwein
100 ml Wasser
700 g grätenfreier Meeresfisch (Schwertfisch, Seeforelle), in Stücke zerteilt, und Schalentiere (Garnelen und Muscheln), ent- weder einzeln oder gemischt
1/2 Bund frische Petersilie, gehackt
nach Belieben 2 EL frische Fenchelblätter, gehackt
Saft 1 Zitrone
frisch gemahlener schwarzer Pfeffer, Meersalz

Diese köstliche Fischpfanne ist in nur 15 Min. zubereitet. Als Fischgrundlage können Sie zwischen weißem Meeresfisch und Fettfisch wählen.

1 Öl in einer großen Bratpfanne erhitzen, darin gehackte Zwiebeln und Knoblauch etwa 5 Min. andünsten.
2 Tomaten, Wein, Wasser hinzufügen und 8 bis 10 Min. köcheln, bis die Tomaten gerade weich sind. Nicht zu lan- ge dünsten, sonst verlieren die Tomaten ihren frischen Geschmack und ihr Vitamin C.
3 Fischstücke und/oder Schalentiere hinzufügen, erhitzen und bei mittlerer Hitze 5 Min. dünsten, bis das Fisch- fleisch weich ist, aber noch nicht zerfällt.
4 Die Pfanne vom Herd nehmen, Petersilie, Fenchel und den Zitronensaft unterheben und würzen.

NÄHRSTOFFGEHALT

Angaben pro Portion

Kilokalorien/Kilojoule	247/1039
Fettgehalt, gesamt (g)	8
% der Kalorien	30
Gesättigte Fette (g)	1
% der Kalorien	3
Kohlenhydrate, gesamt (g)	6
Stärke (g)	in Spuren
Ballaststoffe (g)	2
Eiweiß (g)	34
Natrium (mg)	235

Reich an Carotinen, Eisen, Phosphor, Kalium, Selen, Vitamin B12, C *und* E *und* Zink

GESUNDHEITSNUTZEN

Kreislauf und Herzgesundheit, S. 82 – 85; Immunsystem, S. 89

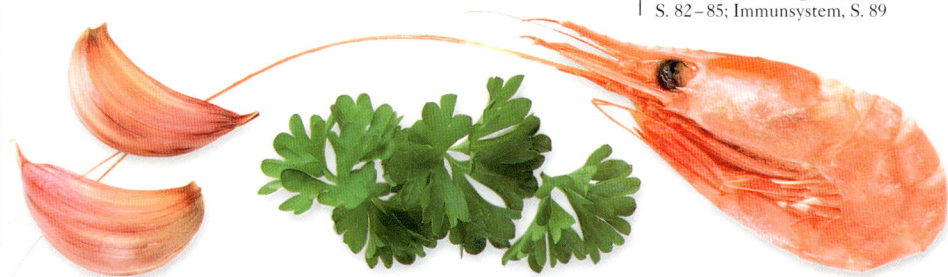

❖ MARINIERTE MUSCHELN ❖

ZUTATEN

2 TL kaltgepreßtes Olivenöl
1 kleine Zwiebel, feingehackt
nach Belieben 1 Knoblauchzehe, zerquetscht
300 ml trockener Rot- oder Weißwein
frisch gemahlener schwarzer Pfeffer
1,8 kg frische Miesmuscheln
3 EL frische Petersilie, gehackt

VARIATION

♦ *Gleiche Zubereitung mit Venus- muscheln*

Mit Brot serviert sind Muscheln ein klassisches schnelles Gericht. Über den Gesundheitswert von Muscheln und Schalentieren, etwa gegen rheumatoide Arthritis, können Sie auf Seite 73 nachlesen.

1 Muscheln gut waschen, Außenschalen gründlich ab- bürsten und den Bart entfernen.
2 Öl in einer großen Pfanne erhitzen, darin die gehackten Zwiebeln und den Knoblauch unter häufigem Umrühren etwa 8 Min. leicht dünsten.
3 Mit Wein aufgießen, mit Pfeffer abschmecken und auf- kochen. Muscheln hinzufügen, zudecken und 2 bis 3 Min. unter häufigem Schütteln der Pfanne dünsten.
4 Sobald sich die Muscheln geöffnet haben, die Hitze wegnehmen, die Muscheln aus dem Sud nehmen. Muscheln, die sich nicht geöffnet haben, weg- werfen.
5 Den Sud durch ein Käseleinen-Sieb oder ein sauberes Tuch filtern, um Sandrückstände zu entfernen. Erneut aufkochen und einige Min. eindicken lassen.
6 Muscheln auf Teller verteilen, Petersilie in den Sud rühren, über die Muscheln gießen und sofort servieren.

NÄHRSTOFFGEHALT

Angaben pro Portion

Kilokalorien/Kilojoule	13/895
Fettgehalt, gesamt (g)	6
% der Kalorien	25
Gesättigte Fette (g)	1
% der Kalorien	3
Kohlenhydrate, gesamt (g)	7
Stärke (g)	in Spuren
Ballaststoffe (g)	1
Eiweiß (g)	21
Natrium (mg)	444

Ausgesprochen reich an Kupfer, Folat, Eisen, Zink, Phosphor, Selen *und* Vitamin B12

GESUNDHEITSNUTZEN

Rheumatoide Arthritis, S. 81 Anämie, S. 85 Immunsystem, S. 89

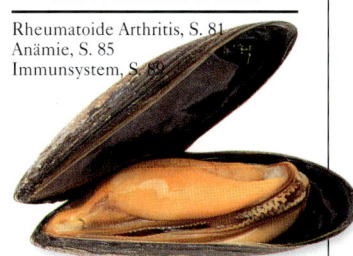

❖ LACHS-KEDGEREE ❖

ZUTATEN

675 g frischen Lachs
1 EL kaltgepreßtes Olivenöl
4 Nelken
1 Zimtstange
1 Kardamomschote, zerquetscht
250 g Langkornreis, bevorzugt brauner Basmati
1 Zwiebel, fein gehackt
2,5 cm frischer Ingwer, in dünne Scheiben geschnitten
2 Knoblauchzehen, in dünne Scheiben geschnitten
¹/₂ TL Garam-Masala-Gewürzmischung
¹/₂ kleine rote Chilischote, ohne Samen und fein zerhackt (alternativ ¹/₂ TL Chilipulver)
25 g ungeschälte Mandelsplitter
Saft von 1 Zitrone oder Limone
nach Belieben 25 g Rosinen
2 hartgekochte Eier, gehackt
frische Petersilie, gehackt, zum Garnieren

Für dieses leicht scharfe indische Gericht werden sieben Bonus-Nahrungsmitteln verwendet. Der therapeutische Nutzen liegt vor allem in der Stärkung des Kreislaufs

1 Lachs in 2,5 cm große Würfel schneiden.
2 Die Hälfte des Öls in einer großen Pfanne erhitzen. Nelken, Zimt, Kardamom hinzufügen und bei mittlerer Hitze 1 Min. anrösten. Reis dazugeben und 1 Min. mitrösten.
3 Den Langkornreis mit der doppelten Menge Wasser oder den Basmati-Reis mit 600 ml aufgießen und aufkochen lassen. Einmal umrühren, die Temperatur auf die niedrigste Stufe zurückdrehen, zudecken und 20 bis 45 Min. ziehen lassen, bis alles Wasser aufgesogen ist.
4 In der Zwischenzeit das restliche Öl in einer anderen Pfanne erhitzen, darin die gehackte Zwiebel, Ingwer und Knoblauch 5 Min. leicht anrösten. Garam Masala, Chili (alternativ Chilipulver) und Mandelsplitter hinzufügen und 1 Min. unter ständigem Rühren dünsten. Lachs dazugeben, mit Zitronen- oder Limonensaft beträufeln, zudecken und weitere 5 Min. dünsten.
5 Aus dem fertig gekochtem Reis Zimt und Nelken entfernen. Lachs und nach Belieben die Rosinen vorsichtig unterheben, so daß die Fischstücke nicht zerbrechen.
6 Bei sehr niedriger Hitze bedeckt 15 Min. ziehen lassen, dann abschmecken.
7 Mit gehackten Eiern und Petersilie garnieren. Sofort servieren.

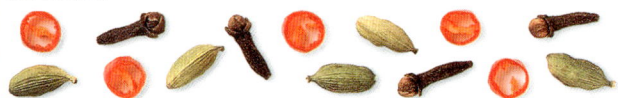

NÄHRSTOFFGEHALT

Angaben pro Portion

Kilokalorien/Kilojoule	685/2875
Fettgehalt, gesamt (g)	31
% der Kalorien	41
Gesättigte Fette (g)	5
% der Kalorien	7
Kohlenhydrate, gesamt (g)	62
Stärke (g)	54
Ballaststoffe (g)	1
Eiweiß (g)	44
Natrium (mg)	126

Sehr reich an Phosphor, Selen, Vitamin B12 *und* E *und* Zink

GESUNDHEITSNUTZEN

Atemwegsinfektionen, S. 76
Rheumatoide Arthritis, S. 81
Kreislauf und Herzgesundheit, S. 82 – 85

VARIATIONEN

◆ *Lachs durch geräucherten Schellfisch oder Shrimps ersetzen oder mit Schalentieren oder Weißfisch vermischen.*
◆ *Bohnen-Kedgeree: Anstatt Fisch gekochte Hülsenfrüchte wie Linsen, Erbsen oder Nierenbohnen einkochen. Dafür 60 g (Trockengewicht) pro Person über Nacht einweichen, abgetropft und in frischem Wasser in Schritt 5 hinzufügen.*

❖ GARNELEN IN GRÜNEM TEE ❖

ZUTATEN

1 EL grüne Teeblätter
225 ml kochendes Wasser
1¹/₂ EL Rapsöl
500 g frische oder gefrorene Garnelen
1 EL Sake oder trockener Sherry

Ein köstliches chinesisches Garnelenrezept, das hervorragend zu feinen Beilagen wie Jasmin-Reis schmeckt. Der Sud verleiht diesem Hauptgericht die therapeutischen Eigenschaften des grünem Tees.

1 Teeblätter in einem hitzebeständigen Meßbecher mit siedendem Wasser übergießen und 15 Min. ziehen lassen.
2 Öl in einer Pfanne sehr heiß erhitzen, Garnelen, Sake oder Sherry hinzufügen und bei ermäßigter Hitze unter ständigem Rühren 1 Min. kochen.
3 Tee und etwa die Hälfte der Teeblätter hinzufügen und 1 Min. weiterköcheln.
4 Mit einem Sieblöffel die Garnelen herausnehmen und auf einer vorgewärmten Platte anrichten. Die Kochflüssigkeit auf 150 ml einkochen, dann über die Garnelen gießen und sofort mit Reis servieren.

NÄHRSTOFFGEHALT

Angaben pro Portion

Kilokalorien/Kilojoule	149/623
Fettgehalt, gesamt (g)	6
% der Kalorien	38
Gesättigte Fette (g)	1
% der Kalorien	3
Kohlenhydrate, gesamt (g)	in Spuren
Stärke (g)	0
Ballaststoffe (g)	0
Eiweiß (g)	22
Natrium (mg)	238

Reich an Phosphor, Vitamin B12 *und* E

GESUNDHEITSNUTZEN

Herzgesundheit, S. 82 – 85
Immunsystem, S. 89

❖ LAMM-PASANDA ❖

ZUTATEN

1 EL Rapsöl

*170 g Zwiebeln, fein auf-
geschnitten*

*500 g mageres Lamm (beispiels-
weise Nackenfleisch), gewürfelt*

2 Knoblauchzehen, zerquetscht

*2,5 cm frischer Ingwer,
fein gerieben*

*1/2 TL gemahlener Kurkuma
(Gelbwurz)*

2 TL gemahlener Koriander

1 TL gemahlener Kreuzkümmel

*1/2 TL Muskatnuß,
frisch gerieben*

1 kräftige Prise Cayenne-Pfeffer

200 ml Wasser

50 g ganze, ungeschälte Mandeln

300 ml fettarmer Naturjoghurt

*1 TL Garam-Masala-
Gewürzmischung*

Meersalz

*Diese zartgelbe, würzige, aber nicht scharfe Lamm-
zubereitung ist so gesund, wie sie schmeckt:
Sie enthält sechs Bonus-Nahrungsmittel.*

1 Die Hälfte des Öls in einer großen Pfanne erhitzen und die Zwiebeln unbedeckt 10 Min. glasig dünsten, dann mit einem Sieblöffel herausnehmen und beiseite stellen.

2 Restliches Öl in die Pfanne geben, erhitzen und das Lammfleisch darin unter häufigem Wenden kräftig anbraten. Mit Knoblauch, Ingwer, Kurkuma, Koriander, Kreuzkümmel, Muskat und Cayenne-Pfeffer würzen und bei schwacher Hitze weitere 2 Min. garen.

3 Die gerösteten Zwiebeln unterheben und mit Wasser aufgießen, aufkochen, dann die Temperatur reduzieren und zugedeckt 30 Min. dünsten, gelegentlich umrühren. Die letzten 5 Min. den Deckel wegnehmen.

4 Mandeln bei niedriger Hitze 2 bis 3 Min. in einer beschichteten Pfanne ohne Fett rösten. Etwa 10 davon zur Garnierung stifteln, den Rest in einer Kaffeemühle fein mahlen.

5 Lamm vom Herd nehmen, Joghurt, gemahlene Mandeln und Garam Masala unterheben und abschmecken.

6 Vor dem Servieren mit den gestiftelten Mandeln garnieren.

NÄHRSTOFFGEHALT

Angaben pro Portion

Kilokalorien/Kilojoule	375/1564
Fettgehalt, gesamt (g)	23
% der Kalorien	56
Gesättigte Fette (g)	7
% der Kalorien	16
Kohlenhydrate, gesamt (g)	11
Stärke (g)	1
Ballaststoffe (g)	2
Eiweiß (g)	34
Natrium (mg)	178

Reich an Kalzium, Kupfer, Eisen, Magnesium, Phosphor, Vitamin B12 *und* E *und* Zink

GESUNDHEITSNUTZEN

Gastroenteritis, S. 79; Herz und
Kreislauf, S. 82–85

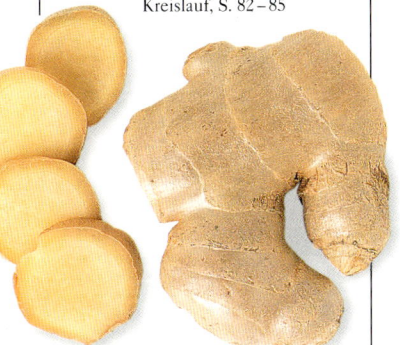

❖ HÜHNCHEN IN KNOBLAUCH ❖

ZUTATEN

1 EL kaltgepreßtes Olivenöl

1 ganzes Hühnchen (1,3 kg)

250 g grob geraspelter Sellerie

8 kleine Karotten

*40 Knoblauchzehen, ungeschält,
bevorzugt purpurne Sorten*

140 ml trockener Weißwein

*2 dünne Streifen Zitronenschale
(je etwa 2,5 cm lang)*

*4 frische Thymianzweige
(je etwa 5 cm lang)*

*nach Belieben 1 EL Balsamico-
Essig*

*frisch gemahlener schwarzer
Pfeffer*

*Die Knoblauchzehen werden vorsichtig gedünstet,
so daß sie nicht geschält werden müssen und das Fleisch
nicht vom Knoblauchgeschmack überdeckt wird.
Bevorzugen Sie purpurfarbenen Knoblauch –
er sieht schöner aus.*

1 Backofen auf 190 °C/Gas Stufe 5 vorheizen.

2 Öl in einer flachen, feuerfesten Kasserolle erhitzen, Hühnchen der Länge nach halbieren und die Hälften bei mittlerer Hitze anbraten.

3 Die Hühnerhälften herausnehmen, Hitze reduzieren, Sellerie, ganze Karotten und Knoblauch circa 2 Min. dünsten, dann die Hühnerhälften mit Wein, Zitronenschale und 2 Thymianzweigen wieder zusetzen.

4 1 1/2 Stunden backen. Damit die Zutaten im Saft garen, die Kasserolle gut zudecken, beispielsweise mit einer doppelten Schicht Aluminiumfolie.

5 Nach Geschmack Essig einrühren und abschmecken. Mit den verbleibenden Thymianzweigen garnieren und servieren.

NÄHRSTOFFGEHALT

Angaben pro Portion

Kilokalorien/Kilojoule	297/1246
Fettgehalt, gesamt (g)	11
% der Kalorien	33
Gesättigte Fette (g)	3
% der Kalorien	9
Kohlenhydrate, gesamt (g)	11
Stärke (g)	2
Ballaststoffe (g)	4
Eiweiß (g)	33
Natrium (mg)	192

Reich an Kupfer, Phosphor, Vitamin A *und* Zink

GESUNDHEITSNUTZEN

Atemwegsinfektionen, S. 76
Gastroenteritis, S. 79
Herz und Kreislauf, S. 82–85

❖ GEORGISCHES HUHN MIT WALNÜSSEN ❖

ZUTATEN

1 ganzes Huhn (1,3 kg)
2 Lorbeerblätter
1 EL unraffiniertes Sonnen-blumenöl
2 Zwiebeln, fein aufgeschnitten
1 bis 2 Knoblauchzehen, zerquetscht
1 TL Koriander, zerquetscht
100 g Walnußhälften, grob gehackt
200 g Pflaumen ohne Stein
1 TL süßer Cayenne-Pfeffer
1 TL gemahlener Zimt
1 kräftige Prise gemahlene Nelken
50 g Vollkornbrot
Saft von ¹/₂ Granatapfel (alternativ einer ¹/₂ Zitrone + ¹/₂ TL Honig oder Zucker)
2 EL Koriander, frisch gehackt
Pfeffer, Meersalz
2 EL frische Minze, gehackt

Walnüsse ersetzen in der raffinierten Satsivi-Soße Butter oder Sahne. Die Kombination von Fleisch mit Früchten ist typisch für die zentralasiatische Küche.

1 Huhn in vier Stücke teilen, mit den Lorbeerblättern in einen großen Topf geben und gut mit Wasser bedeckt aufkochen, dann die Hitze reduzieren und etwa 45 Min. leicht köcheln.

2 In der Zwischenzeit das Öl in einer großen Pfanne erhitzen, darin die Zwiebeln 10 Min. unter häufigem Umrühren leicht dünsten. Knoblauch, Koriander und Walnüsse hinzufügen, 3 bis 4 Min. weiterdünsten, dann vom Herd nehmen.

3 Huhn aus dem Sud nehmen, 400 ml Kochflüssigkeit in ein Gefäß filtrieren und etwa 20 Min. abkühlen lassen. Fett abschöpfen.

4 Für die Satsivi-Soße Zwiebeln mit der abgeschöpften Brühe, den Pflaumen, Cayenne-Pfeffer, Zimt, Nelken, Brot, Granatapfel- oder Zitronensaft und der Hälfte des Koriander pürieren. Wieder in die Pfanne füllen und Huhn hinzufügen.

5 Umrühren und 10 Min. leicht köcheln, abschmecken, den restlichen Koriander unterrühren, mit der Minze garnieren und servieren.

NÄHRSTOFFGEHALT

Angaben pro Portion

Kilokalorien/Kilojoule	473/1972
Fettgehalt, gesamt (g)	29
% der Kalorien	54
Gesättigte Fette (g)	4
% der Kalorien	8
Kohlenhydrate, gesamt (g)	18
Stärke (g)	5
Ballaststoffe (g)	3
Eiweiß (g)	38
Natrium (mg)	203

Reich an Kupfer, Phosphor *und* Zink

GESUNDHEITSNUTZEN

Herz und Kreislauf, S. 82–85

VARIATION

◆ *Die Satsivi-Soße warm oder kalt getrennt zum Huhn reichen oder mit einem anderen Fleischsorten oder Fisch servieren.*

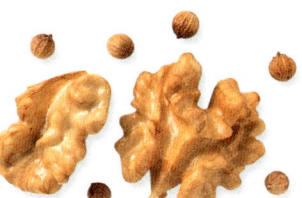

❖ RINDFLEISCH-KAROTTEN-TZIMMES ❖

ZUTATEN

400 g Rinderbrust mit Knochen
2 Zwiebeln, halbiert
225 g Zwetschgen, entkernt
4 Nelken
1 TL Ingwer, gemahlen
300 ml Wasser
700 mg Karotten, in Scheiben geschnitten
1 EL Honig
Saft von 1 bis 2 Zitronen
frisch gemahlener schwarzer Pfeffer, Meersalz

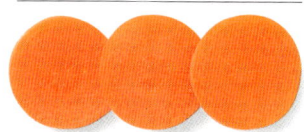

Dieser würzig-süße Eintopf ist ein vereinfachtes Rezept der traditionellen jüdischen Küche und durch die Karotten sehr carotinreich.

1 Vom Fleisch möglichst alles Fett wegschneiden. Einen schweren, beschichteten Topf erhitzen, darin das Fleisch ohne Fettzugabe gut von allen Seiten anbräunen. Zwiebeln hinzufügen und unter häufigem Rühren einigen Minuten dünsten.

2 Mit Wasser aufgießen und Pflaumen und Gewürze einrühren, bedeckt aufkochen, die Temperatur reduzieren und 1¹/₂ bis 2 Stunden leicht köcheln, bis das Fleisch weich ist.

3 Karotten und Honig hinzufügen, wieder aufkochen und etwa 40 Min. auf niedriger Stufe ziehen lassen, bis die Karotten zart sind, dann vom Herd nehmen.

4 Die Kochflüssigkeit in einen Topf filtrieren und 4 bis 5 Min. gut einkochen lassen.

5 Eingedickte Kochflüssigkeit über das Fleisch und die Karotten geben, Zitronensaft hinzufügen, abschmecken und servieren.

NÄHRSTOFFGEHALT

Angaben pro Portion

Kilokalorien/Kilojoule	376/1576
Fettgehalt, gesamt (g)	13
% der Kalorien	32
Gesättigte Fette (g)	5
% der Kalorien	12
Kohlenhydrate, gesamt (g)	44
Stärke (g)	1
Ballaststoffe (g)	8
Eiweiß (g)	22
Natrium (mg)	118

Reich an Carotin, Eisen, Phosphor, Kalium, Vitamin A *und* B12 *und* Zink

GESUNDHEITSNUTZEN

Anämie, S. 85
Immunsystem, S. 89

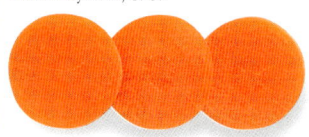

❖ LACHS-TERIYAKI ❖

ZUTATEN

600 g Fettfischsteaks (Lachs, Makrele, Schwertfisch, Forelle oder Aal)

Öl für die Pfanne

Für die Soße

2 EL dunkle Sojasoße

1 EL brauner Zucker

1 EL Sake

VARIATION

◆ *Anstatt Fisch Hühnerbrust oder -schenkel, Putenbrust oder -hüftfleisch oder dicke Scheiben Schweinefilet oder Beefsteak*

Teriyaki ist ein spezielles Grillverfahren, bei dem Fisch oder Fleisch schnell und fast ohne Fettzusatz zubereitet wird.

1 Fisch in dicke Stücke schneiden.

2 Eine gußeiserne Pfanne leicht mit dem Öl auspinseln und unter einem heißen Grill oder über einer Herdplatte sehr heiß, aber ohne Rauchbildung erhitzen.

3 Fisch in die heiße Pfanne legen und grillen oder braten, bis er gar und auf beiden Seiten knusprig ist.

4 In einer Schüssel Sojasoße mit Zucker vermischen. Den Sake über den Fisch gießen und flambieren. Dann die Stücke auf beiden Seiten mit der Sojasoßenmischung bestreichen.

5 1 bis 2 Min. köcheln, bis die Soße eindickt. Fisch auf gewärmte Teller anrichten, restliche Soße darübergießen und servieren.

NÄHRSTOFFGEHALT

Angaben pro Portion

Kilokalorien/Kilojoule	312/1300
Fettgehalt, gesamt (g)	19
% der Kalorien	55
Gesättigte Fette (g)	3
% der Kalorien	9
Kohlenhydrate, gesamt (g)	5
Stärke (g)	0
Ballaststoffe (g)	0
Eiweiß (g)	31
Natrium (mg)	498

Reich an Niacin, Phosphor, Selen, Vitamin B_6 *und* B_{12}

GESUNDHEITSNUTZEN

Rheumatoide Arthritis, S. 81
Herz und Kreislauf, S. 82–85
Psoriasis, S. 88

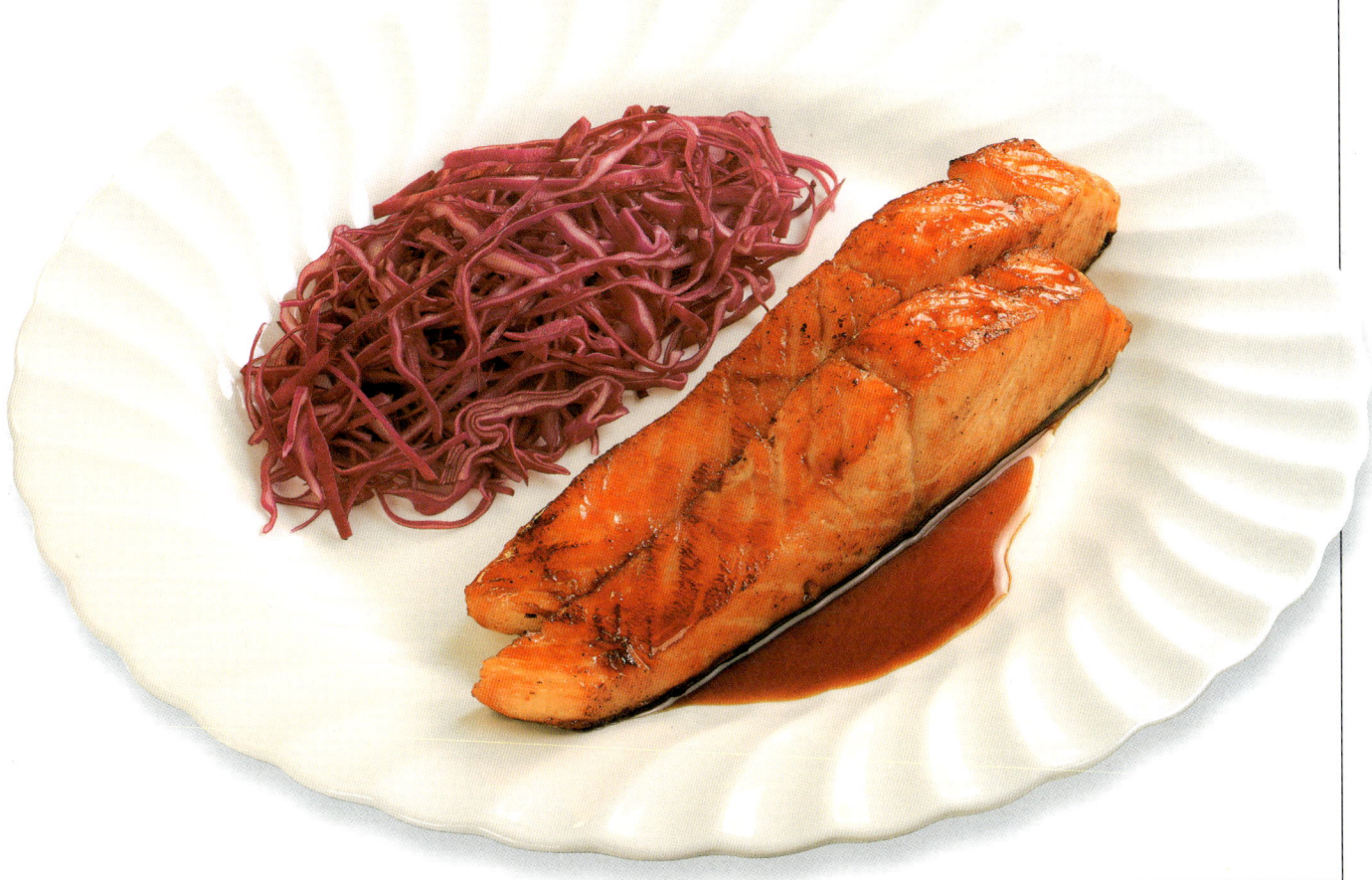

❖ SPARGEL-FRITTATA ❖

ZUTATEN

250 g frischer grüner Spargel, geputzt

1 EL Sonnenblumenöl

55 g frisch geriebener Parmesan

frisch gemahlener schwarzer Pfeffer

8 Eier

Um den hohen Fettgehalt auszugleichen, sollte die Spargel-Frittata mit Reis, Süßkartoffeln oder anderen stärkehaltigen Beilagen serviert werden.

1 Geschälten Spargel 3 bis 5 Min. dünsten, gut abtropfen lassen, dann in 5 cm lange Stücke schneiden.

2 In einer kleinen schweren Bratpfanne den Spargel 2 bis 3 Min. in der Hälfte des Öls bei großer Hitze sautieren und beiseite stellen.

3 Parmesan und Pfeffer unter die Eier quirlen.

4 Restliches Öl in die Pfanne geben und erhitzen, dann die Temperatur wegnehmen und die Eier hineingießen. Nach etwa 1 Min. Spargel hinzufügen und etwa 8 Min. auf niedrigster Stufe stocken lassen.

5 Grill auf mittlere Temperatur vorwärmen. Wenn sich die Frittata abgesetzt hat, die Eier-Spargel-Mischung 1 bis 2 Min. im Grill leicht überbacken.

6 Frittata auf eine Platte gleiten lassen, in dreieckige Schnitte zerteilen und heiß, warm oder kalt servieren.

NÄHRSTOFFGEHALT

Angaben pro Portion

Kilokalorien/Kilojoule	258/1073
Fettgehalt, gesamt (g)	19
% der Kalorien	68
Gesättigte Fette (g)	6
% der Kalorien	22
Kohlenhydrate, gesamt (g)	1
Stärke (g)	in Spuren
Ballaststoffe (g)	1
Eiweiß (g)	20
Natrium (mg)	291

Reich an Kalzium, Folat, Zink, Phosphor, Vitamin A, B$_{12}$ *und* E

GESUNDHEITSNUTZEN

Nierenfunktion, S. 92

VARIATION

◆ *Artischocken-Frittata: Gleiche Zubereitung mit 250 g Artischokkenherzen aus der Dose (Abtropfgewicht)*

❖ SELLERIE-ALMONDINE ❖

ZUTATEN

4 kleine grüne Sellerieköpfe, geputzt und längs halbiert

2 TL Sonnenblumenöl oder ein Gemisch aus Sonnenblumenöl und Butter

nach Belieben 4 Knoblauchzehen, geviertelt

300 ml Wasser oder Brühe

60 g frisch geriebener Parmesan

100 g unblanchierte, gestiftelte Mandeln

frisch gemahlener schwarzer Pfeffer

Grüner Sellerie sieht für dieses knackige, leichte Hauptgericht am besten aus.

1 Sellerie in Stäbchen schneiden und einschichtig in einen großen Topf oder Bratpfanne mit Deckel legen.

2 In einem anderen Topf 1 TL Öl oder Butter erhitzen, darin nach Belieben Knoblauch etwa 2 Min. bei mittlerer Hitze und häufigem Umrühren dünsten. Mit Wasser oder Brühe ablöschen und aufkochen.

3 Die Soße über die Selleriestäbchen gießen, aufkochen und zudeckt bei niedriger Temperatur etwa 25 Min. leicht dünsten.

4 Grill auf mittlerer Stufe vorheizen. Sellerie abtropfen lassen und in eine feuerfeste Form schichten.

5 Mit dem restlichen Öl oder Butter bestreichen und mit Parmesan, Mandeln und Pfeffer bestreuen. Etwa 1 bis 2 Min. grillen, bis die Mandeln goldfarben sind, sofort servieren.

NÄHRSTOFFGEHALT

Angaben pro Portion

Kilokalorien/Kilojoule	264/1104
Fettgehalt, gesamt (g)	22
% der Kalorien	75
Gesättigte Fette (g)	5
% der Kalorien	15
Kohlenhydrate, gesamt (g)	4
Stärke (g)	1
Ballaststoffe (g)	5
Eiweiß (g)	13
Natrium (mg)	347

Reich an Kalzium, Magnesium, Phosphor, Kalium *und* Vitamin E

GESUNDHEITSNUTZEN

Gicht und rheumatoide Arthritis, S. 80–81
Herz und Kreislauf, S. 82 85
Ödeme, S. 84

VARIATIONEN

◆ *Blumenkohl-Almondine: 2 Blumenkohlköpfe zu je 600 g, geviertelt, etwa 10 bis 15 Min. gedünstet*
◆ *Spinat-Almondine: Aus 1,5 kg frischem, gründlich gewaschenem Spinat, 3 bis 5 Min. im eigenen Saft gekocht*

❖ BROKKOLI-PFANNE ❖

ZUTATEN

2 EL helle oder dunkle Sojasoße
2 TL Mais- oder Kartoffelstärke
2 TL Zucker oder Honig
1 EL Apfelsaft oder Sherry
1 EL Reisessig
2 TL Rapsöl
6 Schalotten oder 1 Zwiebel, in dünne Scheiben geschnitten
2 Knoblauchzehen, in dünne Scheiben geschnitten
3,5 cm frischer Ingwer
2 Karotten, gestiftelt
450 g Brokkoliröschen
450 g gemischtes Gemüse (Erbsen, Fenchel, Spargel, Chinakohl oder Bohnensprossen), fein gehackt
100 g unblanchierte Mandeln und Sonnenblumenkerne
2 TL Sesamöl

Hellgrüne und orange Gemüse sind sehr nährstoffreich und regen den Appetit an. Immer erst kurz vor dem Verzehr zubereiten und nicht zu lange kochen.

1 Sojasoße, Maismehl, Zucker, Saft und Essig in einen Meßbecher geben und mit 250 ml Wasser glatt rühren.

2 In einer großen Bratpfanne oder einem Wok Rapsöl stark erhitzen, darin Schalotten (oder Zwiebeln) und Knoblauch 3 bis 4 Min. andünsten.

3 Zuerst in feine Streifen geschnittenen Ingwer, Karotten und Brokkoli, dann die gemischten Gemüse hinzufügen (Blattgemüse wie Chinakohl oder Bohnensprossen zuletzt) und etwa 4 bis 5 Min. dünsten. Wenn das Gemüse zu trocken wird oder anliegt, zudecken und Temperatur für 1 bis 2 Min. wegnehmen.

4 Mandeln, Sonnenblumenkerne und Sesamöl unterheben und etwa $1/2$ Min. mitbräunen.

5 Die angerührte Soße unter ständigem Rühren hinzugießen, circa 1 Min. köcheln und sofort servieren.

NÄHRSTOFFGEHALT

Angaben pro Portion

Kilokalorien/Kilojoule	339/1413
Fettgehalt, gesamt (g)	20
% der Kalorien	53
Gesättigte Fette (g)	2
% der Kalorien	5
Kohlenhydrate, gesamt (g)	25
Stärke (g)	10
Ballaststoffe (g)	10
Eiweiß (g)	17
Natrium (mg)	462

Reich an Carotinen, Kupfer, Folat, Eisen, Magnesium, Phosphor, Vitamin A, C *und* E *und* Zink

GESUNDHEITSNUTZEN

Herz und Kreislauf, S. 82–85
Immunsystem, S. 89

VARIATION

◆ *Brokkoli-Tofu-Pfanne: Mandeln und Sonnenblumenkerne durch 200 g feste Tofuwürfel ersetzen.*

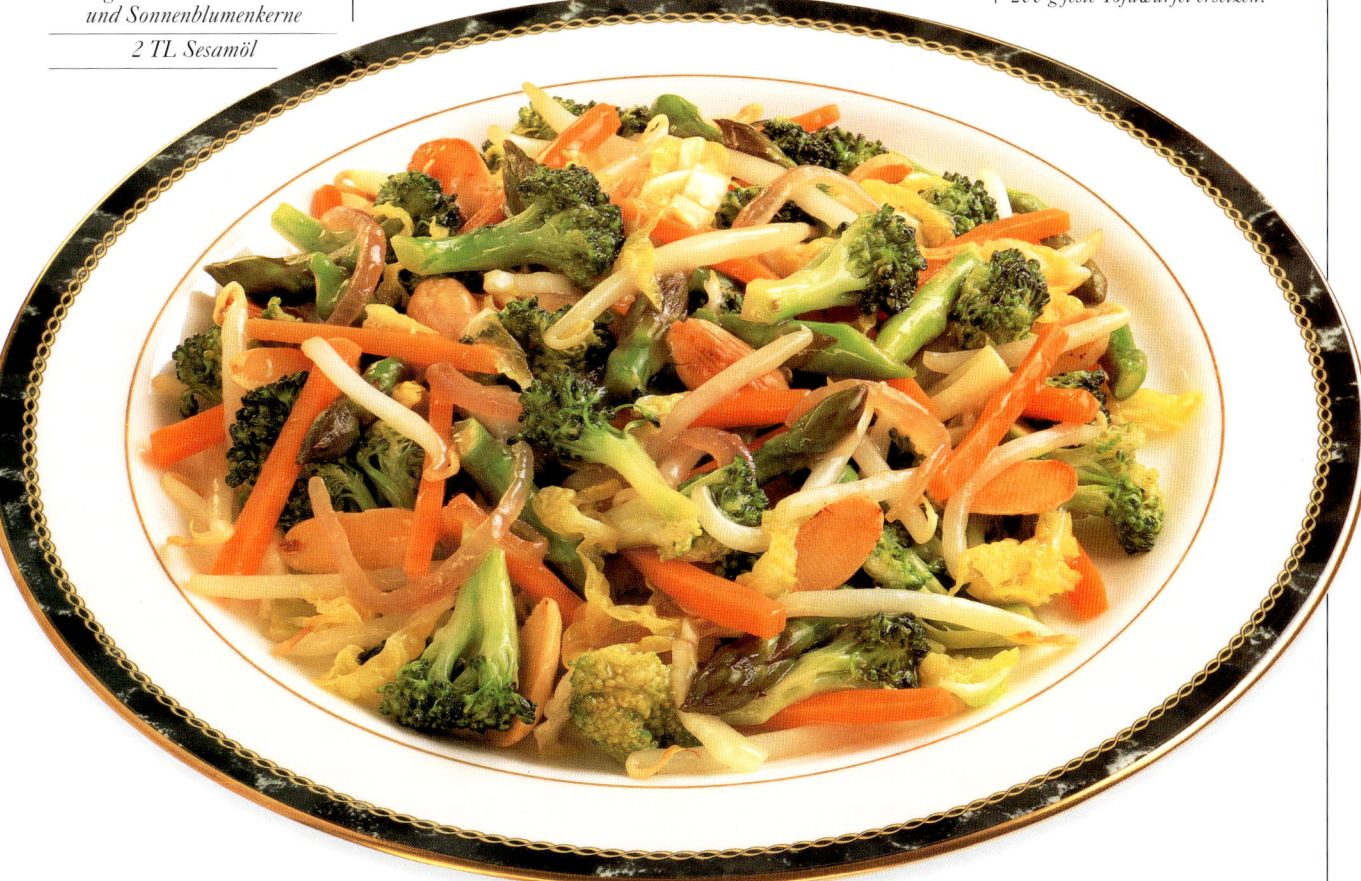

❖ GEFÜLLTE KRAUTWICKEL NACH ODEN-ART ❖

ZUTATEN

20 g getrocknete Shiitake-Pilze
12 große grüne Kohlblätter
200 g fester weißer Tofu (alternativ gekochter Buchweizen)
250 g Schweinehackfleisch
150 g Frühlingszwiebeln, in feine Ringe geschnitten
1 TL Sesamöl
2 EL Mirin (oder Sake + 1 TL Zucker; $^1/4$ TL Meersalz)
1 TL Zucker
nach Belieben 12 lange Porreestreifen
1 große Karotte, in Scheiben geschnitten
500 ml Gemüsebrühe einschließlich Einweichwasser der Pilze
1 EL helle Sojasoße
nach Belieben 4 hartgekochte Eier
Meerrettichsoße oder süßer Reisessig zum Anrichten

Oden bedeutet leichte japanische vegetarische Küche. Dieses Rezept kombiniert Tofu und Kohl.

1 Die getrockneten Pilze in eine feuerfeste Form geben und mit 300 ml kochendem Wasser übergießen. 20 bis 30 Min. ziehen lassen.

2 Einen großen Topf Wasser zum Kochen bringen, darin Kohlblätter etwa 10 Sek. eintauchen, dann abtropfen lassen.

3 Die Pilze in ein Sieb geben, abtropfen lassen, dann sehr dünn aufschneiden. Tofu in 24 Scheiben schneiden.

4 In einer Schüssel Pilze, Schweinefleisch, Frühlingszwiebeln, Sesamöl, Mirin, Salz und die Hälfte des Zuckers vermischen.

5 Auf jedes Kohlblatt etwas von der Mischung, dann 2 Scheiben Tofu (alternativ 1 gehäufter EL Buchweizen) geben. Blätter einrollen und ggf. mit einem Porreestreifen zusammenbinden.

6 Die Karottenscheiben in einen weiteren Topf geben, darauf die Krautwickel setzen.

7 In einem Topf Brühe, Pilzwasser, Sojasoße und den restlichen Zucker bis zum Siedepunkt erhitzen. Über die Wickel gießen, zudecken und 15 Min. bei mäßiger Hitze dünsten, nach der halben Kochzeit die Krautwickel wenden.

8 Die Krautwickel auf vorgewärmte Teller anrichten, mit der Kochbrühe begießen.

9 Mit Karottenscheiben und ggf. den Eiern garnieren, mit Meerrettichsoße und süßem Reisessig servieren.

NÄHRSTOFFGEHALT

Angaben pro Portion

Kilokalorien/Kilojoule	308/1288
Fettgehalt, gesamt (g)	15
% der Kalorien	4
Gesättigte Fette (g)	4
% der Kalorien	11
Kohlenhydrate, gesamt (g)	17
Stärke (g)	1
Ballaststoffe (g)	5
Eiweiß (g)	27
Natrium (mg)	542

Reich an Kalzium, Carotinen, Folat, Niacin, Phosphor, Vitamin A, B_{12} und C, Zink

GESUNDHEITSNUTZEN

Menopause, S. 87
Immunsystem, S. 89

VARIATIONEN

◆ *Schweinefleisch durch 250 g gebratenen oder aromatisierten Tofu ersetzen*
◆ *Anstatt Gemüsebrühe eine japanische Algen- und Thunfischbrühe oder Dashi verwenden (siehe Suimono-Suppe, S. 101)*

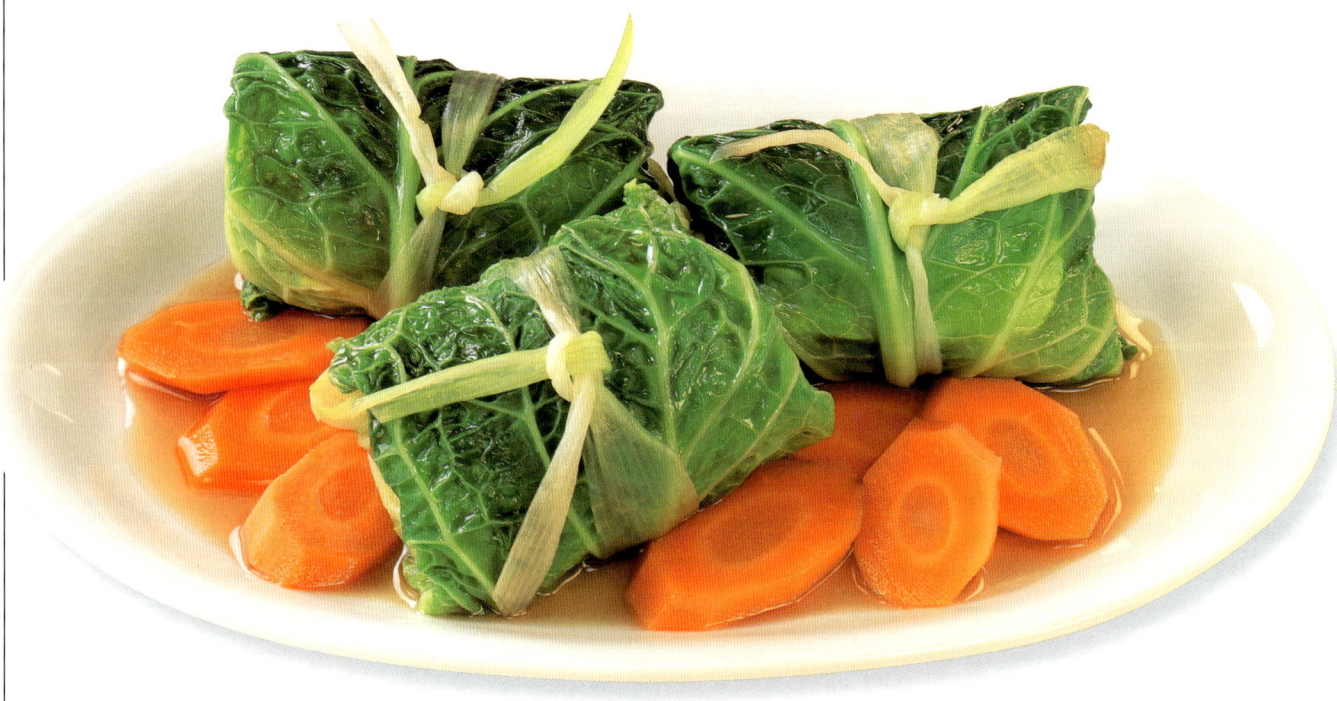

❖ NUSS-KIRSCH-PILAV ❖

ZUTATEN

2 EL Sonnenblumenöl
1 Zwiebel, dünn aufgeschnitten
1 EL Butter
nach Belieben etwas Safran oder Kurkuma (Gelbwurz)
350 g Langkornreis, bevorzugt brauner Basmati
40 g ungeschälte Mandeln
40 g Pinien-, Sonnenblumen- oder Kürbiskerne
3 Selleriestangen, fein aufgeschnitten
250 g frische oder gefrorene Kirschen (entkernt)
1¹/₂ TL gemahlener Zimt
1 EL Zitronensaft
60 g Frühlingszwiebeln, gehackt
2 EL frischer Dill oder Minze, gehackt
Pfeffer, Meersalz

In Zentralasien gibt es Hunderte dieser aromatischen Gerichte aus Reis oder Bulgurweizen mit Früchten, Kräutern oder Nüssen und manchmal auch Fleisch.

1 In einer schweren Pfanne Öl erhitzen, darin die Zwiebeln unbedeckt 10 Min. leicht dünsten.
2 Butter, ggf. Safran oder Kurkuma, den Reis, die Mandeln, Pinien-, Sonnenblumen- oder Kürbiskerne hinzufügen und 2 bis 3 Min. unter ständigem Wenden anbräunen.
3 Sellerie, Kirschen und Zimt unterheben, mit der doppelten Menge Wasser für Langkornreis oder 850 ml für Basmati-Reis aufgießen und zum Kochen bringen. Einmal gut umrühren, zudecken und bei niedrigster Stufe 20 bis 45 Min. ziehen lassen (bis das gesamte Wasser aufgenommen ist).
4 Wenn der Reis gar ist, Zitronensaft, Frühlingszwiebeln und frische Kräuter unterheben, abschmecken und servieren.

NÄHRSTOFFGEHALT

Angaben pro Portion

Kilokalorien/Kilojoule	609/2562
Fettgehalt, gesamt (g)	27
% der Kalorien	39
Gesättigte Fette (g)	5
% der Kalorien	7
Kohlenhydrate, gesamt (g)	87
Stärke (g)	7
Ballaststoffe (g)	3
Eiweiß (g)	12
Natrium (mg)	56

Reich an Kupfer, Phosphor *und* Vitamin E

GESUNDHEITSNUTZEN

Gicht, S. 81
Herzgesundheit, S. 82–85
Diabetes, S. 90–91

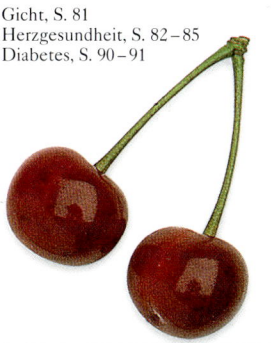

❖ FALAFEL ❖

ZUTATEN

350 g Kichererbsen oder weiße Limabohnen (Trockengewicht)
1 Zwiebel, fein gehackt
6 bis 8 Frühlingszwiebeln, fein gehackt
1 große oder 2 kleine Knoblauchzehen, zerquetscht
1 TL gemahlener Kümmel
2 TL gemahlene Korianderkörner
frisch gemahlener schwarzer Pfeffer
¹/₂ TL Backpulver
¹/₂ TL gemahlener Cayenne-Pfeffer
evtl. 1 Ei
4 EL kaltgepreßtes Olivenöl

Dieses Rezept ist eine fettarme Variation des klassischen Gerichts aus dem mittleren Osten. Mit fettarmem Hummus (S. 140) und Pitabrot servieren.

1 Kichererbsen oder Limabohnen über Nacht einweichen.
2 Abtropfen lassen, unter fließendem Wasser spülen und mit frischem Wasser in einem Topf zum Kochen bringen. Hitze wegnehmen, 30 Min. leicht köcheln lassen und in ein Sieb schütten.
3 In einer Küchenmaschine die gekochten Hülsenfrüchte mit Zwiebeln, Frühlingszwiebeln, Knoblauch, Kümmel, Korianderkörnern, Pfeffer, Backpulver und Cayenne-Pfeffer zu einer Paste verarbeiten und zu Bällchen rollen. Wenn die Mischung zu trocken ist, 1 Ei einarbeiten.
4 Backofen auf 220 °C/Gas Stufe 7 vorheizen, die Hälfte des Öls in einer flachen Backform erhitzen.
5 In der Zwischenzeit das Falafel-Bällchen flach drücken. Das restliche Öl in einer Bratpfanne erhitzen und Falafel bei großer Hitze ausbacken, dabei oft wenden.
6 Mit Handschuhen Falafel in die Backform geben, im Ofen 10 bis 15 Min. weiterbacken, dabei oft wenden, bis es von allen Seiten braun ist. Auf Küchenpapier abtrocknen lassen und servieren.

NÄHRSTOFFGEHALT

Angaben pro Portion

Kilokalorien/Kilojoule	431/1809
Fettgehalt, gesamt (g)	21
% der Kalorien	43
Gesättigte Fette (g)	3
% der Kalorien	5
Kohlenhydrate, gesamt (g)	47
Stärke (g)	39
Ballaststoffe (g)	10
Eiweiß (g)	20
Natrium (mg)	98

Reich an Kupfer, Folat, Eisen, Magnesium, Phosphor *und* Zink

GESUNDHEITSNUTZEN

Herzgesundheit, S. 82–85
Anämie, S. 85
Diabetes, S. 90–91

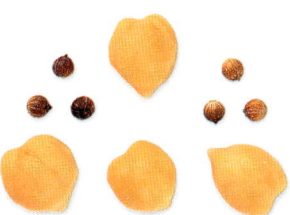

BEILAGEN

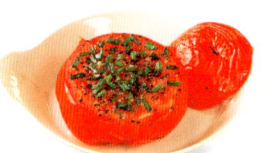

BEILAGEN SIND MEHR als einfach nur gedünstete Gemüse, sondern kleine Köstlichkeiten, die nicht nur Gemüsefreunde begeistern können, sondern auch ein wichtiger Bestandteil einer fettarmen Ernährung sind. Bei der folgenden Rezeptauswahl werden auch die Augen verwöhnt: Aus Zutaten wie Rotkohl, roten Linsen, Tomaten, orangefleischigen Süßkartoffeln und Winterkürbis werden farbenfrohe Speisen zusammengestellt, die eigentlich zu schade sind, um nur als Beilagen gereicht zu werden. Die schonend zubereiteten Gemüse, wie beispielsweise saftige Grillzwiebeln, sind daneben sehr nährstoffreich und versorgen den Körper mit einer extra Portion Gesundheit. Im Gegensatz zu den grünen Gemüsen zeichnen sich diese Gemüse noch durch einen weiteren Vorteil aus: Die wertvollen Nährstoffe gehen beim Erhitzen kaum verloren. Hülsenfrüchte, vorzugsweise getrocknete, sind reich an Eisen und Eiweiß und somit der perfekte Ausgleich für ein leichtes Hauptgericht aus Salat oder Gemüse.

BUTTERBOHNEN MIT SALBEI UND KNOBLAUCH
Mit Knoblauch gekochte Butterbohnen sind eine einfache und wohlschmeckende Ergänzung für ein vegetarisches Hauptgericht

Salbei und Knoblauch wirken antiseptisch und verleihen zarten Butterbohnen ein schmackhaftes »Fleisch«-Aroma

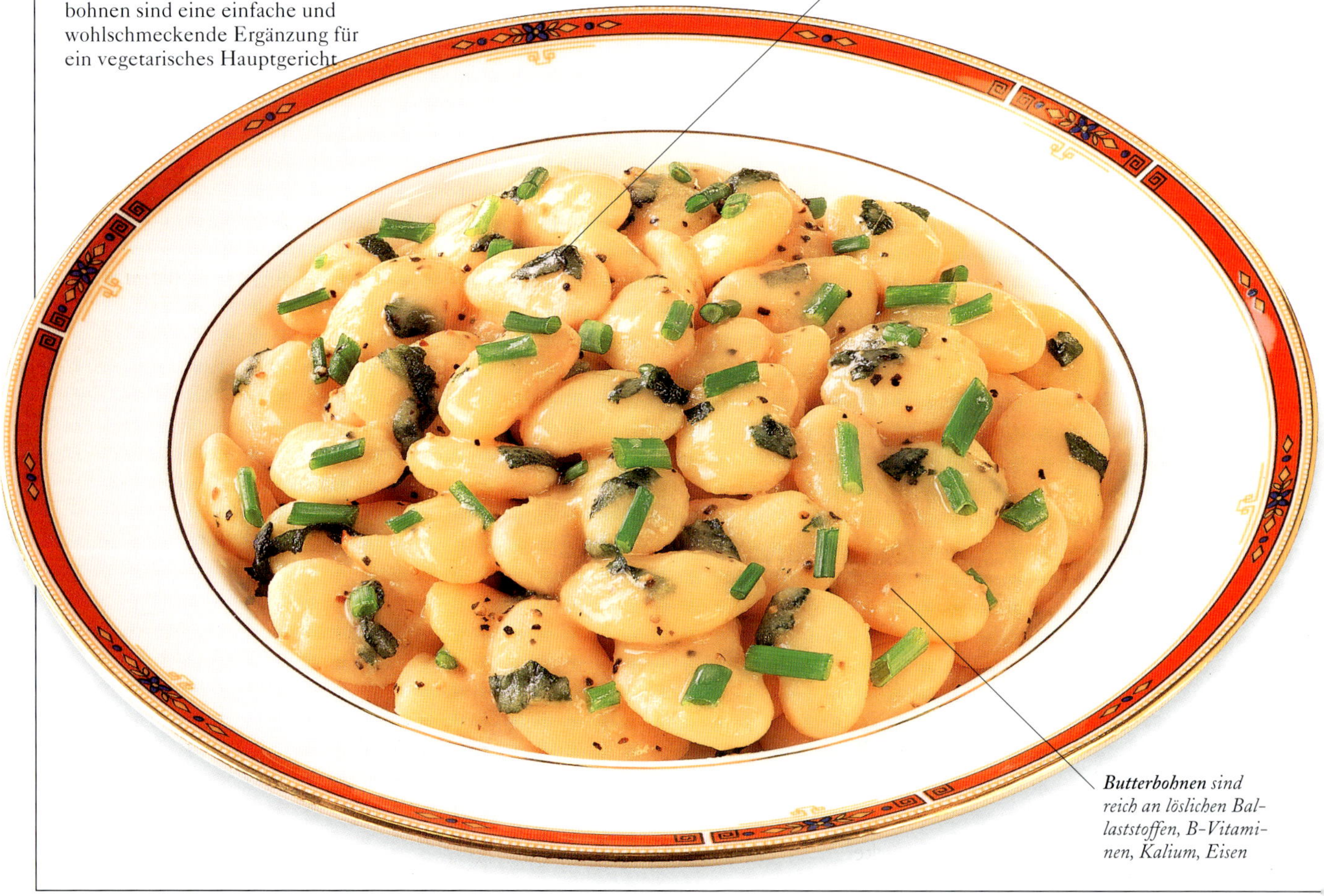

Butterbohnen sind reich an löslichen Ballaststoffen, B-Vitaminen, Kalium, Eisen

❖ Butterbohnen mit Salbei und Knoblauch ❖

Zutaten

250 g Butterbohnen
(Trockengewicht)

2 bis 3 EL kaltgepreßtes
Olivenöl

2 Lorbeerblätter

600 ml Wasser

1 Knoblauchzehe, fein aufgeschnitten

4 Salbeiblätter, grob gehackt

Saft von 1/2 Zitrone

Pfeffer, Meersalz

2 bis 3 EL frische Kräuter wie

Schnittlauch oder Petersilie,
gehackt

Bestes Olivenöl ist die geschmackliche Grundlage dieses klassischen griechischen Gerichts.

1 Bohnen über Nacht in Wasser einweichen.
2 In einer Pfanne 1 EL Olivenöl erhitzen, die Butterboh-nen hinzufügen und bei niedriger Hitze 10 Min. dünsten, gelegentlich vorsichtig umrühren.
3 Mit Wasser ablöschen, die Lorbeerblätter hinzufügen und aufkochen. Wärme wegnehmen und zugedeckt etwa 40 Min. leicht köcheln, bis die Bohnen zart sind. In ein Sieb schütten, die Kochflüssigkeit auffangen.
4 In der gleichen Pfanne das restliche Öl erhitzen, darin Knoblauch und Salbei (die Blätter zwischen den Fingern reiben, um das Aroma freizusetzen) bei mittlerer Hitze an-bräunen. Die Bohnen unterheben und ohne Deckel auf niedrigster Stufe ein paar Minuten ziehen lassen. Bei Bedarf einige EL Kochflüssigkeit unterrühren.
5 Zitronensaft hinzufügen und abschmecken. Mit gehack-ten Kräuter garnieren und warm, nicht heiß, servieren.

Nährstoffgehalt

Angaben pro Portion

Kilokalorien/Kilojoule	268/1127
Fettgehalt, gesamt (g)	10
% der Kalorien	35
Gesättigte Fette (g)	2
% der Kalorien	5
Kohlenhydrate, gesamt (g)	33
Stärke (g)	29
Ballaststoffe (g)	10
Eiweiß (g)	12
Natrium (mg)	26

Reich an Kupfer, Eisen, Magnesium, Phosphor, Kalium und Zink

Gesundheitsnutzen

Herzgesundheit, S. 82–85
Anämie, S. 85
Diabetes, S. 90–91

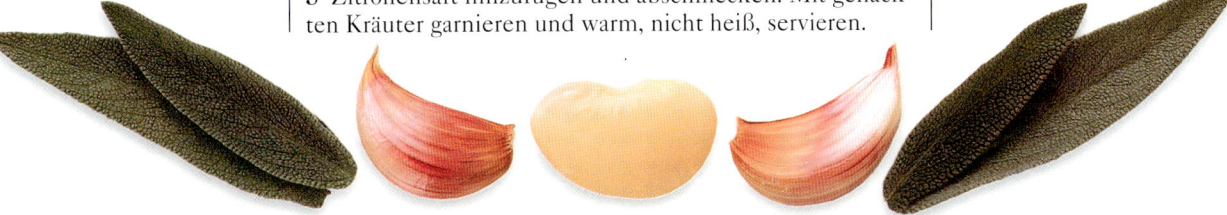

❖ Würziger Winterkürbis ❖

Zutaten

1 kg Winterkürbis

1 EL kaltgepreßtes Olivenöl,
Sesamöl oder 1 EL Butter

1 große Zwiebel, fein gehackt

3 TL geriebener frischer Ingwer

250 ml Wasser

1/4 TL geriebener Zimt

frisch gemahlener schwarzer
Pfeffer

Meersalz

Die Kombination aus Kürbis, Zwiebeln, Ingwer und Zimt ergibt ein köstliches farbiges und carotinreiches Gericht.

1 Backofen auf 190 °C/Gas Stufe 5 vorheizen.
2 Kürbis halbieren, mit der Schnittfläche nach unten in eine leicht gefettete flache Backform legen und 30 bis 45 Min. backen, bis das Fleisch zart ist.
3 In der Zwischenzeit das Öl oder die Butter in einer großen Pfanne erhitzen, darin die Zwiebeln bei niedriger Temperatur glasig dünsten (mindestens 25 Min.). Ingwer hinzufügen, 1 bis 2 Min. weiterdünsten, dann die Pfanne vom Herd nehmen.
4 Aus dem gekochten Kürbis die Samen herauslösen, mit einem großen Löffel das Fleisch herausschaben und unter die Zwiebel-Ingwer-Mischung heben.
5 Wasser hinzufügen, zum Kochen bringen, dann die Temperatur reduzieren und bedeckt etwa 20 Min. leicht köcheln, gelegentlich umrühren. Ggf. mit etwas Wasser strecken.
6 Die Masse pürieren, Zimt gut unterrühren, ab-schmecken und servieren.

Nährstoffgehalt

Angaben pro Portion

Kilokalorien/Kilojoule	150/62
Fettgehalt, gesamt (g)	4
% der Kalorien	25
Gesättigte Fette (g)	0,6
% der Kalorien	4
Kohlenhydrate, gesamt (g)	26
Stärke (g)	20
Ballaststoffe (g)	6
Eiweiß (g)	3
Natrium (mg)	9

Ausgesprochen reich an Carotinen, Magnesium, Kalium und Vitamin C

Gesundheitsnutzen

Herz und Kreislauf, S. 82–85

❖ GESCHMORTER ROTKOHL ❖

ZUTATEN

1 Kopf Rotkohl, fein geschnitten
1 EL Sonnenblumenöl
2 Zwiebeln, fein gehackt
2 große Kochäpfel, geschält und grob gehackt
Saft von 1 bis 2 Zitronen
3 Nelken
5 schwarze oder weiße Pfefferkörner
1 TL Honig
Meersalz

Dieses farbige, süß-saure Rotkohlgericht schmeckt nicht nur Kohlfreunden.

1 Kohl in eine hitzebeständige Schüssel geben und mit siedendem Wasser übergießen. 1 Min. ziehen lassen, dann in ein Sieb schütten.

2 In einer großen Pfanne Öl erhitzen, darin Zwiebeln unbedeckt 10 Min. leicht dünsten.

3 Kohl, Äpfel, Zitronensaft, Nelken, Pfefferkörner und Honig hinzufügen, unter Umrühren aufkochen, dann die Hitze auf die niedrigste Stufe reduzieren und etwa 1¹/₄ Stunden zugedeckt leicht köcheln, gelegentlich umrühren.

4 Nelken und Pfefferkörner entfernen, abschmecken, etwas Zitronensaft oder Honig unterrühren.

NÄHRSTOFFGEHALT

Angaben pro Portion

Kilokalorien/Kilojoule	139/586
Fettgehalt, gesamt (g)	5
% der Kalorien	29
Gesättigte Fette (g)	1
% der Kalorien	3
Kohlenhydrate, gesamt (g)	23
Stärke (g)	in Spuren
Ballaststoffe (g)	7
Eiweiß (g)	3
Natrium (mg)	18

Reich an Folat *und* Vitamin C

GESUNDHEITSNUTZEN

Immunsystem, S. 89

❖ RÖSTZWIEBELN ❖

ZUTATEN

4 große Zwiebeln zu je 200 g
1 TL Sonnenblumenöl
300 ml Wasser oder Brühe
nach Belieben 150 g fettarmer Weichkäse

Star dieses so eleganten wie einfachen Gerichts sind Zwiebeln: sie werden so lange leicht gebacken, bis sie schmelzzart sind.

1 Backofen auf 180 °C/Gas Stufe 4 vorheizen.

2 Von den Zwiebeln den haarigen Wurzelstrunk entfernen, aber nicht schälen. In eine Backform legen und mit Öl bestreichen.

3 Wasser oder Brühe in die Backform gießen. 1¹/₂ bis 2 Stunden garen, bis die Zwiebeln weich sind, dabei gelegentlich mit der Flüssigkeit begießen.

4 Jede Zwiebel oben kreuzförmig einschneiden und die Außenschichten abschälen. Nach Belieben mit einer Käsehaube verzieren und servieren.

NÄHRSTOFFGEHALT

Angaben pro Portion

Kilokalorien/Kilojoule	94/392
Fettgehalt, gesamt (g)	3
% der Kalorien	28
Gesättigte Fette (g)	1
% der Kalorien	3
Kohlenhydrate, gesamt (g)	16
Stärke (g)	0
Ballaststoffe (g)	3
Eiweiß (g)	2
Natrium (mg)	6

GESUNDHEITSNUTZEN

Atemwegsinfektionen, S. 76
Herz und Kreislauf, S. 82–85
Diabetes, S. 90–91

❖ SÜSSKARTOFFELCHIPS ❖

ZUTATEN

600 g orangefleischige Süßkartoffeln
1 bis 2 EL Rapsöl

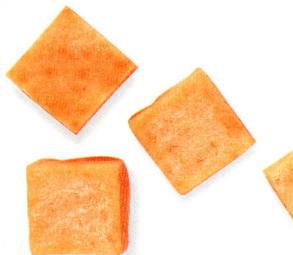 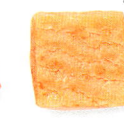 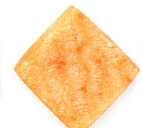  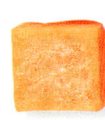

Eine köstliche und einfache Beilage, die zu fast allen Gerichten paßt und den außergewöhnlich hohen Vitamin-E- und Carotin-Gehalt der roten Knollen ausnützt.

1 Süßkartoffeln schälen und dann in 1 cm dicke Würfel schneiden.

2 In einer großen Bratpfanne Öl erhitzen, darin die Kartoffeln etwa 8 bis 9 Min. knusprig braun rösten, bis sie weich sind und an einigen Stellen Blasen bilden.

NÄHRSTOFFGEHALT

Angaben pro Portion

Kilokalorien/Kilojoule	175/743
Fettgehalt, gesamt (g)	5
% der Kalorien	28
Gesättigte Fette (g)	1
% der Kalorien	2
Kohlenhydrate, gesamt (g)	32
Stärke (g)	23
Ballaststoffe (g)	4
Eiweiß (g)	2
Natrium (mg)	60

Ausgesprochen reich an Carotinen, Kalium, Vitamin A, C *und* E

GESUNDHEITSNUTZEN

Herzgesundheit, S. 82–85

❖ DHAL ❖

ZUTATEN

250 g halbierte rote Linsen
1/2 TL Kurkuma (Gelbwurz), gemahlen
1 EL kaltgepreßtes Olivenöl
1 Zwiebel, fein gehackt
1 grüne Chili-Schote, ohne Samen und fein gehackt
175 g frische Tomaten, gehackt
3 cm frischer Ingwer, sehr fein aufgeschnitten
2 Knoblauchzehen, zerquetscht
1 TL Kümmelsamen, zerquetscht
Samen von 3 Kardamomfrüchten, zerquetscht
3 bis 4 EL frischer Koriander, gehackt

Dhals sind milde Linsengerichte der klassischen indischen Küche. Linsen sind sehr nahrhaft und reichern jedes Essen mit Eisen, Thiamin und Zink an.

1 In einem großen Topf Linsen, Kurkuma und Wasser zum Kochen bringen, bedecken, die Temperatur reduzieren und 20 bis 25 Min. ziehen lassen, bis die Linsen weich sind.
2 In der Zwischenzeit in einer Pfanne die Hälfte des Öls erhitzen, darin die Zwiebeln bei niedriger Hitze etwa 10 Min. goldbraun dünsten. Chili und Tomaten hinzufügen und bei mittlerer Hitze unter ständigem Umrühren etwa 10 Min. köcheln, bis sich eine cremige Masse bildet.
3 In einer kleinen Bratpfanne das restliche Öl erhitzen, darin Ingwer, Knoblauch, Kümmel und Kardamom 2 Min. dünsten.
4 Zwiebelmischung, Gewürze und die Hälfte des Korianders in die Linsen rühren.
5 Abschmecken, mit dem restlichen gehackten Koriander bestreuen und servieren.

NÄHRSTOFFGEHALT

Angaben pro Portion

Kilokalorien/Kilojoule	259/1095
Fettgehalt, gesamt (g)	5
% der Kalorien	8
Gesättigte Fette (g)	1
% der Kalorien	3
Kohlenhydrate, gesamt (g)	40
Stärke (g)	33
Ballaststoffe (g)	4
Eiweiß (g)	16
Natrium (mg)	34

Reich an Kupfer, Eisen, Phosphor, Thiamin *und* Zink

GESUNDHEITSNUTZEN

Atemwegsinfektionen, S. 76
Herz und Kreislauf, S. 82–85
Anämie, S. 85
Diabetes, S. 90–91

❖ GEBACKENE TOMATEN ❖

ZUTATEN

4 kleine Tomaten oder 8 Salattomaten
1 Knoblauchzehe, zerquetscht
frisch gemahlener schwarzer Pfeffer
1 große Prise Meersalz
3 EL frisches Basilikum, Schnittlauch oder Petersilie, fein gehackt
2 TL kaltgepreßtes Olivenöl

Eine bekömmliche italienische Beilage, die das feine Tomatenaroma hervorhebt und den hohen Antioxidanziengehalt beibehält.

1 Backofen auf 225 °C/Gas Stufe 7 vorheizen. Eine flache Backform einfetten.
2 Vom Boden der Tomaten etwa 1 cm abschneiden (»Deckel«). Die Deckel beiseite legen und die Tomaten mit der Schnittfläche nach oben in die Backform legen.
3 Die Tomatenhaut mit einem scharfen Messer mehrfach anritzen, Schnittfläche mit Knoblauch, Pfeffer, Salz, Kräutern und 1 TL Öl bestreuen.
4 Deckel aufsetzen und das restliche Öl über die Tomaten gießen. Auf der obersten Schiene 20 bis 25 Min. backen. Die Tomaten sollten weich sein, aber nicht zerfallen. Warm, nicht direkt aus dem Ofen, servieren.

NÄHRSTOFFGEHALT

Angaben pro Portion

Kilokalorien/Kilojoule	98/407
Fettgehalt, gesamt (g)	8
% der Kalorien	74
Gesättigte Fette (g)	1
% der Kalorien	11
Kohlenhydrate, gesamt (g)	5
Stärke (g)	in Spuren
Ballaststoffe (g)	2
Eiweiß (g)	1
Natrium (mg)	112

Reich an Carotinen *und* Vitamin C

GESUNDHEITSNUTZEN

Immunsystem, S. 89

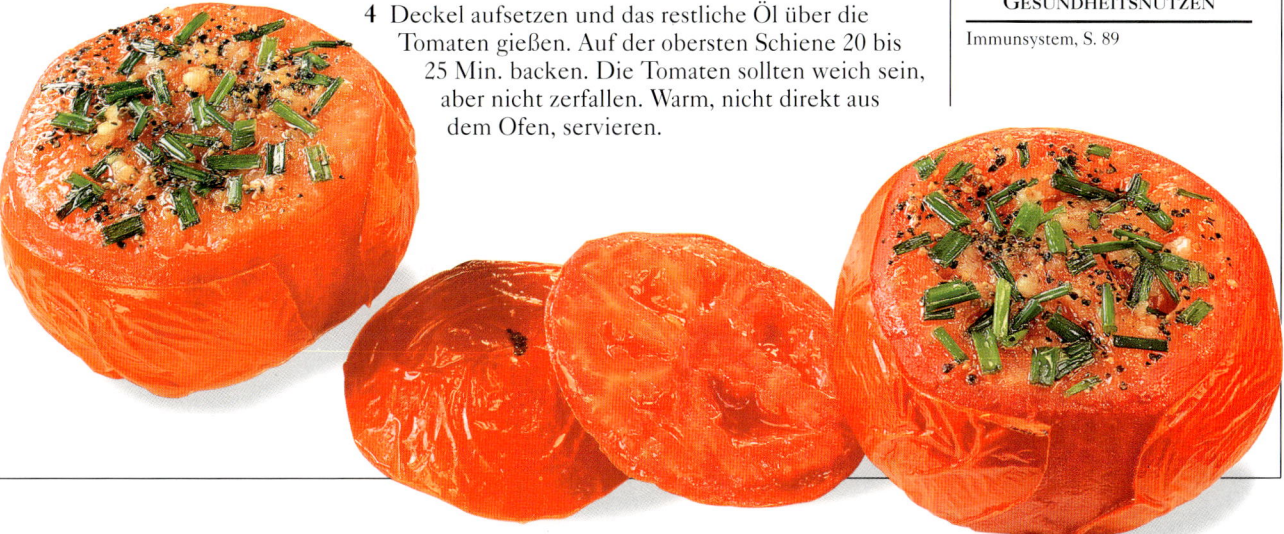

DESSERTS

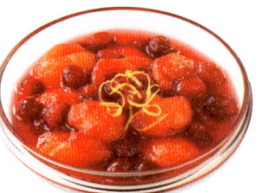

BEI DEM GEDANKEN an ein gesundes Dessert denken die meisten an frisches Obst – nur das entspricht sicherlich nicht Ihrem Lieblingsnachtisch. Die nachfolgenden Rezepte füllen die Lücke zwischen den beliebten, aber weniger gesunden süßen Leckereien. Die Desserts sind abwechslungsreich und fettarm, schmecken auch ohne süße Sahne oder schweres Gebäck köstlich und erfrischend und werden mit wenig Zucker zubereitet. Das Geheimnis des niedrigen Zuckerbedarfs liegt in der Mischung von herben mit süßen Früchten, beispielsweise schwarze Johannisbeeren mit Birnen. Desserts sind ideal, um täglich gesunde Früchte zu essen. Denn Obst liefert weitaus mehr als nur Vitamine – es ist auch ausgesprochen reich an Ballaststoffen, Kalium, Beta-Carotin und anderen lebenswichtigen Nährstoffen. Ein Spitzenreiter sind getrocknete Aprikosen. Um die empfindlichen Nährstoffe zu erhalten, sollte Obst immer nur kurz gedünstet und die Kochflüssigkeit verwendet werden.

SOMMERPUDDING
Dieser herrliche Pudding enthält fast kein Fett, dafür alle gesunden Nährstoffe von Beeren

Kirschen sind gut gegen Gicht

Die Purpurfarbe kommt von den anti-oxidativen Anthocyaninen

❖ SOMMERPUDDING ❖

Zutaten

125 g Vollkornbrot, in Scheiben ohne Krusten

750 g gemischte Früchte (beispielsweise 500 g frische oder gefrorene schwarze Johannisbeeren, Blaubeeren, Heidelbeeren, Stachelbeeren oder Kirschen, ohne Kern, und 250 g süße Früchte, beispielsweise Aprikosen, Nektarinen, ohne Kern und grob gehackt)

1 bis 2 EL Honig zum Nachsüßen

Minzezweige oder Fruchtscheiben zur Dekoration

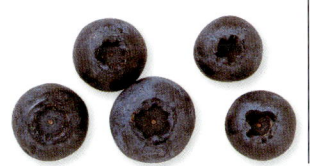

Dieser traditionelle Früchtepudding paßt zu jedem Menü und jeder Jahreszeit, ist schnell zubereitet und sehr fettarm. Jede Zutat bringt ein Stückchen Gesundheit.

1 Puddingform (Volumen 1 l) mit Brotscheiben auskleiden, 1 bis 2 Scheiben zurücklegen.

2 Die gewaschenen Früchte mit 250 ml Wasser in einem Topf aufkochen, Hitze reduzieren und etwa 5 Min. leicht weiterköcheln. Dann abkühlen lassen und mit Honig abschmecken.

3 3 EL Fruchtsaft abschöpfen, den restlichen Saft und die gedünsteten Früchte in die Puddingform füllen, mit dem zurückgelegten Brotscheiben belegen.

4 Die Puddingform mit einem Teller bedecken und mit Gewicht beschweren. Vor dem Servieren mindestens 5 Std. kühl stellen.

5 Pudding auf eine Platte stürzen. Sollte das Brot nicht an allen Stellen durchgezogen sein, mit dem beiseite gestellten Fruchtsaft tränken. Mit Minzezweigen oder Fruchtscheiben garnieren und servieren.

NÄHRSTOFFGEHALT

Angaben pro Portion

Kilokalorien/Kilojoule	140/600
Fettgehalt, gesamt (g)	1
% der Kalorien	5
Gesättigte Fette (g)	1
% der Kalorien	1
Kohlenhydrate, gesamt (g)	31
Stärke (g)	12
Ballaststoffe (g)	7
Eiweiß (g)	5
Natrium (mg)	177

Reich an Kupfer *und* Vitamin C

GESUNDHEITSNUTZEN

Augen, S. 77
Verstopfung, S. 78
Gicht, S. 81
Herz und Kreislauf, S. 82–85

VARIATION

◆ *Winterpudding aus 500 g Äpfeln und Birnen, entkernt und gehackt, und 250 g frischen oder gefrorenen Kranbeeren*

❖ GEBACKENE INGWERBANANEN ❖

ZUTATEN

nach Belieben 25 g Sultaninen

2 TL Butter

4 große feste Bananen, längs halbiert

2 Stücke eingelegter Ingwer, fein aufgeschnitten

1 EL Sirup von eingelegtem Ingwer

2 EL Orangensaft

2 EL Rum

15 bis 25 Streifen Orangenschale

VARIATIONEN

◆ *Bananen durch andere Früchte wie halbierte Pfirsiche, Aprikosen, Nektarinen, Äpfel und Birnen ersetzen und auf gleiche Weise backen*
◆ *Mit 1 bis 2 TL gemahlenem Zimt abschmecken*
◆ *Rum durch 4 EL Orangensaft und 1 TL Honig ersetzen*

Dieser schnelle, köstliche Nachtisch bietet schier unendliche Variationsmöglichkeiten und beweist, daß für feinen Buttergeschmack bereits wenig Butter reicht.

1 Backofen auf 200 °C/Gas Stufe 6 vorheizen. Sultaninen in einer Tasse mit kochendem Wasser übergießen und 5 Min. einweichen lassen.

2 In der Zwischenzeit Butter im Ofen in einer flachen Backform schmelzen. Die halben Bananen in die Form legen, mit der geschmolzenen Butter bestreichen und mit Rosinen, Ingwer, Sirup, Orangensaft, Rum und Orangenschale bestreuen.

3 15 Min. backen, dabei die Bananen zwei- bis dreimal mit der Flüssigkeit übergießen. Heiß servieren.

4 Sollen die Bananen flambiert werden, nur mit 1 EL Rum backen. Vor dem Servieren dann den restlichen Rum in einem Metalllöffel über einer Flamme erhitzen, über die Bananen gießen und entzünden.

NÄHRSTOFFGEHALT

Angaben pro Portion

Kilokalorien/ Kilojoule	169/714
Fettgehalt, gesamt (g)	2
% der Kalorien	13
Gesättigte Fette (g)	1
% der Kalorien	8
Kohlenhydrate, gesamt (g)	33
Stärke (g)	3
Ballaststoffe (g)	1
Eiweiß (g)	2
Natrium (mg)	31

GESUNDHEITSNUTZEN

Durchfall, S. 78–79
Übelkeit, S. 78–79
Kreislauf, S. 82–85

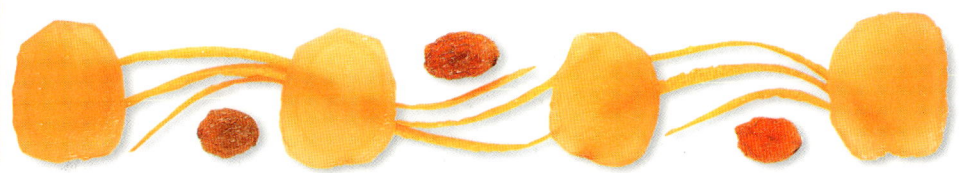

❖ ANANAS-FONDUE ❖

ZUTATEN

1 kleine frische Ananas
100 g Schokolade (gute Qualität), gebrochen
2 EL Sahne oder Rahm
nach Belieben 2 TL Rum oder Brandy
2 bis 3 TL fettarme Milch

In Maßen genossen ist Schokolade erlaubt und nicht ungesund. Bei diesem Obst-Fondue härten die kühlen Ananasstücke die Schokoladensoße.

1 Ananas schälen, in mundgerechte Stücke schneiden, abdecken und kühl stellen.
2 Ein kleines hitzebeständiges Gefäß in einen Topf mit kochendem Wasser stellen.
3 Alle Soßenzutaten in das Wasserbad geben und glattrühren, bis eine Schokoladensoße entsteht. Falls die Soße zu dickflüssig ist, mit 1 EL Milch strecken. Nicht überhitzen!
4 Die Soße auf 4 vorgewärmte kleine Becher verteilen.
5 Die Schokoladensoße mit je einer Portion Ananasstücke und einer Gabel zum Eintauchen servieren.

NÄHRSTOFFGEHALT

Angaben pro Portion

Kilokalorien/Kilojoule	221/931
Fettgehalt, gesamt (g)	9
% der Kalorien	37
Gesättigte Fette (g)	5
% der Kalorien	21
Kohlenhydrate, gesamt (g)	35
Stärke (g)	1
Ballaststoffe (g)	2
Eiweiß (g)	2
Natrium (mg)	15

Reich an Kupfer *und* Vitamin C

GESUNDHEITSNUTZEN

Verdauung, S. 78–79
Wundheilung, S. 88

VARIATION

◆ *Die Schokoladensoße mit 600 g frischen Kirschen servieren*

❖ APRIKOSEN-MANDEL-MOUSSE ❖

ZUTATEN

250 g getrocknete Aprikosen
500 ml fettarmer Naturjoghurt
nach Belieben 1 EL Honig
40 g ungeschälte Mandeln, grob gehackt oder in Scheiben
zur Dekoration frische Minze oder eßbare Blumen

VARIATIONEN

◆ *Apfel-Mandel-Mousse aus 700 g entkernten und grob gehackten Dessertäpfeln und einer kernfreien Zitronenscheibe: In einem Topf 300 ml Wasser aufkochen, die Äpfel hinzufügen, bedecken, die Hitze reduzieren und 6 bis 12 Min. leicht köcheln. Die Zitrone entfernen und das Rezept in Stufe 3 fortsetzen.*
◆ *Das Obst mit 2 Stückchen eingelegtem Ingwer pürieren.*

Dieser leichte Nachtisch aus getrockneten Aprikosen, Joghurt und Mandeln ist sehr nährstoffreich. Konservierungsstoffe werden beim Kochen entfernt.

1 Aprikosen in einen Topf geben, mit kaltem Wasser bedecken, aufkochen und 5 Min. leicht köcheln. Kochwasser abschütten und mit frischem kaltem Wasser bedecken.
2 Wieder aufkochen, die Hitze reduzieren, zudecken und 20 Min. weichkochen.
3 Die weichen Aprikosen mit ausreichend Kochflüssigkeit zu einer dicken Paste pürieren. Etwas abkühlen lassen.
4 Unter die lauwarme Masse Joghurt und ggf. Honig rühren, kühl stellen.
5 Die Mandeln in einer beschichteten Pfanne bei niedriger Hitze 2 bis 3 Min. rösten, heiß über das Aprikosenmus verteilen, mit frischer Minze oder eßbaren Blumen dekorieren und servieren.

NÄHRSTOFFGEHALT

Angaben pro Portion

Kilokalorien/Kilojoule	320/970
Fettgehalt, gesamt (g)	7
% der Kalorien	27
Gesättigte Fette (g)	1
% der Kalorien	4
Kohlenhydrate, gesamt (g)	33
Stärke (g)	in Spuren
Ballaststoffe (g)	5
Eiweiß (g)	11
Natrium (mg)	114

Reich an Kalzium, Kupfer, Phosphor, Kalium *und* Vitamin E

GESUNDHEITSNUTZEN

Verstopfung, S. 78
Gastroenteritis, S. 79
Herzgesundheit, S. 82–85
Candidamykose, S. 87

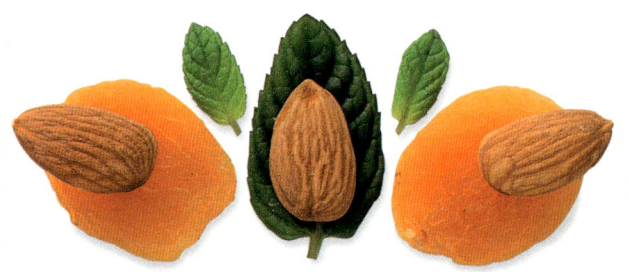

❖ MÜSLI ❖

ZUTATEN

3 EL mittelgrobes Hafermehl oder 4 EL Haferflocken
180 ml fettarmer Naturjoghurt
4 TL Zitronensaft
4 TL Honig
800 g rote Dessertäpfel
4 EL ungeschälte Mandeln oder Haselnüsse, fein gehackt

Das Originalmüsli des Schweizer Arztes Bircher-Benner ist kein Frühstücksgetreide, sondern ein Apfelgericht, und ergibt ein hervorragendes Dessert.

1 Hafermehl oder Haferflocken über Nacht in 135 ml Wasser einweichen.

2 In einer Schüssel Joghurt mit Zitronensaft verrühren, dann das eingeweichte Hafermehl (oder Haferflocken) und den Honig unterrühren.

3 Die gewaschenen, ungeschälten Äpfel raspeln und sofort unter die Joghurtmischung heben, damit sich das Fruchtfleisch nicht braun verfärbt.

4 Mit Nüssen bestreuen und servieren.

NÄHRSTOFFGEHALT

Angaben pro Portion

Kilokalorien/Kilojoule	273/1149
Fettgehalt, gesamt (g)	10
% der Kalorien	32
Gesättigte Fette (g)	1
% der Kalorien	3
Kohlenhydrate, gesamt (g)	42
Stärke (g)	5
Ballaststoffe (g)	5
Eiweiß (g)	7
Natrium (mg)	48

Reich an Phosphor *und* Vitamin E

GESUNDHEITSNUTZEN

Verstopfung, S. 78; Durchfall, S. 78–79; Peptische Geschwüre, S. 79; Herzgesundheit, S. 82–85; Candidamykose, S. 87; Diabetes, S. 90–91

❖ HONIG-ZITRONEN-KÄSEKUCHEN ❖

ZUTATEN

Für den Teig

50 g frische Vollkornbrösel
25 g Haferflocken
25 g weiche Margarine oder Butter
25 g ungeschälte Mandeln, frisch gemahlen, alternativ eine Mischung aus Mandeln mit Sonnenblumenkernen + 1 bis 3 Tropfen Mandelaroma

Für die Füllung

500 g Weichkäse mit niedrigem Fettgehalt
2 EL kaltgeschleuderter Honig oder Honigwabe
100 bis 150 ml dickflüssiger fettarmer Naturjoghurt oder Rahm
40 g Sultaninen, Rosinen oder getrocknete Aprikosen, gehackt
4 bis 5 Tropfen Vanillearoma
geriebene Schale von 1 Zitrone

Für den Belag

225 g gemischte frische Früchte (entkernte Aprikosen, Kirschen oder Blaubeeren)

Dieser cremige Käsekuchen ist ein besonders reichhaltiger Nachtisch und ergänzt durch seinen hohen Eiweißgehalt optimal ein Hauptgericht aus Salat.

1 Backofen auf 190 °C/Gas Stufe 5 vorheizen. Für den Boden Vollkornbrösel und Haferflocken in einer Schüssel vermischen und Margarine oder Butter mit einer Gabel darunterkneten. Nach Belieben Mandeln, Sonnenblumenkerne und Mandelaroma dazugeben.

2 Teig in einer gefetteten runden Springform (18 cm) auslegen, 20 Min. backen.

3 Für die Füllung Weichkäse mit Honig und ausreichend Joghurt oder Rahm zu einer glatten, dicken Paste verrühren.

4 Die getrockneten, gehackten Früchte, Vanillearoma und Zitronenschale einrühren, nach Belieben nachsüßen. Auf den gebackenen Boden streichen und mindestens 1 Std. kühl stellen.

5 Mit frischen Früchten belegen und servieren.

NÄHRSTOFFGEHALT

Angaben pro Portion

Kilokalorien/Kilojoule	445/1857
Fettgehalt, gesamt (g)	28
% der Kalorien	57
Gesättigte Fette (g)	14
% der Kalorien	27
Kohlenhydrate, gesamt (g)	33
Stärke (g)	9
Ballaststoffe (g)	3
Eiweiß (g)	17
Natrium (mg)	150

Reich an Phosphor, Vitamin A *und* E

GESUNDHEITSNUTZEN

Verdauung, S. 78–79
Hautgesundheit, S. 88
Harnwegsinfektion, S. 92

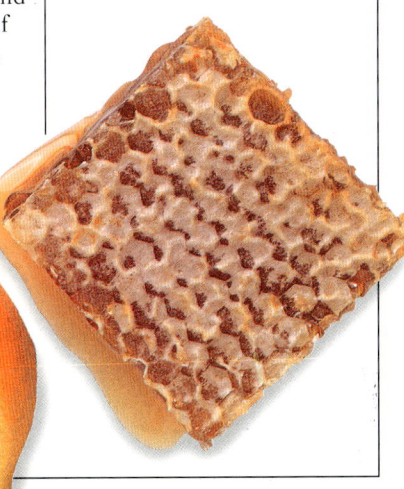

❖ Kranbeeren-Aprikosen-Kompott ❖

Zutaten

250 g getrocknete Aprikosen

250 g frische oder gefrorene Kranbeeren

nach Belieben 1 EL Honig

Schale von 1 Zitrone

Variationen

♦ Die Kranbeeren durch 350 bis 400 g schwarze Johannisbeeren oder entkernte Kirschen ersetzen
♦ Die Aprikosen durch getrocknete Pfirsiche oder Birnen ersetzen und mit einer Zitronenscheibe (ohne Kerne) dünsten

Die natürliche Süße von getrocknete Aprikosen ist ein optimaler Ausgleich für die herberen Kranbeeren.

1 Aprikosen in einem Topf mit Wasser aufkochen und 5 Min. leicht köcheln lassen. Das Wasser abschütten und Aprikosen mit frischem kaltem Wasser bedecken.
2 Wieder aufkochen, die Temperatur reduzieren und zugedeckt 20 Min. weich dünsten.
3 Kranbeeren dazugeben, wieder aufkochen und bei mittlerer Temperatur 6 bis 8 Min. köcheln, bis die Beeren leicht aufplatzen.
4 In eine Dessertschale füllen und mit genügend Kochflüssigkeit bedecken. Lauwarm mit Honig abschmecken und mit der Zitronenschale garnieren.
5 Einige Minuten stehen lassen, bis sich das Aroma entfaltet hat, und warm oder kalt servieren.

Nährstoffgehalt

Angaben pro Portion

Kilokalorien/Kilojoule	108/462
Fettgehalt, gesamt (g)	1
% der Kalorien	4
Gesättigte Fette (g)	0
% der Kalorien	0
Kohlenhydrate, gesamt (g)	30
Stärke (g)	0
Ballaststoffe (g)	6
Eiweiß (g)	3
Natrium (mg)	10

Ausgesprochen reich an Kalium

Gesundheitsnutzen

Verstopfung, S. 78
Herzgesundheit, S. 82–85
Harnwegsinfektionen, S. 92

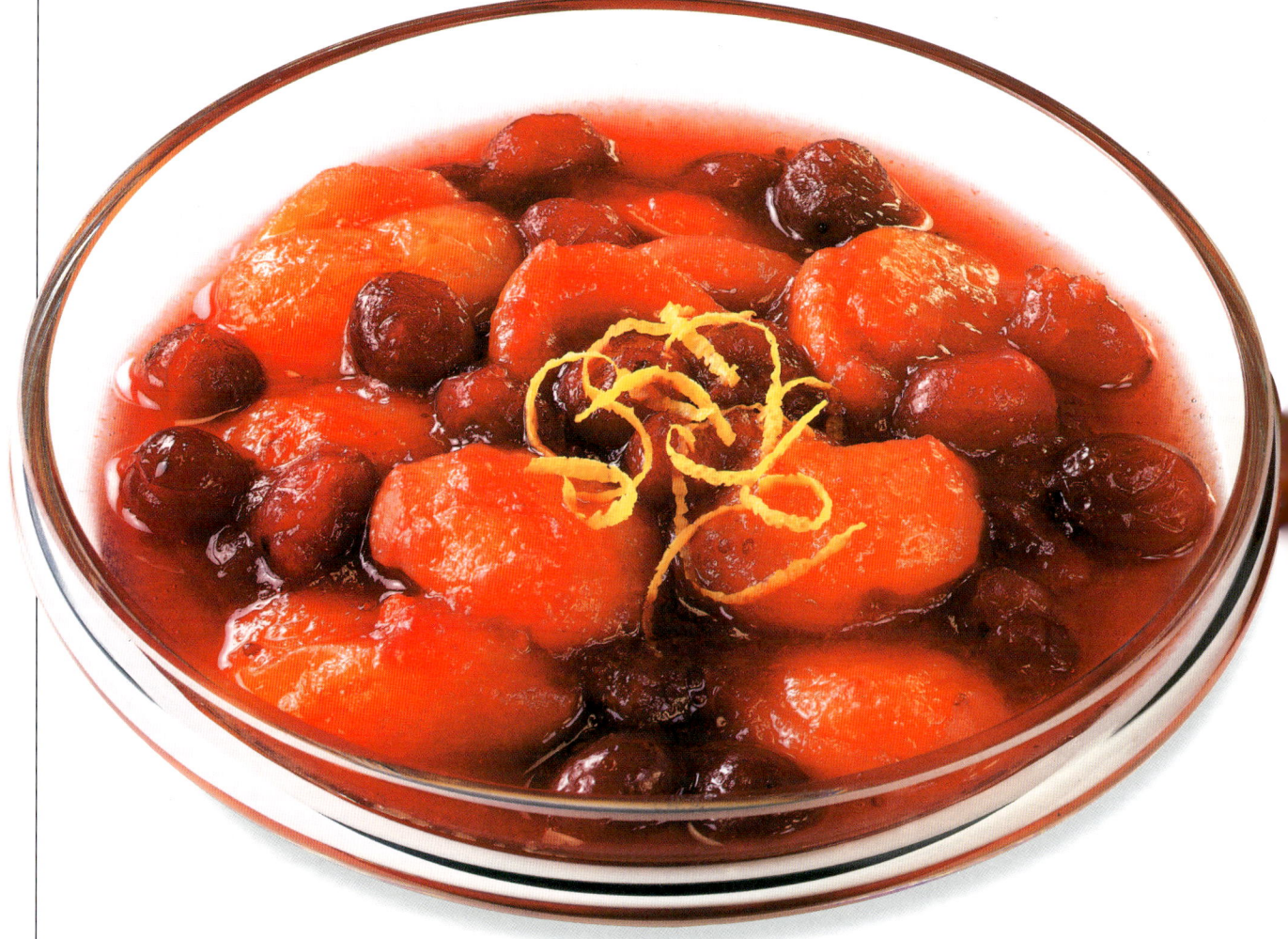

❖ KISSEL ❖

Dies ist ein perfektes Sommergericht. Pfeilwurz verstärkt die Eigenfarbe der Beeren, die süßeren Früchte machen das Süßen mit Zucker überflüssig.

ZUTATEN

500 g gemischte Beeren (schwarze Johannisbeeren, Heidelbeeren, Blaubeeren oder Kranbeeren und entkernte Kirschen), frisch oder gefroren

250 g frische Sommerfrüchte (Pfirsiche, entkernte Aprikosen oder Nektarinen), grob gehackt

150 ml Wasser

1 bis 3 EL Honig zum Süßen

2 EL Pfeilwurz- oder Kartoffelstärke

1 In einem großen Topf Früchte mit Wasser aufkochen, die Hitze wegnehmen und bedeckt etwa 5 Min. weich dünsten.

2 Vom Herd nehmen, lauwarm mit Honig abschmecken (schwarze Johannisbeeren und Kranbeeren benötigen mehr Süße als die meisten anderen Beeren).

3 Pfeilwurz mit etwas Wasser zu einer glatten Paste anrühren und unter ständigem Rühren unter die Früchte mischen.

4 Wieder aufkochen und 2 bis 3 Min. leicht köcheln, bis die Flüssigkeit eindickt und klar wird, gelegentlich umrühren.

5 In eine Servierschale füllen und etwa 1 bis 2 Std. kühl stellen. Innerhalb von 24 Stunden servieren.

NÄHRSTOFFGEHALT

Angaben pro Portion

Kilokalorien/Kilojoule	119/506
Fettgehalt, gesamt (g)	in Spuren
% der Kalorien	1
Gesättigte Fette (g)	0
% der Kalorien	0
Kohlenhydrate, gesamt (g)	29
Stärke (g)	7
Ballaststoffe (g)	4
Eiweiß (g)	2
Natrium (mg)	4

Reich an Vitamin C

GESUNDHEITSNUTZEN

Augengesundheit, S. 77
Herz und Kreislauf, S. 82–85
Harnwegsinfektionen, S. 92

❖ SONNENBLUMEN-APFEL-APRIKOSEN-AUFLAUF ❖

Ein Auflauf mit weniger Fett und Zucker als klassische Zubereitungen, der das ganze Jahr Appetit auf mehr Obst macht.

Zutaten

Für die Füllung

50 g getrocknete Aprikosen

500 g frische Früchte (Äpfel, entkernte Kirschen und Aprikosen), grob gehackt

Für den Belag

50 g Vollkornmehl

20 g weiche Margarine

1 EL Magermilchpulver

25 g Sonnenblumenkerne, grob gemahlen

25 g Haferflocken

4 TL brauner Zucker oder Fruchtzucker

1 Ofen auf 190 °C/Gas Stufe 5 vorheizen.

2 Aprikosen in einem Topf mit Wasser bedeckt aufkochen, dann 5 Min. leicht köcheln. Das Kochwasser abschütten und mit frischem Wasser bedecken.

3 Wieder zum Kochen bringen, Temperatur reduzieren und zugedeckt 20 Min. weich dünsten.

4 Die frischen Früchte zu den Aprikosen geben und zugedeckt 5 Min. mitdünsten.

5 In ein Sieb schütten, die Flüssigkeit auffangen. Die getrockneten Aprikosen je drei- bis viermal durchschneiden, das Obst mit 150 ml Kochflüssigkeit in eine Backform füllen.

6 Für den Belag Mehl mit der Margarine verkneten, Milchpulver, Sonnenblumenkerne, Hafer und Zucker (bis auf 1 TL) unterheben.

7 Den Belag über die Früchte verteilen und mit dem restlichen Zucker bestreuen. 15 Min. goldbraun backen und warm servieren.

NÄHRSTOFFGEHALT

Angaben pro Portion

Kilokalorien/Kilojoule	250/1051
Fettgehalt, gesamt (g)	9
% der Kalorien	31
Gesättigte Fette (g)	2
% der Kalorien	7
Kohlenhydrate, gesamt (g)	39
Stärke (g)	13
Ballaststoffe (g)	4
Eiweiß (g)	6
Natrium (mg)	70

Reich an Vitamin E

GESUNDHEITSNUTZEN

Verstopfung, S. 78
Herzgesundheit, S. 82–85

VARIATION

◆ 500 g schwarze Johannisbeeren oder Kranbeeren mit 100 g gedünsteten, getrockneten Aprikosen mischen, mit Honig abschmecken.

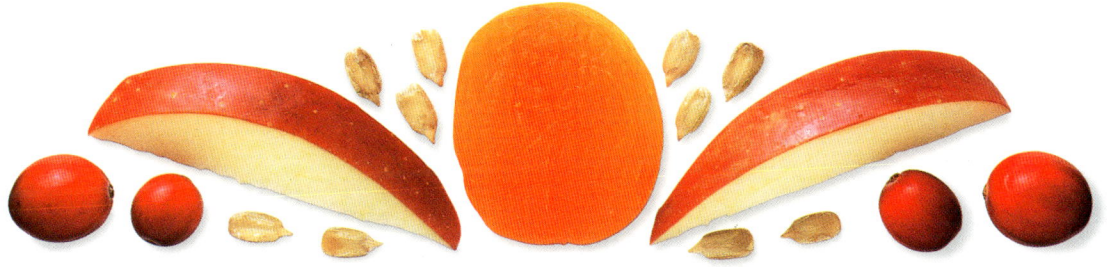

TEEGEBÄCK, KUCHEN & MUFFINS

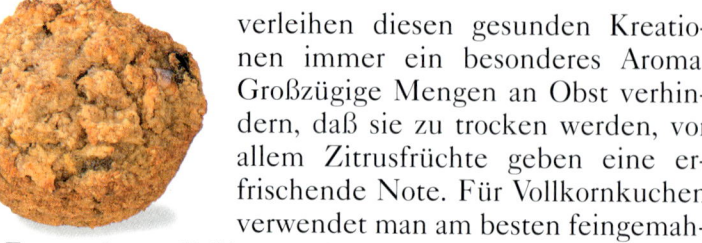

ZU DEN SCHÖNEN SEITEN einer gesunden Ernährung zählt sicherlich, daß Sie mehr stärkehaltige Nahrungsmittel essen müssen – und dazu gehören auch Kuchen und Muffins, allerdings aus den richtigen Zutaten. Im Gegensatz zu vielen klassischen Kuchen- oder Gebäckrezepten, die zuviel Fett oder Zucker enthalten, werden die nachfolgenden süßen Köstlichkeiten aus Vollkornmehl und nur wenig Fett und Zucker gebacken. Gewürze verleihen diesen gesunden Kreationen immer ein besonderes Aroma. Großzügige Mengen an Obst verhindern, daß sie zu trocken werden, vor allem Zitrusfrüchte geben eine erfrischende Note. Für Vollkornkuchen verwendet man am besten feingemahlenes Vollkornmehl, das Flüssigkeit besser bindet. Sofern bei den einzelnen Rezepten nichts anderes angegeben wird, sollte der Teig immer weich vom Löffel fallen.

POLNISCHER KAROTTENKUCHEN
Wegen der Karotten benötigt dieser Kuchen kein Fett, um feucht zu bleiben

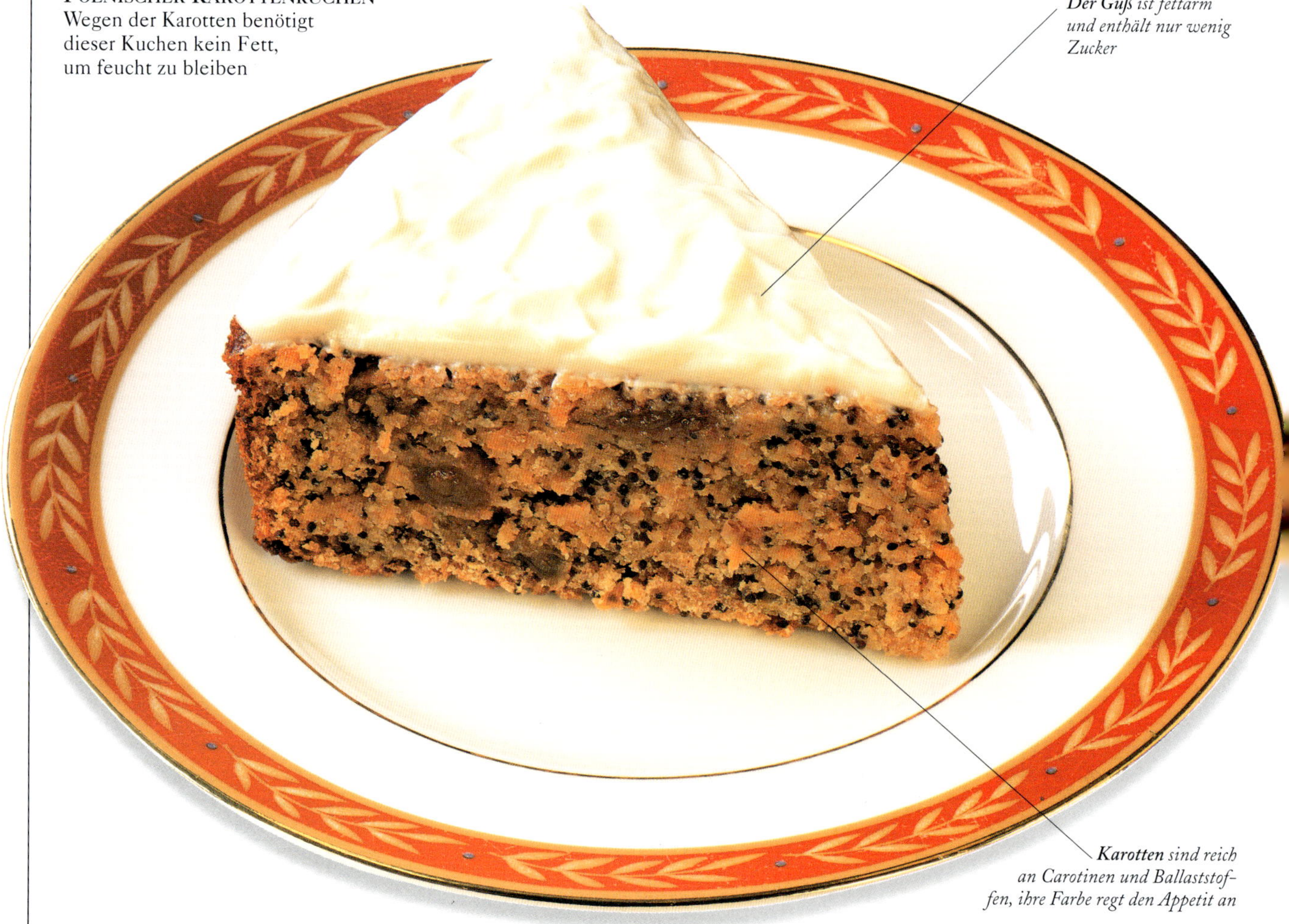

Der Guß ist fettarm und enthält nur wenig Zucker

Karotten sind reich an Carotinen und Ballaststoffen, ihre Farbe regt den Appetit an

❖ POLNISCHER KAROTTENKUCHEN ❖

ZUTATEN

Öl für die Backform

Für den Kuchen

115 ml klarer Honig

50 g weiche Sonnenblumenmargarine

75 g Sultaninen

250 g Karotten, fein geraspelt

geriebene Schale von 1 Zitrone

140 ml fettarmer Naturjoghurt

2 Eier, verquirlt

170 g Vollkornmehl

nach Belieben 1¹/₂ TL Backpulver

40 g Mohnsamen, zerquetscht

1 TL gemahlener Zimt

Für den Guß

125 g fettarmer Frischkäse oder glatter Weichkäse

1 TL Honig

2 Tropfen Vanillearoma

Zwei Stück dieses superfeuchten Kuchens haben den Nährwert eines Hauptgerichts. Ergibt zehn Portionen.

1 Backofen auf 180 °C/Gas Stufe 4 vorheizen. Eine Kuchenform einfetten (18 oder 20 cm Durchmesser).
2 In einem Topf Honig, Margarine und Sultaninen vorsichtig erhitzen.
3 Vom Herd nehmen, die geraspelten Karotten, Zitronenschale, Joghurt und Eier einrühren.
4 Mehl ggf. mit Backpulver auf die Masse sieben und mit Mohnsamen und Zimt unterheben.
5 Teig in die Backform füllen, etwa 1 Std. backen, dann die Temperatur auf 150 °C/Gas Stufe 2 senken und 30 Min. weiterbacken, bis sich die Ränder von der Form lösen.
6 Kuchen aus dem Ofen nehmen und in der Form 20 Min. auskühlen, dann auf ein Kuchengitter stürzen.
7 Für den Guß alle Zutaten in einer Schüssel gut vermischen. Mit einem Tortenspatel oder Messer auf den Kuchen streichen.
8 Den Kuchen in dünne Stücke aufgeschnitten servieren. Zugedeckt im Kühlschrank aufbewahren, innerhalb von vier Tagen essen.

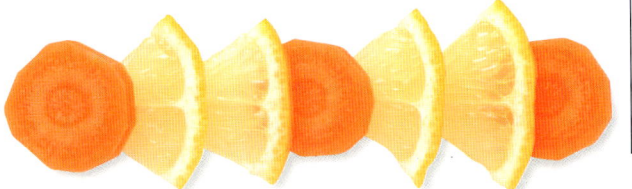

NÄHRSTOFFGEHALT

Angaben pro Portion

Kilokalorien/Kilojoule	190/801
Fettgehalt, gesamt (g)	8
% der Kalorien	34
Gesättigte Fette (g)	2
% der Kalorien	9
Kohlenhydrate, gesamt (g)	30
Stärke (g)	11
Ballaststoffe (g)	2
Eiweiß (g)	6
Natrium (mg)	139

Reich an Carotinen, Phosphor, Vitamin A *und* B₁₂

GESUNDHEITSNUTZEN

Verstopfung, S. 78
Herzgesundheit, S. 82–85

❖ INGWER-PARKIN MIT MANDELN ❖

ZUTATEN

Öl zum Fetten der Form

170 g Melasse

50 g Sonnenblumenmargarine

300 ml fettarme Milch

2 bis 4 Stücke in Sirup eingelegter Ingwer, gehackt

75 g Sultaninen

225 g Vollkornmehl

2 TL Backpulver

2 TL gemahlener Ingwer

1 TL gemischte Gewürze

50 g geschrotetes Hafermehl oder Haferkleie

25 g ungeschälte Mandeln, grob gehackt

Dieser traditionelle Lancashire-Kuchen enthält eine beachtliche Menge Ingwer, der drei bis vier Tage braucht, bis er sein Aroma entwickelt hat. Ergibt 15 Stück.

1 Backofen auf 180 °C/Gas Stufe 4 vorheizen. Eine Brotform (1 kg) leicht einfetten.
2 In einem Topf Melasse und Margarine vorsichtig schmelzen. Milch, Ingwer und Sultaninen einrühren und vom Herd nehmen.
3 Mehl mit Backpulver, gemahlenem Ingwer und Gewürzen in eine Schüssel sieben, Hafermehl oder Haferkleie untermengen.
4 Mehlmischung rasch unter Melasse-Ingwer-Mischung arbeiten.
5 In die vorbereitete Form füllen, mit Mandeln bestreuen. Etwa 1 Std. backen.
6 In der Form etwas abkühlen lassen, dann auf ein Kuchengitter stürzen. Das Ingweraroma entfaltet sich nach 3 bis 4 Tagen. Eingewickelt aufbewahren.

NÄHRSTOFFGEHALT

Angaben pro Portion

Kilokalorien/Kilojoule	153/644
Fettgehalt, gesamt (g)	5
% der Kalorien	30
Gesättigte Fette (g)	1
% der Kalorien	7
Kohlenhydrate, gesamt (g)	25
Stärke (g)	12
Ballaststoffe (g)	2
Eiweiß (g)	4
Natrium (mg)	114

Reich an Phosphor

GESUNDHEITSNUTZEN

Übelkeit, S. 78–79
Herz und Kreislauf, S. 82–85

❖ Kranbeeren-Fruchttorte ❖

Zutaten

50 getrocknete Aprikosen
100 g Pflaumen, entkernt
200 ml Wasser
Öl zum Fetten der Form
2 EL Whisky oder Orangensaft
50 g weiche Margarine oder Butter
2 EL Honig
3 Eier, verquirlt
Schale und Saft von 1 Zitrone
225 g Rosinen, Sultaninen oder Korinthen
75 g kandierte Zitronenschale
250 g frische Kranbeeren (Gartenpreiselbeere)
50 g Kürbiskerne
225 g Vollkornmehl
2 TL Backpulver
1 1/2 TL gemischte Gewürze

Dieser fruchtige Kuchen ist mit roten Kranbeeren und grünen Kürbiskernen belegt. Er enthält weniger Fett als die meisten Obstkuchen. Ergibt 20 Stück.

1 In einem Topf Aprikosen und Pflaumen mit Wasser etwa 15 Min. weich dünsten.
2 Backofen auf 180 °C/Gas Stufe 4 vorheizen. Eine Backform (18 oder 20 cm Durchmesser) leicht einfetten.
3 In einer Küchenmaschine das Fruchtgemisch pürieren, mit Whisky oder Saft versetzen.
4 In eine große Schüssel füllen, Margarine, Honig, Eier, Zitronenschale und -saft, Rosinen, Zitrusschale, Kranbeeren und Kürbiskerne unterrühren.
5 Mehl, Backpulver und Gewürze auf das Gemisch sieben. Die im Sieb verbliebene Kleie bis auf 2 EL dazugeben, rasch einarbeiten.
6 Teig in die Backform füllen, glattstreichen und auf der mittleren Schiene 30 Min. backen. Dann die Hitze auf 160 °C/Gas Stufe 3 senken und 1 1/2 Stunden weiterbacken.
7 Den Kuchen in der Form 10 Min. auskühlen lassen, dann auf ein Kuchengitter stürzen. Kühl lagern und innerhalb von 3 Wochen verzehren.

Nährstoffgehalt

Angaben pro Portion

Kilokalorien/Kilojoule	150/630
Fettgehalt, gesamt (g)	6
% der Kalorien	34
Gesättigte Fette (g)	1
% der Kalorien	8
Kohlenhydrate, gesamt (g)	2
Stärke (g)	8
Ballaststoffe (g)	2
Eiweiß (g)	3
Natrium (mg)	91

Reich an Phosphor

Gesundheitsnutzen

Verstopfung, S. 78
Herzgesundheit, S. 82–85

Variationen

◆ Den Kuchen mit gemischten Früchten und Nüssen (getrocknete Aprikosen, Walnüssen, halben Mandeln und eingelegten Zitrusfrüchten) garnieren
◆ Die Obstgarnierung glasieren: 2 EL Aprikosenmarmelade mit etwas Wasser verrühren

❖ Earl-Grey-Gebäck ❖

Zutaten

300 ml starker, frisch aufgebrühter Earl-Grey-Tee
100 g Rosinen
100 g Sultaninen
100 g kandierte Zitronenschale
Öl zum Fetten der Form
1 Ei, verquirlt
50 g heller Muscovado-Zucker
150 g Vollkornmehl
1 TL Backpulver

Kandierte Zitronenschale und der Tee geben diesem Gebäck eine erfrischende Note. Ergibt zehn Stück.

1 In einer Schüssel Tee, Rosinen, Sultaninen und Zitrusschale vermischen. Über Nacht einweichen.
2 Ofen auf 180 °C/Gas Stufe 4 vorheizen. Eine Brotform (500 g Volumen) leicht einfetten.
3 Eier und Zucker mit dem Tee-Frucht-Gemisch verrühren. Mehl und Backpulver daraufsieben und mit der im Sieb zurückgebliebenen Kleie (bis auf 2 EL) einarbeiten.
4 Den Teig in die vorbereitete Form füllen und 1 Std. backen, bis sich die Ränder von der Form lösen und sich die Kruste fest anfühlt.
5 Das Teegebäck kurz in der Form abkühlen lassen, dann auf ein Kuchengitter stürzen. Innerhalb von zehn Tagen essen.

Nährstoffgehalt

Angaben pro Portion

Kilokalorien/Kilojoule	158/672
Fettgehalt, gesamt (g)	2
% der Kalorien	9
Gesättigte Fette (g)	0,3
% der Kalorien	2
Kohlenhydrate, gesamt (g)	35
Stärke (g)	10
Ballaststoffe (g)	2
Eiweiß (g)	3
Natrium (mg)	79

Gesundheitsnutzen

Verstopfung, S. 78
Immunsystem, S. 89

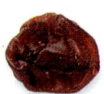 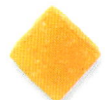 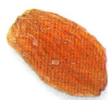  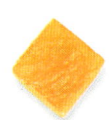 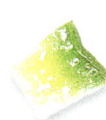 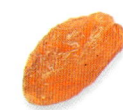 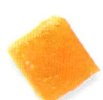 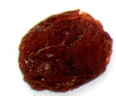

❖ HAFERKLEIE-MUFFINS ❖

ZUTATEN

Öl zum Fetten der Muffin-
förmchen

nach Belieben 25 g Zucker

125 g Haferkleie

2 TL gemahlener Zimt

2 TL Backpulver

175 g Dessertäpfel

2,5 cm Zitronenschale

3 EL Wasser

175 ml Magermilch

1 Eiweiß

30 g Rosinen

Diese Muffins sind eine köstliche und gesunde Alternative zu herkömmlichen Keksen. Die Haferkleie-Muffins sind glutenfrei. Ergibt zwölf Stück.

1 Backofen 200 °C/Gas Stufe 6 vorheizen. Zwölf Muffin-förmchen mit Öl ausstreichen.
2 In einer Schüssel Zucker, Haferkleie, Zimt und Back-pulver vermischen.
3 In einer Küchenmaschine Äpfel mit Zitronenschale, Was-ser, Milch und Eiweiß pürieren. Die Haferkleie-Mischung mit den Rosinen unterrühren. Die Mischung ist zuerst dünnflüssig, dickt aber rasch ein (5 bis 10 Min. warten).
4 Teig auf die Muffinförmchen verteilen und auf der ober-sten Schiene 15 bis 18 Min. backen, bis die Muffins leicht braun sind.
5 Auf ein Kuchengitter stürzen und abkühlen lassen. In einem luftdichten Behälter lagern und innerhalb von vier Tagen essen.

NÄHRSTOFFGEHALT

Angaben pro Portion

Kilokalorien/Kilojoule	62/260
Fettgehalt, gesamt (g)	1
% der Kalorien	18
Gesättigte Fette (g)	in Spuren
% der Kalorien	3
Kohlenhydrate, gesamt (g)	11
Stärke (g)	6;
Ballaststoffe (g)	2
Eiweiß (g)	2
Natrium (mg)	136

Reich an Eisen

GESUNDHEITSNUTZEN

Herzgesundheit, S. 82–85
Diabetes, S. 90–91
Nervosität, S. 93

VARIATIONEN

◆ *Die folgenden Zutaten in Schritt 3 unter den Teig heben:*
◆ *100 g getrocknete Kranbeeren,*
150 g frische oder gefrorene Hei-delbeeren, Blaubeeren, schwarze Johannisbeeren oder gehackte, entkernte Kirschen
◆ *50 g Kürbis- oder Sonnen-blumenkerne*

❖ BANANEN-WALNUSS-TEEGEBÄCK ❖

ZUTATEN

Öl zum Fetten der Form

75 g getrocknete Datteln, gehackt

50 g weiche Sonnenblumen-margarine

2 reife Bananen, zerquetscht

Saft 1 Zitronen

100 ml Magermilch

75 Walnußhälften, grob gehackt

75 g heller Muscovado-Zucker

1 Ei, verquirlt

225 g Vollkornmehl

25 g Kakaopulver

Dieses feuchte Teegebäck ist reich an Vitaminen, Mineralien und Ballaststoffen.
Ergibt 12 Stück.

1 Ofen auf 180 °C/Gas Stufe 4 vorheizen. Eine Brotform (1 kg) leicht fetten.
2 In einem Topf die Datteln mit 100 ml Wasser zum Kochen bringen, vom Herd nehmen, grob zerkleinern und Margarine unter das Mus rühren.
3 Bananenmus, Zitronensaft, Milch, Walnüsse, Zucker und Ei gut untermischen.
4 Mehl und Kakaopulver darübersieben und schnell unterheben.
5 Teig in die vorbereitete Form füllen und etwa 1¼ Std. backen, bis sich die Ränder leicht ablösen (Stäbchen-probe!).
6 Das Teegebäck in der Form auskühlen lassen, dann stürzen. Innerhalb von zwei Tagen essen. Kann auch in dicken Scheiben eingefroren und in einem Toaster oder in der Mikrowelle wieder aufgebacken werden.

NÄHRSTOFFGEHALT

Angaben pro Portion

Kilokalorien/Kilojoule	200/839
Fettgehalt, gesamt (g)	10
% der Kalorien	43
Gesättigte Fette (g)	2
% der Kalorien	7
Kohlenhydrate, gesamt (g)	25
Stärke (g)	12
Ballaststoffe (g)	2
Eiweiß (g)	5
Natrium (mg)	95

Reich an Kupfer, Phosphor *und* Selen

GESUNDHEITSNUTZEN

Verstopfung, S. 78
Herzgesundheit, S. 82–85
Nervosität, S. 93

SALSAS & DRESSINGS

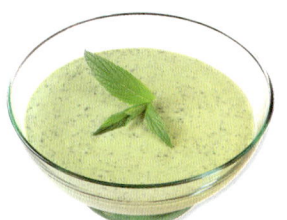

In der modernen Küche ersetzen leichte, farbige Gewürzsoßen die klassischen Schwergewichte aus Sahne und Butter. Pikante fettarme Salsas und Relishes schmecken am besten zu stärkehaltigen Gerichten aus Kartoffeln, Nudeln oder Reis und zu Sandwiches. Diese frischen Pasten reichern jede Mahlzeit mit Obst und Gemüse an, ihr würziger Eigengeschmack erlaubt es, mit weniger Fett und Salz zu kochen. Sofern nicht anders angegeben, sollten die Zutaten von Hand zerkleinert werden – im Mixer werden Gemüsesoßen zu breiig und dünnflüssig. Scharfe Messer erleichtern die Arbeit. Auch die neuen Salatdressings kommen mit weniger Öl aus. Zwar sind hochwertige Öle festen Fetten vorzuziehen, doch benötigen wir in unserem Alltag nicht mehr so viele Brennstoffe. Wenn Sie gerne und oft Salat essen, sollten Sie auf ein Repertoire an guten und fettarmen Dressings zurückgreifen können. Gewürze, Kräuter und Zitronensaft bieten vielfältige Variationsmöglichkeiten.

❖ ANANAS-SALSA ❖

ZUTATEN

100 g frische Ananas, klein geschnitten

2 EL roter Paprika, fein gehackt

1 TL grüner Chili, ohne Samen und fein gehackt

3 TL frischer Koriander, gehackt

2 TL frische Minze, gehackt

1 EL Limonen- oder Zitronensaft

Dieses leichte Relish ist eine köstliche Kombination der brillantesten Nahrungsmittelaromen. Es schmeckt zu vielen Hauptgerichten, insbesondere zu Reis, Geflügel und Fettfisch.

1 Alle Zutaten in einer Schale vermengen.
2 Mindestens 10 Min. ziehen lassen, damit sich das Aroma entfalten kann.
3 Kühl und zugedeckt aufbewahren, innerhalb von zwei Tagen essen. Vor dem Servieren einige Minuten bei Raumtemperatur stehen lassen.

NÄHRSTOFFGEHALT

Angaben pro Portion

Kilokalorien/Kilojoule	15/64
Fettgehalt, gesamt (g)	in Spuren
% der Kalorien	8
Gesättigte Fette (g)	in Spuren
% der Kalorien	in Spuren
Kohlenhydrate, gesamt (g)	3
Stärke (g)	in Spuren
Ballaststoffe (g)	in Spuren
Eiweiß (g)	in Spuren
Natrium (mg)	2

Reich an Vitamin C

GESUNDHEITSNUTZEN

Verdauung, S. 78–79
Kreislauf, S. 82–85

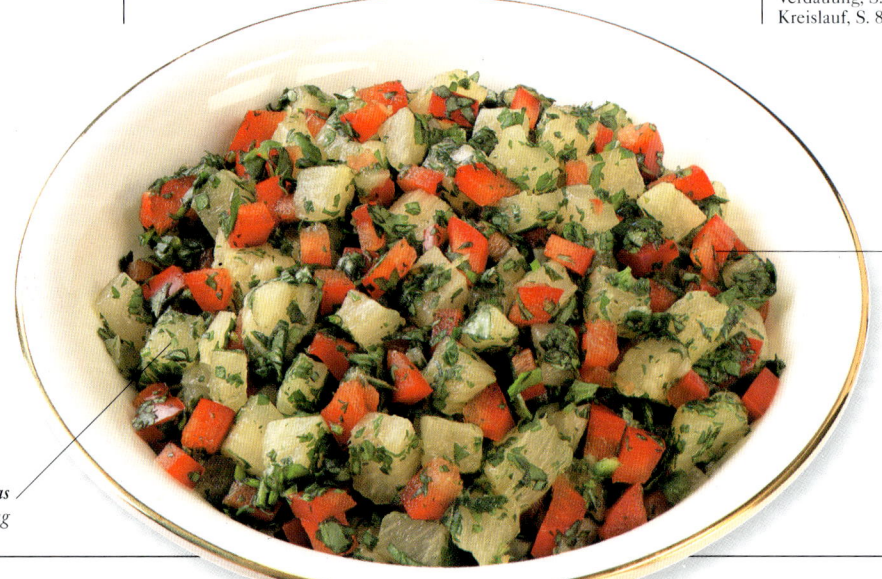

Roter Paprika ist reich an Vitamin C und Carotinen

Frische Ananas fördert die Verdauung

❖ ZHOUG RELISH ❖

ZUTATEN

120 g frischer Koriander, gehackt

2 mittelscharfe kleine Chilis, ohne Samen und fein gehackt

6 Knoblauchzehen, zerquetscht

Samen von 6 Kardamomfrüchten, zerquetscht

4 bis 5 EL unraffiniertes Sonnenblumenöl

frisch gemahlener schwarzer Pfeffer

Meersalz

Dieses Rezept aus dem Jemen gibt Reis-, Nudel- oder Kartoffelgerichten Pep. Knoblauch und Chili beugen Infektionen vor. Ergibt sechs Portionen.

1 Alle Zutaten vermengen und abschmecken.
2 Zur Aromaentwicklung 5 bis 10 Min. ziehen lassen.
3 Kühl und zugedeckt aufbewahren, innerhalb von drei Tagen essen.

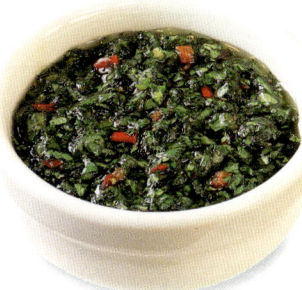

NÄHRSTOFFGEHALT

Angaben pro Portion

Kilokalorien/Kilojoule	95/391
Fettgehalt, gesamt (g)	10
% der Kalorien	96
Gesättigte Fette (g)	1
% der Kalorien	11
Kohlenhydrate, gesamt (g)	1
Stärke (g)	in Spuren
Ballaststoffe (g)	in Spuren
Eiweiß (g)	1
Natrium (mg)	6

Reich an Vitamin C (nur frisch) und Vitamin E

GESUNDHEITSNUTZEN

Atemwegsinfektionen, S. 76
Verdauung, S. 78–79
Herz und Kreislauf, S. 82–85

❖ TOMATEN-SALSA ❖

ZUTATEN

250 g feste Tomaten

2 bis 3 Frühlingszwiebeln oder 1 Schalotte, fein gehackt

1 grüne Chili, ohne Samen und fein gehackt

2 EL Zitronen- oder Limonensaft

2 EL gehackter frischer Koriander

Meersalz

VARIATIONEN

◆ *Roter-Paprika-Salsa: Mit frischen oder gegrillten roten Paprikawürfeln zubereiten*
◆ *Knoblauch-Salsa: 1 bis 2 zerquetschte Knoblauchzehen mitverarbeiten*
◆ *Röst-Knoblauch-Salsa: 8 bis 10 ganze geschälte Knoblauchzehen mit Olivenöl bestreichen, bei 180°C/Gas Stufe 4 60 Min. rösten, halbieren und dem Tomaten- oder Roter-Paprika-Salsa hinzufügen*
◆ *Limonen-Salsa: Geriebene Schale 1 Limone einarbeiten*
◆ *Gekochter Salsa: Salsa in einem Löffel Öl einige Min. köcheln, dann heiß servieren.*

Salsa, ein typisches mexikanisches Relish, belebt fast jedes Gericht und hilft, Salz zu sparen.

1 Tomaten mit einem scharfen Messer einschneiden und in einer hitzebeständigen Schüssel mit kochendem Wasser übergießen, 1 bis 2 Min. stehen lassen.
2 Tomaten aus dem Sud nehmen und schälen.
3 Tomaten hacken und mit allen Zutaten außer dem Salz vermengen. Mindestens 20 Min. marinieren, kurz vor dem Servieren abschmecken. Am gleichen Tag essen.

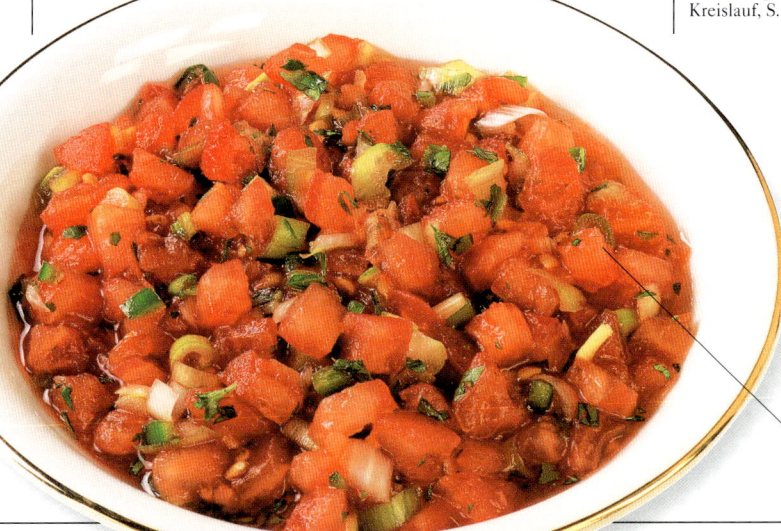

Tomaten enthalten das seltene Carotin Lycopin

NÄHRSTOFFGEHALT

Angaben pro Portion

Kilokalorien/Kilojoule	14/59
Fettgehalt, gesamt (g)	in Spuren
% der Kalorien	17
Gesättigte Fette (g)	in Spuren
% der Kalorien	4
Kohlenhydrate, gesamt (g)	4
Stärke (g)	in Spuren
Ballaststoffe (g)	1
Eiweiß (g)	1
Natrium (mg)	8

Reich an Vitamin C

GESUNDHEITSNUTZEN

Atemwegsinfektionen, S. 76
Verdauung, S. 78–79
Kreislauf, S. 82–85

❖ HONIG-SENF-DRESSING ❖

Ein fett- und kalorienarmes Dressing, das zu vielen Salaten und Kohl- und Wurzelgemüse paßt. Reicht für zwei Portionen.

1 Öl, Joghurt, Saft, optional Wein, Senf und Honig gut glattrühren und abschmecken.
2 Kühl lagern, innerhalb von 2 bis 3 Tagen verbrauchen.

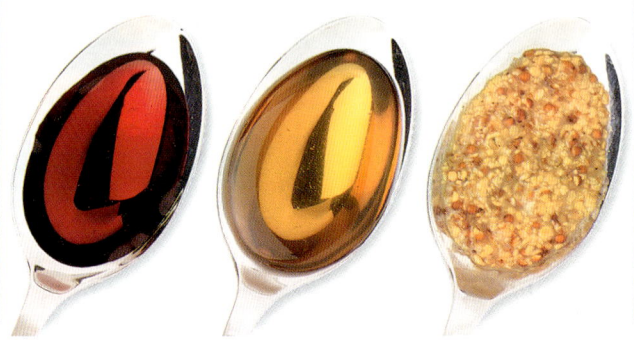

ZUTATEN

1 EL unraffiniertes Sonnen-blumenöl

150 ml fettarmer Naturjoghurt

Saft von 1 Zitrone oder $^1/_2$ Orange

nach Belieben 1 TL Rot- oder Weißwein

1 TL französischer Senf mit ganzen Körnern

1 TL kaltgeschleuderter Honig

Pfeffer, Meersalz

VARIATIONEN

◆ $^1/_2$ zerquetschte Knoblauchzehe einarbeiten
◆ Anstatt Honig und Senf un-raffiniertes Walnußöl und 25 g gehackte Walnüsse verwenden

NÄHRSTOFFGEHALT

Angaben pro Portion

Kilokalorien/Kilojoule	30/126
Fettgehalt, gesamt (g)	2
% der Kalorien	62
Gesättigte Fette (g)	1
% der Kalorien	10
Kohlenhydrate, gesamt (g)	2
Stärke (g)	0
Ballaststoffe (g)	in Spuren
Eiweiß (g)	1
Natrium (mg)	26

GESUNDHEITSNUTZEN

Verdauung, S. 78–79

❖ FETTARMER HUMMUS ❖

Diese Variante des klassischen Gerichts aus dem mittleren Osten wird mit wenig Öl, dafür viel eisen- und zink-reichen Kichererbsen zubereitet. Hummus wird zu Pittabrot, Falafel und Salat gereicht.

1 Kichererbsen über Nacht einweichen, dann abtropfen lassen.
2 Mit frischem kalten Wasser bedecken und aufkochen. Temperatur reduzieren und etwa 1$^1/_2$ Std. weich kochen.
3 In der Zwischenzeit in einer beschichteten Bratpfanne Sesamsamen bei niedriger Hitze 3 bis 4 Min. rösten, die Koriandersamen hinzufügen und nach einer weiteren Minute vom Herd nehmen. Die Samen in einer Kaffee-mühle vermahlen.
4 Kichererbsen in ein Sieb schütten, Kochwasser auf-fangen. Mit dem gemahlenen Sesam und Koriander, Knob-lauch, Zitronensaft, 1 EL Olivenöl und etwas Kochwasser zu einer dicken Paste pürieren.
5 Püree in die Pfanne geben, Weichkäse unterheben, abschmecken.
6 Die Paste auf einen flachen Teller streichen, mit dem restlichen Olivenöl begießen und mit Paprika und Korian-der bestreuen und servieren.

ZUTATEN

170 g Kichererbsen (Trockengewicht)

25 g Sesamsamen

$^1/_2$ TL Koriandersamen

2 Knoblauchzehen, zerquetscht

Saft von 1 bis 2 Zitronen

2 EL Olivenöl

120 g fettarmer Weichkäse

Meersalz

Für die Garnierung

etwas Paprika und 2 EL frischer Koriander, gehackt

NÄHRSTOFFGEHALT

Angaben pro Portion

Kilokalorien/Kilojoule	288/1205
Fettgehalt, gesamt (g)	17
% der Kalorien	52
Gesättigte Fette (g)	4
% der Kalorien	11
Kohlenhydrate, gesamt (g)	23
Stärke (g)	19
Ballaststoffe (g)	5
Eiweiß (g)	14
Natrium (mg)	95

Reich an Kupfer, Folat, Eisen, Magnesium, Phosphor *und* Zink

GESUNDHEITSNUTZEN

Herz und Kreislauf, S. 82–85; Anämie, S. 85; Diabetes, S. 90–91

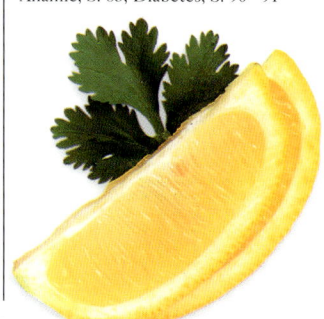

❖ KRANBEEREN-ORANGEN-RELISH ❖

125 g Kranbeeren (Gartenpreiselbeeren), frisch oder gefroren

2 EL Honig

Saft und Schale von ¹/₂ Orange

Saft von ¹/₂ Zitrone oder 1 Limone

1 großer Dessertapfel

Dieses Kranbeeren-Relish schmeckt nicht nur zu Fleisch-, Fisch- und Getreidegerichten köstlich, sondern auch pur.

1 Kranbeeren grob zerkleinern und mit 1 EL Honig und Orangensaft vermengen.
2 Orangenschale und Zitronen-(Limonen)Saft einrühren.
3 Apfel grob reiben, unter die Kranbeeren-Mischung heben, mit Honig abschmecken.
4 Vor dem Servieren mindestens zwei Std. kühl stellen, innerhalb von drei Tagen verbrauchen.

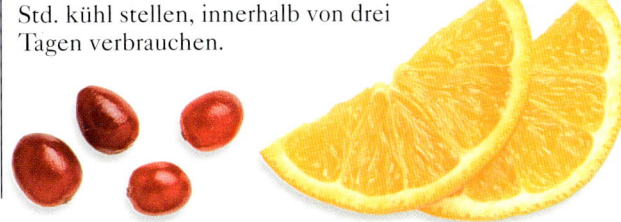

NÄHRSTOFFGEHALT

Menge pro Portion

Kilokalorien/Kilojoule	49/207
Fettgehalt, gesamt (g)	in Spuren
% der Kalorien	2
Gesättigte Fette (g)	0
% der Kalorien	0
Kohlenhydrate, gesamt (g)	12
Stärke (g)	0
Ballaststoffe (g)	2
Eiweiß (g)	in Spuren
Natrium (mg)	4

Reich an Vitamin C (nur frisch)

GESUNDHEITSNUTZEN

Verstopfung, S. 78
Gastroenteritis, S. 79
Harnwegsinfektionen, S. 92

❖ JOGHURT-MINZE-DRESSING ❖

15 g frische Minze

15 g frische Petersilie

10 g frischer Schnittlauch

200 ml fettarmer Naturjoghurt

Saft und Schale von ¹/₂ Zitrone

¹/₂ TL Paprika

nach Belieben etwas Zucker

frisch gemahlener schwarzer Pfeffer

Meersalz

VARIATIONEN

◆ *Anstatt Minze frisches Basilikum, Dill, Fenchel, Koriander oder Kresse verwenden*
◆ *Zusätzlich 1 TL getrockneter Kümmel oder Fenchelsamen oder 1 EL Leinsamen (getrocknet und zerquetscht), Sonnenblumen- oder Kürbiskerne hinzufügen*

Dieses blaßgrüne, ölfreie Dressing schmeckt herrlich an Sommersalaten. Reicht für 2 Portionen.

1 Kräuter mit Joghurt in einem Mixer zu einer glatten Paste pürieren.
2 In eine Schale füllen, Zitronenschale und -saft, Paprika und nach Geschmack Zucker unterrühren.
3 Abschmecken, bis zum Servieren kühl stellen. Innerhalb von drei Tagen verbrauchen.

NÄHRSTOFFGEHALT

Angaben pro Portion

Kilokalorien/Kilojoule	17/72
Fettgehalt, gesamt (g)	in Spuren
% der Kalorien	17
Gesättigte Fette (g)	in Spuren
% der Kalorien	9
Kohlenhydrate, gesamt (g)	2
Stärke (g)	in Spuren
Ballaststoffe (g)	in Spuren
Eiweiß (g)	2
Natrium (mg)	24

GESUNDHEITSNUTZEN

Gastroenteritis, S. 79
Osteoporose, S. 80
Candidamykose, S. 87

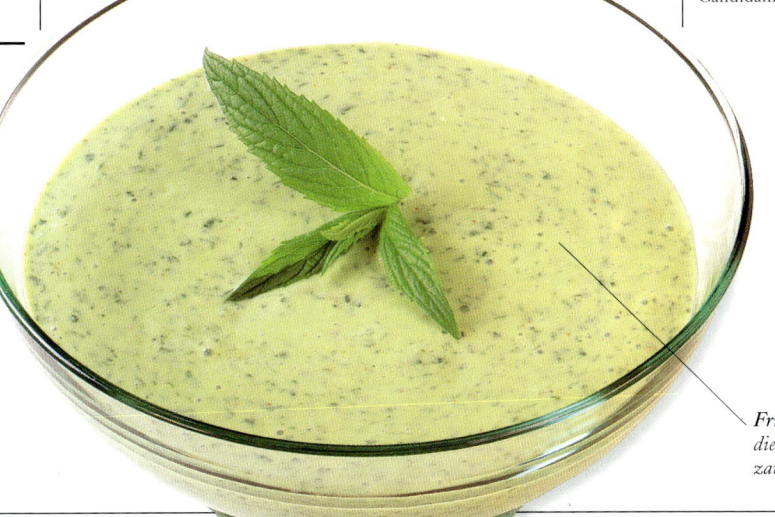

Frische Kräuter verleihen diesem Salatdressing seine zartgrüne Farbe

WEITERE NÜTZLICHE NAHRUNGSMITTEL

VIELE WEITERE NAHRUNGSMITTEL, die in den Nahrungsmittelprofilen nicht aufgeführt werden konnten, verdienen unsere Aufmerksamkeit. Die folgenden Produkte zeichnen sich durch ein hervorragendes Nährstoffverhältnis aus, passen zu einer ausgewogenen Kost und erleichtern es, zu jeder Jahreszeit Gerichte für jeden Geschmack und jeden Geldbeutel zusammenzustellen. Einige dieser nützlichen Nahrungsmittel (beispielsweise Schwarzbeeren) enthalten Substanzen, die in anderen Lebensmitteln therapeutische Eigenschaften entfalten. Da der Nutzen eines Lebensmittel aber immer durch die spezielle Nährstoffzusammenstellung bestimmt wird, konnten ihre Wirkung im einzelnen noch nicht nachgewiesen werden. In diese Gruppe fallen etwa Rote Bete, die in der traditionellen Heilkunde vielfach empfohlen werden.

❖ OBST & GEMÜSE ❖

AVOCADOS Reich an Vitamin E, durchschnittlich 3 mg pro 100 g Fruchtfleisch. Fetthaltig (10 bis 40%, hauptsächlich einfach ungesättigte Fettsäuren) und kalorienreich; sparsam verwenden.

BIRNEN Keine hervorragende Nährstoffkombination, aber empfehlenswert als Zuckerersatz beim Kochen und zum Mischen mit herben Früchten.

BOHNENSPROSSEN Ausgezeichnete Eisenlieferanten (pro 100 g Mungo-Bohnensprossen 1 bis 2 mg Eisen), daneben folathaltig (kurz gedünstet 40 µg Folat).

BROMBEEREN Beste fettarme Quelle für Vitamin E (2,4 mg pro 100 g rohe Beeren). Wie andere Beeren mit ähnlicher kräftiger Dunkelfärbung reich an Anthocyaninen (siehe S. 22). Ihr Gesundheitswert ist wissenschaftlich aber noch nicht eindeutig bewiesen.

DATTELN Enthalten ausgezeichnete Zuckerkombinationen. Dattelpüree ist ein gutes Süßmittel und Zuckerersatz beim Backen. Getrocknete Datteln enthalten reichlich Ballaststoffe, sehr viel Kalium, Niacin und etwas Eisen.

ERDBEEREN Ausgesprochen reich an Vitamin C (durchschnittlich 77 mg pro 100 g frische Früchte). Traditionell als harntreibendes Mittel bei Rheuma oder Gicht empfohlen.

FEIGEN Insbesondere getrocknet altes Hausmittel mit abführender Wirkung. Getrocknete Feigen enthalten reichlich Ballaststoffe, Kalium, Kalzium, Magnesium und Eisen und sind als nahrhafter Zuckerersatz beim Kochen nützlich. Enthalten vermutlich krebsverhütende Substanzen.

GUAVEN Enthalten sehr hohe Mengen an Vitamin C (durchschnittlich 230 mg pro 100 g Fruchtfleisch, die Werte schwanken aber je nach Frucht zwischen 10 bis 410 mg).

KARTOFFELN Neben Süßkartoffeln und Zuckermais einziges stärkehaltiges Lebensmittel, das eine beträchtliche Menge an Vitamin C enthält. Hervorragende Quelle für Kalium, außerdem reich an Vitamin B1 und B6. Kartoffeln lassen den Blutzuckerspiegel, verglichen mit anderen stärkehaltigen Nahrungsmitteln, realtiv rasch ansteigen – wichtig für Menschen mit Blutzuckerschwankungen und Diabetes.

KNOLLENSELLERIE Aus der Selleriefamilie mit ähnlichen Nährstoffen wie Staudensellerie (siehe S. 54–55), aber mehr Eisen (0,8 mg pro 100 g rohes Gemüse) und Folat (51 µg pro 100 g rohes Gemüse). In traditionellen Gerichten roh geraspelt (beispielsweise Wintersalate); sofort mit Zitronensaft oder Dressing beträufeln, um Braunfärbung zu vermeiden.

LAUCH Nützliche Mengen an Vitamin E, Carotinen, Eisen; roh oder leicht gedünstet Folat, Vitamin C und Vitamin B1. In kleineren Konzentrationen wirksame Zwiebelinhaltsstoffe (siehe S. 36).

MANGOS Roh gute Lieferanten für Vitamin E, Eisen und Vitamin C. Reife Früchte sind sehr carotinreich (etwa 300 bis 3000 µg pro 100 g Fruchtfleisch).

MELONEN Sorten mit orangem Fleisch wie Kantalupe oder Charantais enthalten 800 bis 1900 µg Carotin pro 100 g Fruchtfleisch. Da in der Regel großen Portionen verzehrt werden, besonders gute Quelle für Carotine. Kantalupe enthält vermutlich gerinnungshemmende Substanzen.

NEKTARINEN Gute Vitamin-C-Lieferanten (etwa 37 mg pro 100 g Fruchtfleisch).

PAPAYAS Rohe Früchte enthalten ein proteinabbauendes Enzym, so daß sie zum Zartmachen von Fleisch verwendet werden können. Enthält etwa 60 mg Vitamin D und 800 µg Carotin pro 100 g Fruchtfleisch.

PFIRSICHE Frische Früchte sind nicht besonders nährstoffreich (etwa 28 mg Vitamin C pro 100 g Fruchtfleisch). Getrocknete Pfirsiche sind sehr reich an Kalium, Eisen, Carotinen und Niacin.

PFLAUMEN Bekannt für ihre leicht abführende Wirkung. Nützliche Menge an Ballaststoffen und Eisen.

PILZE Reich an Kalium, Niacin, Pantothensäure und Eisen, aber nur wenig Kalorien. Einige orientalische Sorten, insbesondere Shiitake, zeigen antivirale und krebsverhütende Eigenschaften.

ROSINEN UND SULTANINEN Reich an Kalium und Eisen. Ausgezeichnete Süßmittel und Zuckerersatz beim Kochen.

ROTE BETE Insbesondere roh hervorragende Folatquelle (150 µg pro 100 g), außerdem eisenhaltig. Trotz ihrer natürlichen Süße sehr kalorienarm. Enthalten Oxalat, sind daher für Menschen, die zu Nierensteinen neigen, ungeeignet.

WEINTRAUBEN Sind zuckerhaltiger als die meisten anderen Früchte. Alle Sorten enthalten beachtliche Kaliummengen.

ZUCKERMAIS Versorgt den Körper mit mehr Stärke und Kalorien als die meisten Gemüse. Gutes Nahrungsmittel für einen konstanten Blutzuckerspiegel, da die dicken Zellwände und die Stärke nur langsam verdaut werden können. Trotz seiner gelben Färbung nur wenig Carotine und Vitamin C, aber nützliche Mengen an Eisen und Kalium. Babymais, frisch oder gefroren, enthält reichlich Folat.

❖ NÜSSE UND SAMEN ❖

CASHEWNÜSSE Reich an Eisen, Zink, Magnesium, Selen und Vitamin B1. Enthalten etwa 50 Prozent Fett, hauptsächlich einfach ungesättigte Fettsäuren, daher nur kleine Mengen verzehren.

HASELNÜSSE Enthalten etwa so viel Vitamin E wie Mandeln (24 mg pro 100 g, siehe S. 70–71) und reichlich Vitamin B1 und B6. Sehr fetthaltig (60 Prozent, hauptsächlich einfach ungesättigte Fettsäuren), daher nur kleine Mengen verzehren. Haselnußöl ist sehr aromatisch und eignet sich für kalte Gerichte und zum Kochen bei niedrigen Temperaturen.

PINIENKERNE Enthalten über 13 mg Vitamin E pro 100 g sowie reichlich Eisen, Magnesium, Mangan, Zink und Vitamin B1.

❖ FLEISCH & FISCH ❖

FLEISCH In mäßigen Mengen empfehlenswert, vor allem fettarme und mäßig fette Sorten, sehr fein aufgeschnitten. Rindfleisch, Lamm und jede Form von Leber enthalten reichlich Eisen und Zink in gut absorbierbarer Form. Fleisch liefert ein breites Spektrum von B-Vitaminen und ist eine Hauptquelle für Selen. Leber ist daneben sehr folatreich. Fleisch wildlebender Tiere enthält üblicherweise weniger gesättigte Fette als solches von Aufzuchttieren. Kleine Mengen Fleischproteine verbessern die Eisenabsorption aus pflanzlichen Nahrungsmitteln.

WEISSFISCH wie Kabeljau, Schellfisch, Scholle oder Seehecht enthalten geringere Mengen an den meisten Vitaminen und Mineralien als Fettfisch, Schalentiere oder Fleisch, aber reichlich Eiweiß, Jod und Selen mit einer nützlichen Menge Vitamin B6 und E. Weißfische enthalten sehr wenig Fett und gesättigte Fettsäuren und verbessern die Eisenabsorption aus pflanzlichen Nahrungsmitteln.

WILD Ist fettärmer als Rind, Lamm oder Schwein (hauptsächlich ungesättigte Fettsäuren). Hase, Rebhuhn, Taube, Waldhuhn und Reh sind sehr eisenreich (mehr als jede andere Fleischsorte), ausgenommen Innereien; daneben reichlich Zink (insbesondere Hasenfleisch), Vitamin B2, B6 und B12, Niacin und Pantothenat.

❖ EIER UND MOLKEREIPRODUKTE ❖

EIER Sind sehr cholesterinreich, aber arm an gesättigten Fettsäuren. Empfehlenswert für eine fettarme Ernährung sind 3 bis 5 Eier pro Woche. Eier enthalten viel Selen und Jod und etwas Zink, Vitamin D und E und das volle Spektrum der B-Vitamine. Reich an Eisen, aber in einer schwer absorbierbaren Form (nur mit Vitamin-C-reichen Lebensmittel essen). Eiweiß kann beim Backen das ganze Ei ersetzen, ist sehr fett- und kalorienarm, enthält aber fast keine Mineralien oder Vitamine. Rohes Eiweiß verhindert Biotin-Mangel (B-Vitamin). Eier enthalten Spuren an Östrogen (weibliches Sexualhormon).

HARTKÄSE Insbesondere Parmesan enthält reichlich leicht absorbierbares Kalzium und Vitamin B2, Eiweiß und Zink. Hartkäse sind in der Regel sehr salz- und fetthaltig (mehr als 30 Prozent Fett), reich an gesättigten Fetten, daher nur kleine Mengen verzehren.

WEICHKÄSE wie fettarmer Hüttenkäse, Frischkäse oder Quark mit mittlerem oder niedrigem Fettgehalt enthalten weniger Kalzium und Zink als Hartkäse, aber immer noch sehr viel Vitamin B2. Hüttenkäse ist ein guter Proteinlieferant. Frischkäse ist weniger gesalzen als andere Weichkäse.

❖ SONSTIGE ❖ LEBENSMITTEL

ALKOHOL Mäßige Mengen (14 bis 21 Einheiten jeder Form pro Woche) verringern wesentlich das Todesrisiko durch Schlaganfall. Alkoholische Getränke wie Wein und Spirituosen können als Würzmittel Salz oder Fette ersetzen. Beim Erhitzen verflüchtigt sich nur der Alkohol.

BAUMWOLLSAATÖLE Sind einigen Brotaufstrichen und Salatdressings zugesetzt. Enthalten viel Vitamin E (43 mg pro 100 g), aber etwas weniger Weizenkeim- und Sonnenblumenöl. Sind unraffiniert nicht erhältlich.

ROTWEIN Rotweintrinker haben ein niedrigeres Risiko für Herzerkrankungen, was vermutlich auf die Polyphenole und Tannine in den roten Trauben zurückzuführen ist (siehe Flavonoide, S. 22). Diese verleihen Rotwein seine antioxidativen und möglicherweise antiviralen Eigenschaften – ein »Bonus« gegenüber anderen alkoholischen Getränken.

VITAMINE & MINERALIEN

VITAMINE UND MINERALIEN tragen wesentlich zur Gesundheit bei. Weltweit kommt es leider immer noch zu Todesfällen, die entweder direkt oder durch eine verminderte Krankheitsresistenz auf Vitamin- oder Mineralstoffunterversorgung zurückzuführen sind. Auch in den entwickelten Ländern, in denen jedem eine derartige Vielzahl von Nahrungsmitteln verfügbar steht, weisen viele Menschen Mangelerscheinungen auf, die hauptsächlich durch einen unausgewogenen Ernährungsstil bedingt sind. Durch unseren Lebensstil (zu wenig körperliche Aktivitäten)

verlangt der Körper nach weniger Nahrung, wodurch es auch schwieriger wird, ihn mit allen notwendigen Nährstoffen zu versorgen. Das gilt insbesondere, wenn viel zuckerhaltige Nahrungsmittel und Alkohol konsumiert werden. Je weniger Kalorien gegessen werden, desto wichtiger ist also die Nährstoffdichte. Größere Mengen von einem Vitamin sind nicht automatisch besser, dennoch verbessert eine reichliche Vitaminversorgung auch das Wohlbefinden von Menschen, die keine akuten Mangelerscheinungen zeigen.

❖ NÄHRSTOFFBEDARF ❖

SPEICHERBARE VITAMINE

Die Vitamine A, D, E und B12 können im Körper eine beträchtliche Zeit gespeichert werden, wodurch kurzzeitigen Mängeln vorgebeugt wird. Beispielsweise legt sich der Körper im Sommer ein richtiges Vitamin-D-Depot für den Winter an. Speichern bedeutet aber auch, daß sich im Körper Vitamine anreichern, die im Überschuß sogar schaden können, beispielsweise ein zu hoher Vitamin-A-oder D-Spiegel aus tierischen Nahrungsmitteln. Im Gegensatz dazu verursacht ein reichlicher Verzehr von Carotinen aus Obst oder Gemüse, aus denen der Körper das benötigte Vitamin A selbst produziert, keinen Vitamin-A-Überschuß.

In den entwickelten Ländern ist eine Unterversorgung mit den fettlöslichen Vitamin A, D, E (und K, das nicht gespeichert werden kann) hauptsächlich eine Folge schlechter Nahrungsauswahl, ein Vitamin-D-Mangel wird durch zu wenig Bewegung im Freien hervorgerufen. Weitere Risikofaktoren für Mangelerscheinungen sind Krankheiten, regelmäßige Medikamenteneinnahme (z. B. Cholesterinsenker) oder die Verwendung von Abführmitteln, wodurch Fette nur noch schlecht absorbiert werden. Vitamin A und E gehen außerdem durch falsche Lagerung

und beim Kochen verloren (siehe S. 96–97).

Beachten Sie außerdem: Fettlösliche Vitamine müssen nicht aus fettreichen Nahrungsmitteln stammen – es gibt für jedes Vitamin auch einige fettarme Quellen.

KAUM SPEICHERBARE VITAMINE

B-Vitamine und die Vitamine C und K können im Körper kaum gespeichert werden, weswegen diese wichtigen Schutzstoffe täglich neu zugeführt werden müssen. (Vitamin K kann vom Körper auch selbst produziert werden.) Beachten Sie, daß Vitamine wasserlöslich sind und beim Konservieren und im Kochwasser verloren gehen. Auch Luft, Licht und Wärme setzen vielen vitaminreichen Nahrungsmitteln zu. Das Mangelrisiko ist also bei Fertigprodukten oder zu stark gekochten Gerichten am größten, weitere Gefahren sind schlechte Nahrungsauswahl und einige Medikamentennebenwirkungen.

Bei Krankheit oder in Streßsituationen profitiert der Körper hauptsächlich von einer ausreichenden Versorgung dieser kaum speicherbaren Vitamine. Da die B-Vitamine verwandte Funktionen haben, sollten Nahrungsergänzungen immer den gesamten B-Vitaminkomplex enthalten.

Für die richtige Nahrungszubereitung siehe S. 96–97.

MINERALIEN

Für den Erhalt der Gesundheit muß der Körper etwa mit 15 Mineralien versorgt werden, wobei die Bedeutung einiger dieser Nährstoffe noch nicht eindeutig erforscht ist. Da die Absorption beträchtlich variiert und stark von den Nahrungsmitteln abhängt, die den Mineralstoff enthalten, ist die Menge der benötigten Mineralien schwieriger zu definieren als bei den Vitaminen. Beispielsweise können diese aus ballaststoffreichen Nahrungsmitteln vom Körper weniger gut aufgenommen werden, insbesondere in Verbindung mit Phytinsäure. Zu ballaststoffreiche Kost kann daher zu Mineralstoffmangelerscheinungen führen.

Bestimmte Mineralien können selbst in mäßigen Mengen schädlich sein. Für Eisen gilt eine enge Spanne: Ein zu hoher Eisengehalt kann prooxidative Wirkungen entfalten und die Bildung von freien Radikalen fördern (siehe Antioxidanzien, S. 21). Daneben kann eine zu hohe Konzentration eines Minerals die Absorption eines anderen senken. Solche Gefahren treten vor allem bei hochdosierten Nahrungsergänzungen auf, sind bei ausgewogener Ernährung aber selten.

❖ VITAMINE ❖

HAUPTQUELLEN	BEDEUTUNG	MANGELERSCHEINUNGEN

VITAMIN A

Als Retinol in Leber, Aal, angereicherter Margarine, Nieren, Vollmilch und Eiern, in geringeren Mengen in Käse, Butter und Fettfisch. Wird vom Körper aus Carotinen selbst aufgebaut (in Karotten, Brokkoli, grünen Blattgemüsen, Winterkürbis, Süßkartoffeln, roter Paprika, Mango, Kürbis, Kantalupe und getrockneten Aprikosen).

Notwendig für das Wachstum und die Gesundheit der Körpergewebe, der Haut und der Oberflächengewebe, insbesondere solche mit Schleimhaut (beipielsweise Schleimhaut der Bronchien). Schleimhäute sind die erste Verteidigungsbastion des Körpers gegen Infektionserreger. Vitamin A ist auch für das Sehen wichtig.

Eine Unterversorgung mit Vitamin A bei zuvor gut ernährten Menschen zeigt etwa ein Jahr keine Auswirkungen. Frühsymptome sind nachlassendes Sehvermögen bei schwachem Licht (beispielsweise in der Dämmerung oder im Mondlicht), trockene Haut und verminderte Infektionsresistenz, insbesondere in den Atemorganen.

VITAMIN B1 (THIAMIN)

Erbsen, Weizenkeime, Sonnenblumenkerne, angereicherte Frühstücksflocken, Leber, Hefe und Hefeextrakt, Erdnüsse, Pilzprotein, Kartoffeln, Schweinefleisch, angereichertes Weißbrot, Vollkornbrot und Getreideprodukte.

Wesentlich für viele Körperfunktionen, u. a. zur Energiegewinnung aus Kohlenhydraten, Alkohol und Fett, und für gesunde Nerven und Muskeln. Je höher der Konsum an Kohlenhydraten oder Alkohol, desto höher ist der Bedarf an Vitamin B1.

Frühsymptome umfassen Reizbarkeit, Konzentrationsschwäche, Depressionen, schlechter Schlaf, Appetitmangel und allgemeines Unwohlsein. Langzeitunterversorgung führt zu Nervenschädigungen und Muskelschwäche, geistiger Verwirrung und Gedächtnisverlust. Zu den Risikogruppen zählen Alkoholiker, ein längerer Vitamin-B1-Mangel kann tödlich sein.

VITAMIN B2 (RIBOFLAVIN)

Leber, Nieren, Joghurt, Milch (in lichtgeschützter Verpackung), Käse, angereicherte Frühstückszerealien, Weizenkeime, Eier, Hefeextrakt, Krabben, Miesmuscheln, Schnecken, Fettfisch, Scholle, Hecht, Merlan, Pilze, Mandeln und Kürbiskerne.

Vitamin B2 ist an vielen Prozessen im Körper beteiligt, insbesondere bei der Energiegewinnung. Wichtig für das Körperwachstum bei Kindern und zur Regeneration der Körpergewebe.

Zu den Frühsymptome zählen Einrisse in den Mundwinkeln und allgemeines Unwohlsein. Andere Symptome sind Ekzeme in den Nasenwinkeln, am Kinn und den Genitalien, eine entzündete, rot gefärbte Zunge und rote, juckende Augen. Diese Mangelerscheinungen sind innerhalb von Tagen heilbar.

NIACIN (TEIL DES VITAMIN-B-KOMPLEXES)

Niacin oder verwandte Substanzen sind in vielen Nahrungsmitteln enthalten, entweder direkt oder in Tryptophan, ein Protein, woraus der Körper Niacin bildet. Zu den reichsten Quellen gehören Leber, mageres Fleisch, angereicherte Frühstückszerealien, Fettfisch, Milch, Käse, Eier, Erbsen, Pilze, Fischrogen, grüne Blattgemüse, Artischocken, Spargel und Kartoffeln.

Niacin besteht aus Nicotinsäure und Nicotinamid, die für die Energiegewinnung in Zellen benötigt werden. Nicotinamid ist an enzymatischen Prozessen beteiligt, u. a. Fettsäuremetabolismus, Gewebsatmung und Toxinausscheidung. Niacinsupplemente werden gegenwärtig als Heilmittel bei Schizophrenie untersucht.

Mängel sind bei abwechslungsreicher Kost unwahrscheinlich, insbesondere da einige Frühstücksgetreide mit diesem Vitamin angereichert sind. Symptome eines leichten Mangels sind verringerte Leistungsfähigkeit, Depressionen und unter Umständen dunkelroter schuppiger Hautausschlag. Längere schwere Mängel, die heutzutage allerdings sehr selten vorkommen, verursachen Pellagra und führen zum Tod.

PANTOTHENSÄURE (TEIL DES VITAMIN-B-KOMPLEXES)

Pantothensäure oder Pantothenat ist in den meisten Nahrungsmittel (außer Zucker, Fett und Alkohol) enthalten. Reiche Quellen sind Leber, Vollgetreide, Hefeextrakt, Avocados, Weizenkeime, Eigelb, Erdnüsse, Walnüsse, getrocknete Birnen und Aprikosen, Datteln und Pilze.

Spielt eine wesentliche Rolle bei der Energiegewinnung aus Fetten und Kohlenhydraten und bei der Produktion lebenswichtiger Substanzen, u. a. von Steroidhormonen und Fettsäuren. Möglicherweise helfen erhöhte Pantothensäuregaben bei rheumatoider Arthritis (siehe S. 81).

Mangelversorgung ist selten, aber auch schwer zu erkennen. Die Symptome sind sehr undifferenziert und treten meist kombiniert mit anderen Vitaminmängeln auf. Bekannte Symptome sind Taubheits- und Kribbelgefühle in den Beinen, Kopfschmerzen, erhöhte Reizbarkeit und Ruhelosigkeit, Schwindelgefühle, Müdigkeit und Magenbeschwerden.

HAUPTQUELLEN	BEDEUTUNG	MANGELERSCHEINUNGEN
VITAMIN B6 (PYRIDOXIN) Weizenkeime, Bananen, Kartoffeln, Truthahn, Fisch, Nüsse (insbesondere Walnüsse), Sesamsamen, Paprika, Kruziferengemüse (insbesondere Rosenkohl), Blumenkohl und Brunnenkresse, Avocados und angereicherte Frühstückszerealien.	Notwendig zur Herstellung von Proteinen, zur Freisetzung von gespeicherter Glukose und bei der Produktion von Niacin aus Tryptophan. All diese Prozesse sind für das Körperwachstum, die Blutbildung und zum Schutz vor Infektionen notwendig. Je eiweißreicher die Kost, desto höher ist der Bedarf an Vitamin B6.	Mängel treten sehr selten auf, häufiger bei Menschen, die bestimmte Arzneimittel gegen Rheuma, Tuberkulose oder Bluthochdruck einnehmen. Zu den Symptomen gehören Mundentzündungen, Depressionen, erhöhte Reizbarkeit, Ekzeme, in manchen Fällen Nervenentzündungen. Supplemente von 50 mg täglich rufen manchmal unerwünschte Nebenwirkungen hervor.
BIOTIN Leber, Nieren, Weizenkeime, Nüsse, Hafer, Eigelb, gekochte getrocknete Bohnen oder Sojabohnen, Zuckerschoten, Gemüseartischocken, Pilze und Pilzprotein. Biotin kann auch vom Körper selbst produziert werden.	Notwendig zur Energiegewinnung aus Nahrung, beispielsweise zur Synthese von Fetten, und zur Ausscheidung von Eiweiß-Abbauprodukten.	Risiko einer Mangelversorgung besteht nur bei Menschen, die mehr als 1 bis 2 rohe Eiklar täglich essen, das die Absorption von Biotin verhindert. Symptome sind Nervenstörungen und seborrhoische Dermatitis (Ekzeme mit schuppenkrustösen Auflagerungen).
FOLAT (FOLSÄURE) Leber, Hefeextrakt, Weizenkeime, grüne Blattgemüse, insbesondere Petersilie, Brunnenkresse, Spinat, Endivie und Brokkoli mit Purpurschößlingen, rohe rote Rüben, angereicherte Frühstückszerealien, Nüsse, insbesondere Erdnüsse und Hülsenfrüchte.	Notwendig zur Produktion vieler lebensnotwendiger Substanzen im Körper. Zusammen mit Vitamin B12 wichtig in sich rasch teilenden Zellen zur Bildung des genetischen Materials (DNA). Große Bedeutung für das Immunsystem.	Bereits schwache Unterversorgung kann zu Anämie, Entzündungen im Mund, Appetitlosigkeit, allgemeinem Unwohlsein und schlechtem Körperwachstum bei Kindern führen. Schwere Mängel verschlechtern die geistigen Funktionen. In der Schwangerschaft erhöht ein niedriger Folatspiegel das Risiko für Mißbildungen des Ungeborenen (Spina bifida) erheblich. Zwölf Wochen vor und während der Schwangerschaft werden täglich 400 µg Folat empfohlen.
VITAMIN B12 (CYANOCOBALAMIN) In allen tierischen Nahrungsmitteln, insbesondere in Leber, und Pflanzenprodukten, die bestimmte Algen oder Bakterien enthalten (Seetang, Bier), außerdem in Pilzproteinen, angereichertem Hefeextrakt und angereicherten Frühstückszerealien.	Notwendig zur Reproduktion des genetischen Materials (DNA und RNA) in den Körperzellen, beteiligt an der Bildung der roten Blutkörperchen, der Verwertung von Folat und dem Erhalt der schützenden Nervenschichten.	Obwohl nur winzige Mengen Vitamin B12 benötigt werden, können sich über eine lange Zeit oder bei schlechter Absorption Mangelerscheinungen ausprägen, beispielsweise Anämie mit Müdigkeit und verminderter Infektionsresistenz. Längere Unterversorgung führt zu Megaloblasten-Anämie mit irreversiblen Schäden am Nervensystem.
VITAMIN C (ASCORBINSÄURE) Grüne Blattgemüse (vor allem roh), schwarze Johannisbeeren, Zitrusfrüchte, Erdbeeren, Paprika, Guaven, Tomaten und Kartoffeln.	Wesentlich für die Bildung und den Erhalt des Bindegewebes, für die Wundheilung, gesundes Zahnfleisch und für die Immunkräfte insgesamt. Starke Wechselbeziehungen wurden zwischen höheren Vitamin-C-Dosen und einem niedrigeren Risiko für Herzerkrankungen, Schlaganfall, Katarakten und einigen Krebsarten festgestellt.	Ein niedriger Vitamin-C-Spiegel führt bereits innerhalb von 3 bis 4 Wochen zu Mangelerscheinungen wie zunehmend schlechte Wundheilung, Müdigkeit, Zahnfleischbeschwerden, Zahnfleischblutungen, Gelenkschmerzen, schlechtem Schlaf und sinkender Laune. Raucher brauchen mehr Vitamin C. Antioxidanzienexperten empfehlen bis zu 200 mg täglich, also weit mehr als die meisten Angaben.

HAUPTQUELLEN	BEDEUTUNG	MANGELERSCHEINUNGEN
VITAMIN D (CALCIFEROLE) Vitamin D wird vom Körper selbst produziert, wenn Sonnenlicht auf die Haut trifft (nicht durch Glasscheiben). Nur wenige Nahrungsquellen: Fettfisch, vor allem Hering, Kipper, Lachs, Pilchard, Sardinen, Sprotten und Forelle und in sehr kleinen Mengen in angereicherter Margarine und in Eiern.	Notwendig zur Kalziumabsorption aus der Nahrung und für die Verwertung von Kalzium und Phosphor. Beeinflußt daher zusammen mit Kalzium Wachstum und Festigkeit von Knochen und Zähnen und die Nerven- und Muskelfunktionen.	Bei Kindern führt Vitamin-D-Mangel zu schlechterem Knochenwachstum, Muskelschwäche, Anämie und einer Neigung zu Atemwegserkrankungen. Langzeitmängel erhöhen bei Kindern das Risiko für Rachitis und Knochendeformationen, bei Erwachsenen mit Knochenerweichung mit Schmerzen, Muskelschwäche und für Knochenbrüche.
VITAMIN E Reich in Nüssen und Samen, insbesondere Sonnenblumenkernen, Mandeln, Haselnüssen und Pinienkernen, daneben in Weizenkeime. Sonnenblumenbrotaufstriche, Sonnenblumenöl, Brokkoli, grüne Blattgemüse, Süßkartoffeln, Hafer, Avocados und Vollgetreide.	Die E-Vitamine Tocopherole und Tocotrienole haben antioxidative Eigenschaften und schützen vor schädlichen Nebenprodukten der Oxidation. Je mehr mehrfach ungesättigte Fettsäuren verzehrt werden, desto höher ist der Vitamin-E-Bedarf als Oxidationsschutz.	Studien zufolge zeigen Menschen mit niedrigem Vitamin-E-Spiegel ein höheres Risiko für Herzerkrankungen, Schlaganfall, Katarakte und einige Krebsarten. Kann Vitamin E nicht vollständig absorbiert oder verwertet werden, entwickeln sich Anämie und fortschreitende Nervenstörungen, die die Augen, das Nervensystem und die Muskeln beeinträchtigen.
VITAMIN K Grüne Blattgemüse (insbesondere Grünkohl, Rosenkohl, Blumenkohl und Spinat), Leber, Bohnen, Erbsen und Karotten. Mindestens die Hälfte des täglichen Bedarfs wird nicht aus der Nahrung bezogen, sondern vom Organismus selbst produziert.	Wesentlich für die Bildung von Proteinen, die für die Blutgerinnung und andere Funktionen notwendig sind. Vitamin K ist vermutlich für die Knochengesundheit notwendig.	Mängel sind unwahrscheinlich, Risikogruppen sind Menschen mit schlechter Fettabsorption wie bei der Morbus-Crohn-Krankheit oder mit schweren Gallensteinen. Mangelnde Gerinnungsfähigkeit verschlechtert die Blutstillung. Neugeborene haben wenig Vitamin K, das bei Geburt oft als Schutz vor Hämorrhagie gegeben wird.

❖ MINERALIEN ❖

HAUPTQUELLEN	BEDEUTUNG	MANGELERSCHEINUNGEN
CHLORID Tafelsalz (Natriumchlorid) enthält etwa 60 % Chlorid.	Reguliert zusammen mit Natrium und Kalium den empfindlichen Flüssigkeitshaushalt des Körpers.	Mängel sind sehr selten, außer nach heftigem und längerem Schwitzen oder Erbrechen.
CHROM Fleisch, Vollgetreide, Hülsenfrüchte, Nüsse und Meeresfrüchte.	Chrom wurde erst vor 30 Jahren als lebenswichtiges Mineral identifiziert, seine Bedeutung ist immer noch nicht eindeutig erforscht. Chrom ist Bestandteil einer Verbindung, die für den Insulinmechanismus benötigt wird, und ist möglicherweise auch am Fettmetabolismus und an der Aufrechterhaltung der DNS-Struktur beteiligt.	Infolge des mangelhaften Forschungsstandes werden Mängel selten erkannt. Unterversorgung führt häufig zu einer schlechten Glukosetoleranz und zu erhöhtem Blutcholesterinspiegel. Bei Tieren verursacht Chrommangel eine Erkrankung, die der Diabetes sehr ähnlich ist.
EISEN Leber, Blutwurst, Nieren, Wild, insbesondere Taubenfleisch, Wildbret und Rebhuhn, Weißfisch, Herzmuscheln, Miesmuscheln, Fettfisch (vor allem Sardinen und Pilchard), getrocknete Aprikosen, Pflaumen, grüne Blattgemüse, Hülsenfrüchte und Tofu.	Wesentlich für die Bildung von roten Blutkörperchen, die den Sauerstoff zu den Körperzellen transportieren, und daher bedeutend für einen gesunden Kreislauf. Eisen ist auch Bestandteil einer Reihe von Enzymen, u. a. solcher für die Energiefreisetzung.	Leichter Mangel beeinträchtigt die körperliche und geistige Leistungsfähigkeit, die Krankheitsresistenz und den Wärmehaushalt. Schwerer Mangelerscheinungen führen zu Anämie.

HAUPTQUELLEN	BEDEUTUNG	MANGELERSCHEINUNGEN

FLUORID

Tee, Meeresfrüchte und Algen. Der Gehalt von Fluorid in Trinkwasser und pflanzlichen Nahrungsmittel variiert entsprechend den Gehalten im Boden.

Bisher wurden keine wesentlichen Funktionen nachgewiesen. Fluorid ist zusammen mit Kalzium wichtig für die Zahngesundheit und schützt vor Zahnkaries.

Ein Mangel an Fluorid erhöht das Risiko für Zahnkaries, obwohl diese auch von den Eßgewohnheiten und der Zahnhygiene abhängt. Selbst ein kleiner Fluoridüberschuß im Körper kann zu permanenten Flecken auf den Zähnen führen (Zahnpasta deswegen nicht schlucken).

JOD

Meeresfrüchte, insbesondere Schalentiere und Algen, und Jodsalz. Der Gehalt in pflanzlichen Produkten variiert entsprechend den natürlichen Schwankungen im Boden. In geringen Mengen auch in Milch enthalten, wenn in Molkereien jodhaltige Desinfektionsmittel und milchbildende Substanzen verwendet werden.

Wird von der Schilddrüse zur Bildung des Schilddrüsenhormons benötigt, das mehr als 100 Enzymsysteme reguliert, darunter die Stoffwechselrate, Wachstum und viele weitere lebenswichtige Funktionen.

Bei einer Mangelversorgung vergrößert sich die Schilddrüse (vor dem Kehlkopf), um mehr Jod aus dem Blutstrom einfangen zu können, was zu Kropfbildung führt. Die Stoffwechselrate verlangsamt sich mit Folgen wie träge körperliche und geistige Aktivität, Gewichtszunahme, Stiernacken, Vergröberung der Gesichtszüge und trockenem Haar. Schwere Jodmängel können bei Erwachsenen geistigen Verfall und bei Babys niedrige Intelligenz verursachen.

KALIUM

Obst, insbesondere Trockenfrüchte wie Aprikosen sowie Bananen und Zitrusfrüchte, und Gemüse (bevorzugt roh oder mit wenig Wasser gekocht), insbesondere grüne Blattgemüse und Kartoffeln, außerdem Instantkaffee.

Reguliert mit Natrium den Flüssigkeitshaushalt des Körpers. Bedeutend für die Ausscheidung von überschüssigem Natrium, dadurch vorbeugend und lindernd bei erhöhtem Blutdruck.

Kalium kann im Körper nicht gespeichert werden, Mängel zeigen sich unmittelbar mit Symptomen wie Schwäche, Durst, Orientierungslosigkeit und Müdigkeit. Schwere Mängel verstärken diese Symptome und führen zu geistiger Verwirrung und erhöhtem Blutdruck, einem Hauptrisikofaktor bei Herzinfarkt und Schlaganfall.

KALZIUM

Milch, Joghurt, Hartkäse, Tofu, Weißfisch, Sardinen in Konserven, Sprotten und eingedoster Lachs, grüne Blattgemüse, insbesondere purpurfarbene Brokkoliröschen, Brunnenkresse und Spinat, Okra, Mandeln und hartes Wasser. Fettarme Milch und Joghurt enthalten die gleiche Kalziummenge wie entsprechende Vollprodukte.

Wesentlich für Wachstum und Festigkeit von Knochen und Zähnen. Kalzium kontrolliert daneben die Weiterleitung von Nervenimpulsen zu und vom Gehirn und die Muskelkontraktion.

Bei kurzfristiger Mangelversorgung stellen sich keine Mangelsymptome ein, da der Kalziumbedarf behelfsmäßig aus den Knochen gedeckt wird. Langzeitkalziummangel bis zum Alter von 35 bis 40 Jahren verhindert, daß die Knochen ihre volle Dichte erreichen (Knochenspitzenmasse), wodurch das Risiko für Knochenprobleme im Alter erhöht wird.

KUPFER

Schalentiere, Leber, Weizenkeime, Currypulver und Vollgetreide.

Als Bestandteil vieler Enzyme wird Kupfer für viele Körperfunktionen benötigt: Blut- und Knochenaufbau, Bildung des Melaninpigments der Haut und der Haare und Energiegewinnung aus der Nahrung. Kupfer ist Teil des antioxidativen Enzyms Superoxid-Dismutase. Kupferarmbänder werden von einigen Naturmedizinern gegen Rheuma empfohlen.

Mängel werden selten rechtzeitig erkannt, Frühsymptome können Defekte in der Herzfunktion und Anämie umfassen. Weitere Forschungen über die Auswirkungen von Kupferunterversorgung werden derzeit durchgeführt.

MAGNESIUM

Vollgetreide, Weizenkeime, Nüsse und Samen, Shrimps, Muscheln, Okra, Mangold, Sojabohnen, Tofu und getrocknete Aprikosen. Große Mengen Kalzium, Eiweiß oder Phosphat verringern die Magnesiumabsorption.

Magnesium ist hauptsächlich in den Knochen vorhanden und, zusammen mit Kalzium, wesentlich für ihr Wachstum. Magnesium wird daneben in den Körperzellen für die Enzymaktivität zur Energiegewinnung benötigt.

Im Frühstadium zuerst keine Symptome, da Magnesium den Knochen entzogen wird. Bei längerem Mangel können sich Muskelschwäche, eine schlechte Nerven-Muskel-Wechselwirkung, Lethargie, Depressionen, erhöhte Reizbarkeit und in extremen Fällen Herzinfarkt zeigen. Einige Forscher befürworten daher geringere Magnesiumversorgung.

HAUPTQUELLEN	BEDEUTUNG	MANGELERSCHEINUNGEN
MANGAN Tee, Vollgetreide, Nüsse, insbesondere Pinienkerne, Pecanüsse, Macadamianüsse, Haselnüsse und Walnüsse, grüne Blattgemüse, Sojabohnen und Sojaproteinprodukte wie Tofu.	Mangan ist Bestandteil mehrerer essentieller Enzyme und beeinflußt die Aktivitäten zahlreicher anderer Funktionen, darunter antioxidative und Energiegewinnungsprozesse.	Bei Menschen sind keine Mangelerscheinungen bekannt. Bei Tieren führt Manganmangel zu Mißbildungen und schlechtem Knochenwachstum.
MOLYBDÄN Buchweizen, Bohnen, Weizenkeime, Leber, Vollgetreide und grüne Blattgemüse. Die Gehalte in pflanzlichen Nahrungsmitteln variieren entsprechend den Gehalten im Boden.	Molybdän ist Bestandteil mehrerer Enzyme einschließlich der Mechanismen zur Ausscheidung von Harnsäure, Verwertung von Eisen und DNA-Metabolismus.	Mangelerscheinungen sind unwahrscheinlich. Eine zu niedrige Versorgung mit Molybdän schwächt möglicherweise die Widerstandskraft gegen Zahnkaries.
NATRIUM Mehr als $2/3$ des Natriums in der Ernährung stammt aus Salz und Konservierungsstoffen, die Fertigprodukten zugesetzt sind, beispielsweise Fleischprodukten und Fleischdelikatessen, Schinken, Käse, Brot, Backpulver, Crisps, Suppen, Pickles, Frühstücksgetreide und Gemüsekonserven. Daneben enthalten sowohl viele Nahrungsmittel als auch Wasser Natriumanteile. Natrium bleibt auch in Salzkochwasser erhalten.	Mit Kalium und Chlorid reguliert Natrium den Flüssigkeitshaushalt des Körpers.	Natriummangel ist unter normalen Umständen sehr selten und kommt nur unter extrem heißen Witterungsbedingungen oder bei exzessivem Schwitzen vor mit Symptomen wie Durst, Krämpfen oder Muskelschwäche. In den industrialisierten Ländern enthält die Kost meist zuviel Natrium. Ein zu hoher Natriumspiegel begünstigt die Bildung von Ödemen und führt zu Bluthochdruck.
PHOSPHOR Phosphor ist in allen proteinhaltigen Nahrungsmitteln vorhanden und wird vielen Fertigprodukten (vor allem Limonadengetränken) zugesetzt.	Neben Kalzium erhält Phosphor die Festigkeit von Knochen und Zähnen. Phosphor wird zur Verwertung von Energie und B-Vitaminen aus der Nahrung benötigt. Es ist Bestandteil vieler wesentlicher Körpersubstanzen und Regulationsmechanismen.	Bei Erwachsenen kommt es nach langer, regelmäßiger Einnahme von Antazida (magensäurebindende Medikamente), die die Phosphorabsorption verhindern, zu indirekten Mangelerscheinungen. Der benötigte Phosphor wird den Knochen entzogen, die dadurch oft schmerzen.
SELEN Paranüsse, Vollgetreide, Sonnenblumenkerne, Meeresfrüchte, Algen und Fleisch. Nur Paranüsse, Meeresfrüchte und Algen haben zuverlässige Gehalte, in pflanzlichen Produkten hängt die Selenmenge von den Gehalten im Boden ab.	Selen ist (in Verbindung mit Vitamin E) lebenswichtiger Teil des körpereigenen antioxidativen Abwehrsystems und kann Vitamin E teilweise ersetzen. Ein gewisser Krebsschutz wird vermutet, konnte aber noch nicht bestätigt werden. Jüngeren Studien zufolge können konzentrierte Selengaben die männliche Fruchtbarkeit verbessern.	Keine eindeutigen Symptome, ein Selenmangel vermindert die Fruchtbarkeit. Die kongestive Keshan-Herzerkrankung, die in Gebieten Chinas mit selenarmen Böden auftritt, wird mit Selengaben therapiert. Ein niedriger Selenspiegel steht im Zusammenhang mit vermindertem Antioxidanzienschutz (siehe S. 21).
ZINK Austern und andere Schalentiere, mageres Fleisch, Kürbiskerne, Milch, Hartkäse, Joghurt, Nüsse, Sonnenblumenkerne, Bohnen und Vollkornbrot.	Notwendig für ein gesundes Immunsystem, normales Wachstum, Gewebsbildung, männliche Sexualreifung und die Wirkung verschiedener Enzyme. Der Zinkbedarf steigt, wenn sich neues Gewebe bilden muß, beispielsweise nach einer Operation, Verbrennung oder während der Wundheilung.	Symptome eines zu niedrigen Zinkspiegels sind Appetitlosigkeit, verschlechtertes Geschmacks- und Geruchsempfinden, langsame Wundheilung, schlechtes Haarwachstum, Dermatitis, niedrige Krankheitsresistenz und Komplikationen während der Schwangerschaft.

❖ TÄGLICHE MENGEN FÜR GUTE GESUNDHEIT ❖

Die angegebenen Mengen an Vitaminen und Mineralien decken des Bedarf eines gesunden Menschen. Die Referenzwerte gelten für Personen mit höherem Bedarf (aber nicht bei Krankheit).

VITAMIN A
Männer 15+	700 µg
Frauen 11+	600 µg

⋯⋯ *Wichtiger Hinweis* ⋯⋯
Zuviel Retinol ist schädlich – Vorsicht bei der Einnahme von Nahrungsergänzungen. Der Verzehr von größeren Mengen carotinreicher Nahrungsmittel hat keine Nebenwirkungen und fördert die Gesundheit durch weitere wichtige Substanzen (siehe Seite 22).

VITAMIN B1
Männer 15+	0,9 mg
Frauen 15+	0,8 mg

VITAMIN B2
Männer 15+	1,3 mg
Frauen 11+	1,1 mg

NIACIN
Männer 19–50	17 mg
Frauen 19–50	13 mg
Männer 50+	16 mg
Frauen 50+	12 mg

PANTOTHENSÄURE
Männer/Frauen 11+	3–7 mg

VITAMIN B6
Männer 19+	1,4 mg
Frauen 15+	1,2 mg

BIOTIN
Männer/Frauen 11+	15–70 µg

FOLAT (FOLSÄURE)
Männer/Frauen 15+	200 µg

⋯⋯ *Wichtiger Hinweis* ⋯⋯
In der Schwangerschaft steigt der Folatbedarf. Schwangere Frauen sollten täglich 400 µg Folat einnehmen.

VITAMIN B12
Männer/Frauen 15+	1,5 µg

VITAMIN C
Männer/Frauen 15+	40 mg

⋯⋯ *Wichtiger Hinweis* ⋯⋯
Raucher brauchen mehr Vitamin C, etwa 80 mg täglich. Mehr als 1 g kann zu Durchfall führen und erhöht das Nierensteinrisiko.

VITAMIN D
Männer/Frauen 65+	10 µg

⋯⋯ *Wichtiger Hinweis* ⋯⋯
Jeder, der sich wenig im Freien aufhält, sollte Vitamin-D-Supplemente nehmen. Ausreichende Mengen über die Nahrung liefern 450 g Hering oder Kipper.

VITAMIN E
Männer 11+	mindestens 4 mg
Frauen 11+	mindestens 3 mg

⋯⋯ *Wichtiger Hinweis* ⋯⋯
Diese offiziellen Richtwerte sind weit niedriger als die von einigen Antioxidanzienexperten empfohlenen Mengen von 40 bis 60 mg täglich, um degenerativen Erkrankungen vorzubeugen. Den besten Vitamen-E-Schutz aus der Nahrung liefern große Mengen Sonnenblumenkerne oder Weizenkeimprodukte.

VITAMIN K
Männer/Frauen 19+	1 µg/kg Körpergewicht

CHLORID
Männer/Frauen 11+	2500 mg

CHROM
Es gibt noch keine Richtwerte, der geschätzte Bedarf eines Erwachsenen beträgt mindestens 25 µg täglich. Je höher der Zuckerverzehr, desto höher der Chrombedarf.

EISEN
Männer 19+	8,7 mg
Frauen 15–50	14,8 mg

⋯⋯ *Wichtiger Hinweis* ⋯⋯
Frauen mit starken Monatsblutungen benötigen in der Regel keine Eisensupplemente. Nahrungsergänzungen sollte nur bei einem niedrigen Hämoglobinspiegel genommen werden.

FLUORID
Bisher gibt es keine empfohlenen Werte, da der natürliche Gehalt in Nahrungsmitteln und Wasser je nach Bodengehalt stark variiert. Menschen, die in Fluoridmangelgebieten leben, sollten eine fluoridhaltige Zahnpasta (nicht schlucken) verwenden, aber keine Supplemente einnehmen (Risiko der Überdosierung).

JOD
Männer/Frauen 19+	140 µg

⋯⋯ *Wichtiger Hinweis* ⋯⋯
In Jodmangelgebieten besteht ein höheres Risiko für eine Mangelversorgung mit Jod.

KALIUM
Männer/Frauen 15+	3500 mg

KALZIUM
Beide Geschlechter 11–18	800–1000 mg
Männer/Frauen 19+	700 mg

⋯⋯ *Wichtiger Hinweis* ⋯⋯
Kalziumsupplementierung verringert die Absorption von Magnesium, Eisen und Zink und kann die Nierensteinbildung fördern.

KUPFER
Männer/Frauen 19+	1,2 mg

⋯⋯ *Wichtiger Hinweis* ⋯⋯
Hohe Kupferspiegel sind toxisch. Vorsicht beim Kochen mit Kupferpfannen.

MAGNESIUM
Männer 19–50+	300 mg
Frauen 19–50	300 mg
Frauen 50+	270 mg

MANGAN
Noch keine Richtwerte, der geschätzte Bedarf eines Erwachsenen liegt bei 2–9 mg.

MOLYBDÄN
Noch keine Richtwerte, die US-Ernährungsbehörde empfiehlt 500 µg.

NATRIUM
Männer/Frauen 15+	1600 mg

PHOSPHOR
Männer/Frauen 19+	550 mg

SELEN
Männer 19+	75 µg
Frauen 19+	60 µg

⋯⋯ *Wichtiger Hinweis* ⋯⋯
Selen wirkt in Mengen von 3–6 mg täglich toxisch.

ZINK
Männer 19+	9,5 mg
Frauen 19+	7 mg

⋯⋯ *Wichtiger Hinweis* ⋯⋯
Zinksupplemente sollten nur bei nachgewiesenem Zinkmangel regelmäßig genommen werden. Zuviel Zink vermindert die Absorption von Eisen und Kupfer.

BIBLIOGRAPHIE

Bingham, Dr. S.: *The Everyman Companion to Food and Nutrition*, Dent, London, 1987.

Committee on Medical Aspects of Food Policy Report: *Nutritional Aspects of Cardiovascular Disease*, HMSO, London, 1994.

Garrow, J. S. und James W P T (Hrsg.): *Human Nutrition and Dietetics*, 9. Auflage, Churchill Livingstone, London, 1993.

Grieve, M.: *A Modern Herbal*, 1. Auflage, Jonathan Cape, London, 1931.

McGee, H.: *On Food and Cooking*, Unwin Hyman, London, 1988.

Messegue, M.: *Health Secrets of Plants and Herbs*, Pan, 1981.

Mills, S. Y.: *Out of the Earth*, Viking, London, 1991.

Werbach, Dr. M. R.: *Healing Through Nutrition*, HarperCollins, London, 1995.

World Health Organization Study Group Report: *Diet, Nutrition and the Prevention of Chronic Diseases*, Genf, 1990.

Workman, E.: *Arthritis Food Tolerance Diet Book*, 1986.

WISSENSCHAFTLICHER NACHWEIS

Ernährungsreferenzwerte
"Dietary reference values for food energy and nutrients for the United Kingdom", report of Committee on Medical Aspects of Food Policy (COMA), pub. Her Majesty's Stationery Office (HMSO), 1991.
"Health of the Nation" report, Department of Health, UK, (HMSO), 1992.
"International tables of glycemic index". *Am J Clin Nutr* (1995); 62: 871 S–93S.

ALGEN
Einige Studien, z. B.
Eskin, B. u. a., "Mammary gland dysplasia in iodine deficiendy". *JAMA* (1967); 200:691-5.
Ghent, W. R. u. a., "Elemental iodine supplementation in clinical breast dysplasia". *Abstract Proc Annu Meet Am Assoc Cancer Res* (1986); 27: 189.
Teas, J., "Dietary intake of laminaria, a brown seaweed, and breast cancer prevention". *Nutrition Cancer* (1983); 4 (3): 217–22.
Teas, J. u. a., "Dietary seaweed *(Laminaria)* and mammary cacinogenesis in rats". *Cancer Res* (1984); 44 (7): 2758–61.
Yamamoto, I. u. a., "Antitumour activity of edible marine algae." *Hydrobiologica* (1984); 116/117: 145–8.

ANANAS
Hunderte von Studien, z. B.
Chen, G. R., "In vitro and in vivo studies on the effect of bromelain on cholesterol-protein binding". Diss Abstr Inter (1975); B 35: 6013.
Cohen, G., "Bromelain therapy in rheumatoid arthritis". Penn Med J (1964); 127–31.
Felton, G. E., "Fibrinolytic and antithrombotic action of bromelain may eliminate thrombosis in heart patients". Mecial Hypoth (1980); 1123–33.
Heinecke, R. M. u. a., "Effect of bromelain (Ananase) on human platelet aggregation". Experientia (1972); 28: 844.
Nieper, H. A., "Wirkung von Bromelain auf Koronare Herzkrankheit und Angina Pectoris". Erfahrungsheilkunde (1978); 5: 274–5.
Taussig, S. J. u. a., "Bromelain, the enzyme complex of pineapple (Ananas comosus) and ist clinical application: an update". J. Ethnopharm (1988); 22: 191: 203.

ANTIOXIDANZIEN
Albanes, D. u. a., The effect of vitamin E and beta-carotene on the incidence of lung cancer and other cancers in male smokers". NE J Med (1994); 330 (15): 1029–35.
Colditz, G. A. u. a., "Increased green and yellow vegetable intake and lowered cancer deaths in an elderly population". Am J Clin Nutr (1985); 11 (1): 32–6.
Diplock, A., "Antioxidanz and disease prevention" (Übersichtsartikel). Molec Aspects Med (1994); 15: 293–376.
Gey, K. F., "Inverse correlation between the plasma level of antioxidant vitamins and the incidence of ischemic heart disease in crosssectional epidemiology". Agents and Actions (1987); 22 :3–4.
Gey, K. F. u. a., "Poor plasma status of carotene and vitamin C is associated with higher mortality from ischemic heart disease and stroke; Basel Prospective study". Clin Invest (1993); 71: 3–6.
Jacques, P. u. a., "Antioxidant status in those with and without cataract". Arch Ophtalmol (1988); 106: 337.
Kardinaal, u. a., "Antioxidanz in adipose tissue and risk of myocardial infarction: the EURAMIC study". The Lancet (1993); 342: 1379–84.
Kune, G. A. u. a., "Diet, alcohol, smoking, serum beta-carotene and vitamin A in male nonmelanocytic skin cancer patients and controls". Nutr Cancer (1992); 18 (3): 237–44.
Manson, J. E. u. a., "Antioxidant vitamin consumption and incidence of stroke in women". Circulation (1993); 87: 678.
Momas, I. u. a., "Relative importance of risk factors in bladder carcinogenesis: some new results about Mediterranean habits". Cancer Causes Control (1991); 5 (1): 326–32.
Riemersma, R. A. u. a., "Risk of angina pectoris and plasma concentrations of vitamins A, C and E and carotene". The Lancet (1991); 5 Jan.
Seddon, J. M. u. a., "Dietary carotenoids, vitamins A, C and E, and advanced age-related macular degeneration". JAMA (1994); 272 (18): 1413–20.
Veris, "Vitamin E Research Summary", (September 1991). 5325 South Ninth Avenue, LaGrange, Illinois 60525, USA.
Woodall, A. A. u. a., "Dietary supplementation with carotenoids: effects on a-tocopherol level and susceptibility of tissues to oxidative stress". BJ Nutr (1996); 76: 307–317.

ÄPFEL
Friedman, M. u. a., "Effect of heating on mutagenicity of fruit juices in the Ames test". J Ag and Food Chem (1990); März: 740–3.
Konowalchuk, J. u. a., "Antiviral effect of apple beverages". App and Environ Microbiol (1978); Dez.: 798–801.
Sable-Amplis, R. u. a., "Further studies on the cholesterol-lowering effect of apple in humans: biochemical mechanisms involved". Nutr Res (1983); 3: 325–8. *Siehe auch* Ballaststoffe.

APRIKOSEN
Siehe Antioxidanzien, Ballaststoffe, Ernährungsreferenzwerte.

ARTISCHOCKEN
Gebhardt, R., "Protective antioxidant activity of extracts of artichokes in hepatic cells". Elsevier Science BV, Amsterdam, Niederlande.
Wojcicki, J. u. a., "Effect of preparation Cynarex on the blood serum lipids level of the workers exposed to chronic action of carbon disulphide". Elsevier Science BV, Amsterdam, Niederlande.

BALLASTSTOFFE
Viele Studien, z. B.
Anderson, J. W. u. a., Soluble fiber: hypocholesterolemic effects and proposal mechanism. Dietary fiber: chemistry, physiology and health effects. New York: Plenum Press, 1990; 339–347.
Haber, G. B. u. a., "Depletion and disruption of dietary fibre. Effects on satiety, plasma-glucose and serum insulin". The Lancet (1977); ii: 679–82.

BANANEN
Mehrere Studien, z. B.
Spring, B. u. a., "Carbohydrates, tryptophan and behaviour". Psychological Bulletin (1987); 102 (2): 234–256.

Wurtman, R. J., "Ways that foods can affect the brain". Nutrition Review/Supplement (1986); Mai: 2–5.
Siehe auch Ballaststoffe.

BESONDERE SCHUTZSTOFFE
Über 100 Studien, z. B.
Gillman, M. W. u. a., "Protective effect of fruits and vegetables on development of stroke in men". JAMA (1995); 273 (14): 1113.
Helser, M. A. u. a., "Influence of fruit and vegetable juices on the indogenous formation of N-nitroso-proline and N-nitrosothiazolidine-4-carboxylic acid in humans on controlled diets". Carcinogenesis (UK) (19992); 13/12: 2277–80.
Howe, G. R. u. a., "Dietary factors and risk of breast cancer: combined analyses of 12 case-control studies". J. Natl Cancer Inst (1990); 83: 561–9.
Potter, J., "Plant foods and cancer risk". The Caroline Walker Trust, London.
Rhodes, M. J. C., "Physiologically active substances in plant foods: an overview". BJ Nutr (1996); 55: 1B: 371–384.
Steinmetz, K. A. u. a., "Vegetables, fruit and cancer. I. Epidemiology. II. Mechanisms". Cancer Causes and Control (1991a); 2: 325–357 and (1991b); 2: 427–42.

BLAUBEEREN
Siehe Heidelbeeren.

BOHNEN UND LINSEN
Jenkins, D. J. A. u. a., "Leguminous seeds in the dietary management of hyperlipidemia". Am J Clin Nutr (1983); 38: 567–73.
Siehe auch Ballaststoffe, Ernährungsreferenzwerte.

BROKKOLI
Siehe Antioxidanzien, Besondere Schutzstoffe.

BRUNNENKRESSE
Fairweather-Tait, S. J. u. a., "Studies on calcium absorption from milk using a double label stable isotope method". BJ Nutr (1989); 62: 379–88.
Messegue, M., Health Secrets of Pllants and Herbs. Pan, London, 1981.
Vogel, Dr. A., The Nature Doctor. Vogel, Schweiz, 1952.
Siehe auch Antioxidanzien, Kopfsalat und grüne Salate, Besondere Schutzstoffe.

CHILLY
Buck, S. u. a., "The neuropharmacology of capsaicin: review of some recent observations". Pharm Review (1986); 38: 179–226.
Wang, J. P. u. a., "Anti-platelet effect of capsaicin". Thrombosis Research (1984); 36: 497–507.
Ziment, I. (Hrsg.), Practical pulmonary disease. John Wiley & Sons, New York, 1893.

ERBSEN
Smidt, L. J. u. a., "Influence of thiamin supplementation of the health and general well-being of an elderly Irish population with marginal thiamin deficiency". J. Gerontol (1991); 46: M16–22.
Siehe auch Ballaststoffe, Phytoöstrogene.

ESSENTIELLE FETTSÄUREN
Simopoulos, A. P., "Omega-3 fatty acids in health and disease and in growth and development". Übersichtsartikel. Am J Clin Nutr (1991); 54: 438–63.
Unsaturated fatty acids report, British Nutrition Foundation, London, Rev. ed. 1994.

FENCHEL
Albert-Puleo, M., "Fennel and anise as estrogenic agents". J Ethnopharm (1980); 2: 337–44.
Dodds, E. C. u. a., "A simple aromatic oestrogenic agent with an activity of the same order as that of oestrone". Nature (1937); April 10: 627–8.
Forster, H. B. u. a., "Antispasmodic effects of some medicinal plants". Planta Med, Deutschland (1980); 40 (4): 303–19.
Grieve, M., A Modern Herbal. Rev. ed. Tiger Books, London, 1992. 13the century herbal: Macer Floridus de Viribus Herbarum. Autor unbekannt.

FETTFISCH
Hunderte von Studien, z. B.
Allen, B. R., "Fish oil in combination with other therapies in the treatment of psoriasis".
Bjorneboe, A. u. a., "Effect of dietary supplementation with eicesapentaenoic acid in the treatment of atopic dermatitis". B. J Dermat (1987); 117: 463–9.
Bonaa, K. H. u. a., "Effect of EPA and DHA acids on blood pressure in hypertension". NE J Med (1990); 322: 795–801.
Burr, M. L. u. a., Effects of changes in fat, fish and fibre intakes on death and myocardial infarction: diet and reinfarction trial (DART). The Lancet (1989); ii: 757–61.
Fahrer, H. u. a., "Diet and fatty acids: can fish substitute for fish oil?" Clin and Exper Rheumatology (1991); 9: 403–6.
Kremer, J. M. u. a., Different doses of fish oil fatty acid ingestion in active rheumatoid arthritis: a prospective study of clinical and immunological parameters. Plenum Press, New York, 1989; 343–0.
Kromhout, D. u. a., "The inverse relation between fish consumption and 20-year mortality from coronary heart disease". NE J Med (1985); 312 (19): 1205–9.
Simopoulos, A. P. u. a., "Health effects of n-3 polyunsaturated fatty acids in seafoods". World Rev Nutr Diet (1991); 66: 436–45.
Singer, P. u. a., "Lipid and blood pressure lowering effect of eicosapentaenoic acid-rich diet". Bio-medica Biochem (1984); Acta 43 (8): S 421.

FLAVONOIDE
Hertog, M. G. L., "Epidemiological evidence on potential health properties of flavonoids". BJ Nutr (1996); 55: 1B: 385–397.
Knekt, P. u. a., "Flavonoid intake and coronary mortality in Finland: a cohort study". BMJ (1996); 312–478–81.

HAFER
Viele Studien, z. B.
Anand, Becker, H. u. a., "Biologie, Chemie und Pharmakologie pflanzlicher sedativa". Zeitschrift für phytother (1984); 5: 817–23.
Anderson, J., Dr Anderson's HCF Diet. Martin Dunitz, London, 1984.
Anderson, J. u. a. "Hypocholesterolaemic effects of oatbran or bean intake for hypercholesterolaemic men". Am J Clin Nutr (1984); 6: 1146.
Janatuinen, E. K. u. a., "A comparison of diets with and without oats in adults with coeliac desease" NE J Med (1995); 333: 1033–37.
Turnbull, W. H., Leeds, A. R., "Reduction of total and LDL-Cholesterol in plasma by rolled oats". J Clin Nutr and Gastroent (1987); 2 (4).
Valle-Jones, J. C., "Open study of oatbran meal biscuits in treatment of constipation in the elderly". Curr Med Res Opin (1985); 10: 716–20.
Van Horn, L. V. u. a., "Serum lipid response to oat product intake with a fat-modified diet". J Am Dietetic Ass (1986); 6:759–64.

HEIDELBEEREN
Mehrere Studien, z. B.
Ghiringhelli, C. u. a., "Capillarotropic activity of anthocyanosides in high doses in phlebopathic statis". Min Cardioangiol (1978); 26: 255–76.
Grismond, G. L., "Treatment of pregnancy-induced phlebopathies". Min Ginecol (1981); 33: 221–30.
Mian, E. u. a., "Anthocyanosides and the walls of micro-vessels". J. Minerva Med (1977); 68 (52): 3565–81.
Ofek, I. u. a., "Anti-escherichia adhesion activity of cranberry and blueberry juices". NE J Med (1991); 324: 1599.
Pennarola, R. u. a., "The therapeutic action of the anthocyanosides in microcirculatory changes due to adhesive-induces polyneuritis". Gazz Med Ital (1980); 139: 485–91.
Scharrer, A. u. a., "Anthocyanosides in the treatment of retinopathies". Klin Monatsbl Augenheilkd (1981); 178: 386–9.
Siehe auch Flavonoide.

HONIG
Al Somal, N. u. a., "Susceptibility of Helicobacter pylori to the antibacterial activity of manuka honey". J. R. Soc. Med. (1994); 87: 9–112
Ali, A. T. M. M. u. a., "Natural honey prevents indomethacin and ethanol-induced gastric lesions in rats". Saudi Med J (1990); 11: 275–9.
Haffejee, I. E. u. a., "Honey in the treatment of infantile gastroenteritis". BMJ (1985); 290: 1866–7.
Jeddar, A. u. a., "The antibacterial action of honey". South Africa Medical Journal (1985); 67 (7): 257–8.
Peterson, W., American Bee Journal (1969).
Russell, K. M., "The antibacterial properties of honey". University of Waikate, Hamilton, New Zealand (1983).

HÜHNERLEBER
Fortes, C., "Aging, zinc, and cell-mediated immune response". Aging Clin Exp Res (1995); 7: 75–6.

INGWER
Grontved, A. u. a., "Ginger root against seasickness: a controlled trial on the open sea". Acta Otol (1988); 105: 45–9.
Mowrey, D. u. a., "Motion sickness, ginger and psychophysics". The Lancet (1982); 1: 655–657.

Srivastava, K. C. u. a., "Ginger (Zingiber officinale) in rheumatism and muscoskeletal disorders". Med Hypothesis (1992); 39: 342–8.
Suekawa, M. u. a., "Pharmacological studies on ginger 1". J. Pharm Dyn (1984); 7: 836–48.
Yamahara, J. u. a., "Gastrointestinal motility enhancing effect of ginger and ist active constituents". Chem. Pharm Bulletin (1990); 38 (2): 430–1.
Siehe auch Zwiebeln.

JOGHURT
Viele Studien, z. B.
Brassart, D. u. a., "The selection of dairy bacterial strains with probiotic properties based on their adhesion to human intestinal epithelial cells". Nestlé Research Centre, Lausanne, Schweiz.
Gotz, V. P. u. a., "Prophylaxis against ampicillin-associated Durchfalla with a lactobacillus preparation". Am J Hosp Pharm (1979): 35: 754–7.
Halpern, G. M. u. a., "Influence of long-term yoghurt consumption in young adults", Int J Immunother (1991); VII (4): 205–10.
Hilton, E. u. a., "Ingestion of yogurt containing Lactobacillus acidophilus as prophylaxis for candidal vaginities". Ann Int Med (1992); 116: 353–357.
Marks, J., "Gut flora and health: current status and future prospects". Review presented at Gut Flora and Health Conference, Yakult UL, London, 1996.
Niv, M. u. a., "Yoghurt in the treatment of infantile diarrhea". Clinical Pediatrics (1963); 7: 407–10.
Siitonen, S. u. a., "Effect of lactobacillus GG yoghurt in prevention of antibiotic associated Durchfalla". Ann Med (1990); 22: 57–59.
Wynckel, A. u. a., "Intestinal absorption of calcium from yoghurt in lactase-deficient subjects". Reprod Nutr Dev (1991); 31: 411–18.

KAROTTEN
Beuchat, L. R. u. a., "Inhibitory effects of raw carrots on Listeria monocytogenes". App and Environ Microbiol (1990); 56 (6): 1734–42.
Nguyen, T. C. u. a., "The lethal effect of carrot on listeria species". J App Bacteriol (1991); 70 (6): 479–88.
Robertson u. a., "The effect of raw carrot on serum lipids and colon function". Am J Clin Nutr (1979); 32: 1889–92.
33 Studien über Krebs, z. B.
Pisani, P. u. a., "Carrots, green

vegetables and lung cancer: a case-control study". Int J Epidemiol (1986); 15 (4): 463–8.
Steinmetz, K. A. u. a., Übersichtsartikel, *siehe* Besondere Schutzstoffe
Siehe auch Antioxidanzien, Besondere Schutzstoffe.

KIRSCHEN
Blau, L. W., "Cherry diet control for gout and arthritis". Texas Rep Bio Med (1950); 8: 309–11.

KNOBLAUCH
Viele Studien, z. B.
Adetumbi, M. A. u. a., "Allium sativum: a natural antibiotic". Med. Hypotheses (1983); 12 (3): 227–37.
Barrie, S. A. u. a., "Effects of garlic oil on platelet aggregation, serum lipids and blood pressure in humans". J. Orthomol Med (1987); 2 (1): 15–21.
Ernst, E., "Cardiovascular effects of garlic (Allium sativum): a review". Pharmatherapeutica (1987); 5 (2): 83–9.
Hughes, B. G. u. a., "Antimicrobial effects of garlic". Phytother Res (1991); 5: 154–8.
Lau, B. H. S. u. a., "Allium sativum (garlic) and cancer prevention (Übersichtsartikel)". Nut Res. (1990); 10: 937–48.
Warshafsky, S. u. a., "Effect of garlic on total serum cholesterol". Ann Intern Med (1993); 119: 599–605.
Weber, N. D. u. a., "In vitro virucidal effects of Allium sativum (garlic) extract and compounds". Planta Med, Deutschland (1992); 58: 417–23.
You, W. C. u. a., "Allium vegetables and reduced risk of stomach cancer". J. Natl. Cancer Inst (1989); 81 (2): 162–4.
Siehe auch Zwiebeln, Besondere Schutzstoffe.

KOHL
Cheney, G. u. a., Anti-peptic ulcer dietary factor. J am Diet Assoc. (1950); 26: 668–72.
Michnovicz, J. J. u. a., "Induction of estradiol metabolism by dietary indole-3-carbinol in humans". J. Natl Cancer Inst (1990); 82: 947–9.
Singh, G. B. u. a., "Effect of Brassica oleracea var: capitata in the prevention and healing of experimental peptic ulceration". Ind J Med Res (1962); 50 (5): 741.
Siehe auch Antioxidanzien, Kruziferengemüse, Besondere Schutzstoffe.

KOPFSALAT UND GRÜNE SALATE
Crosby, D. G., J Fd Sc (1963); 28: 347.
Grieve, M., A Modern Herbal, Rev. ed. Tiger Books, London, 1992.
Siehe auch Antioxidanzien.

KRANBEEREN
Konowalchuk, J., Speirs, J. I., "Antiviral effect of commercial juices and beverages". App and Envir Microbiol (1978); 35: 1219–29.
Light u. a., "Urinary ionised calcium in urolithiasis". Urology (1973); 1: 67–70.
Schmidt, D. R., Sobota, A. E., "An examination of the anti-adherence activitiy of cranberry juice on urinary and nonurinary bacterial isolates". Microbios (1988); 55: 173–81.
Sobota, A. E., "Inhibition of bacterial adherence by cranberry juice: potential use for the treatment of urinary tract infections". J Urol (1984); 131: 1013–6
Swartz, J. H., Medrek, T. F., "Anifungal properties of cranberry juice". App Microbiol (1968); 16: 1527–7.
Zafriri, u. a., "Inhibitory activity of cranberry juice on adherence of type 1 and type P fimbriated Escherichia coli to eucaryotic cells". Antimicrob Agents Chemother (1989); 33: 92–8.
Siehe auch Heidelbeeren.

KRUZIFERENGEMÜSE
Beecher, C. W., "Cancer preventive properties of varieties of Brassica oleracea: a review". Am J Clin Nutr (1994); 59 (5): 1166 S–70 S.
Jongen, W. M. F., "Glucosinolates in brassica: occurrence and significance as cancer-modulating agents". BJ Nutr (1996); 55: 1B: 433–446.
Siehe auch Antioxidanzien, Besondere Schutzstoffe.

KÜRBISKERNE
Carbin, B. E. u. a., "Treatment of benign prostatis hyperplasia with phytosterols". B J Urol (1990); 66 (6): 639–11.
Suphakarn, V. S. u. a., "The effect of pumpkin seeds on oxalcrystalluria and urinary compositions of children in hyperendemic area". Am J Clin Nutr (1987); 15 (1): 115–21.

LEINSAMEN
Cunane, S. C. u. a., "High alpha-linolenic acid flaxseed (Linum usitatissiumum): some nutritional properties in humans". B J Nut (1993); 69: 443–53.

Jens, R. u. a., "Results of a study investigating the use of a combination of linseed and whey for treating chronic constipation in 114 patients in the Vienna area". Der Praktische Arzt (1981); 35: 80–96.
Wirth, W. u. a., "Fiber-rich snacks with reference to their effect o the digestive activity and blood lipids of the elderly". Z Gerontol (1985); 18 (2): 107–10.
Siehe auch Essentielle Fettsäuren, Ballaststoffe, Phytoöstrogene.

MANDELN
Abbey, M. u. a., "Partial replacement of saturated fatty acids with almonds or walnuts lowers total plasma cholesterol and low-density-lipoprotein cholesterol". Am J Clin Nutr (1991); 59 (5): 995–9.
2 Feldstudien, u. a.
Fraser, G. E. u. a., "A possible protective effect of nut consumption on risk of coronary heart disease: the Adventist Health Study". Arch Intern Med (1992); 152: 1416–24.
Siehe auch Antioxidanzien, Essentielle Fettsäuren.

PETERSILIE
Ohyama, S. u. a., "Ingestion of parsley inhibits the mutagenicity of male human urine following consumption of fried salmon". Mutat Res (1987); 192 (1): 7–10.
Zheng, G. Q. u. a., "Inhibition of benzo[a]pyrene-induced tumorigenesis by myristicin, a volative aroma constituent of parsley leaf oil". Carcinogenesis (1992); 13 (10): 1921–3.
Siehe auch Antioxidanzien.

PHYTOÖSTROGENE
Adlercreutz, H. u. a., "Diet and breast cancer". Acta Oncolog (1992); 31 (2): 175–181.
Cassidy, A., "Physiological effects of phyto-oestrogens in relation to cancer and other human health risks". Proc Nutr Soc (1996); 55: 1B: 399–417.
Cassidy, A. u. a., "Biological effects of isoflavones in young women: importance of the chemical composition of soyabean products". BJ Nutr (1995); 74: 587–601.
Erdman, J. W. u. a., "Short-term effects of soybean isoflavones on bone in post-menopausal women". 2nd International Symposium on Soy, American Soybean Ass., Brüssel, 1996.
Murkies, A. L. u. a., "Dietary flour supplementation decreases postmenopausal hot flushes: effect

of soy and wheat". Maturitas (1995); 21: 189–195.

Rose, D. P., "Dietary fiber, phyto-estrogens and breast cancer". Nutrition (1992); 8: 1: 47–51.

Wilcox, G. u. a., "Oestrogenic effects of plant foods in post-menopausal women". BMJ (1990); 301, 20. Oktober: 905–6.

ROTER PAPRIKA
Siehe auch Antioxidanzien, Besondere Schutzstoffe

SCHALENTIERE
Fraker, P. J. u. a., "Interrelation-ship between zine and immune function". Fed Proc (1986); 45: 1474–9.

Gibson, R. G. u. a., "Perna canali-culus in the treatment of arthritis". The Practitioner (1980); 224: 955–60.

Turnbull, A. J. u. a., "Zinc – a precious metal". Brit Nutritional Foundation Bulletin (1989). Jan: 23–35.

SCHWARZE JOHANNISBEEREN
Kyerematen, G. u. a., "Prelimi-nary pharmacological studies of Pecarin, a new preparation from Ribes nigrum fruits". Acta Pharm Suececa (1986); 23 (2): 101–6.

Siehe auch Heidelbeeren, Flavonoide.

SELLERIE
Grieve, M., A Modern Herbal. Rev. ed. Tiger Books, London, 1992.

Kulshrestha, V. K. u. a., "A study of central pharmacological activity of alkaloid fraction of Apium graveolens Linn". Ind J Med Res (1970); 58, Jan 1.

Le, O. T. u. a., "Mechanisms of the hypotensive effect of 3-normal-butyl phthalide (BUPH)". Clin Res (1992); 40 (2): 326.

Mills, S. Y., Dictionary of Modern Herbalism. Thorsons, London, 1985.

Tsi, D. u. a., "Effects of aqueous celery (Apium graveolens) extract on lipid parameters of rats fed a high-fat diet". Planta Med. Ger-many (1995); 61/1: 18–21.

SOJABOHNEN
Viele Studien, z. B.

Barnes, S. u. a., "Chemopreven-tion by powdered soy bean chips (PSC) of mammary tumors in rats". Breast Cancer Res Treat (1988); 12: 128.

Clarkson, T. B. u. a., "Estrogenic soybean isoflavones and chronic disease". TEM (1995); 6: 11–16.

Harding, C. u. a., "Dietary soy supplementation is oestrogenic in menopausal women". 2nd Interna-tional Symposium on Soy, American Soybean Ass., Brüssel, 1996.

Lee, H. P. u. a., "Dietary effects on breast-cancer risk in Singapore". The Lancet (1991); 337: 1197–200.

Sirtori, C. R. u. a., "Soy and cholesterol reducktion: clinical experience". J Nutr (1995). 125: 598 S–605 S.

Siehe auch Ballaststoffe, Phytoöstrogene.

SONNENBLUMENKERNE
Siehe Antioxidanzien.

SPARGEL
Dalvi, S. S. u. a., "Effect of Aspa-ragus racemosus (Shatavari) on gastric emptying time in normal healthy volunteers". J Postgrad Med (1990); 36 (2): 91–4.

Grieve, M., A Modern Herbal, Rev. ed. Tiger Books, London, 1992.

SPINAT
Kelsay, J. L. u.a., "Mineral balances of men fed a diet containing fibre in fruits and vegetables and oxalic acid in spinach for six weeks". J Nutr (1988); 118 (10): 1197–2010.

Siehe auch Antioxidanzien, Kruziferengemüse, Besondere Schutzstoffe.

SÜSSKARTOFFELN
Siehe Antioxidanzien.

TEE
Viele Studien, z. B.

Akinyanja u. a., "Association of serum lipids with coffee, tea and egg consumption in free-living subjects". Nature (1967); 214: 426–7.

Chung, S. Y. u. a., "Tea and can-cer". Übersichtsartikel J Nat Can-cer Inst (1993); 85 (13): 1038–49. Dept of Food and Nutrition, University of Shizuoka, Japan.

Green and Jucha, "Effect of coffee and tea on serum lipids in the rat". J Epidemiol Commun (1986); 40: 324–9.

Lou, F. Q. u. a., "A Study on tea pigment in the prevention of athe-rosclerosis". Zhejing Medical Univ. Hospital, Hangzhou, China.

Nakayam, M. u. a., "Inhibition of influenza virus infection by tea". Letters in App Microbio (1990); 11: 38–40.

Yukihiko, H., "The effects of tea polyphenols on cardiovascular diseases". Food Research Labs., Mitsui Norin Co Ltd., Fujieda City, Shizuka Prefecture 426, Japan. *Siehe auch* Flavonoide.

TOMATEN
Siehe Antioxidanzien.

WALNÜSSE
2 Feldstudien

Fraser, G. E. u. a., "A possible protective effect of nut consump-tion on risk of coronary heart dis-ease: the Adventist Health Study", Arch Intern Med (1992); 152: 1416–24.

Sabata, J. u. a., "Effects of walnuts on serum lipid levels and blood pressure in normal men". NE J Med (1993); 328: 603–7.

Siehe auch Essentielle Fettsäuren.

WEIZENKEIME
Siehe Antioxidanzien, Essentielle Fettsäuren.

WEIZEN, REIS UND VOLLGETREIDE
Leathwood, P. u. a., "Effects of slow release carbohydrates in the form of bean flakes on the evolu-tion of hunger and satiety in man". Appetite (1988); 10: 1–11.

Siehe auch Ballaststoffe, Phytoöstrogene.

WINTERKÜRBIS
Siehe Antioxidanzien, Besondere Schutzstoffe.

ZITRUSFRÜCHTE
Mehrere Studien, z. B.

Baekay, P. A. u. a., "Grapefruit pection inibits hypercholesterole-mia and atherosclerosis in minia-ture swine". Clin Cardiol (1988); 11 (9): 595–600.

Galati, E. M. u. a., "Biological effects of hesperidin, a citrus fla-vonoid: anit-inflammatory and anal-gesic activity". Il Farmaco (1994); 49 (11): 709–12.

Parker, R., Root M. Paper on citrus and cancer presented at 2nd International Conference on Antio-xidant Vitamins and Beta-Carotene, Berlin, Deutschland, 1994.

Tanizawa, H. u. a., "Studies of natural Antioxidanz in citrus spe-cies 1. Determination of antioxi-dative activities of citrus fruits". Chem Pharm Bull (1992); 40 (7): 1940–2.

Wattenberg, L. W. u. a., "Inhibi-tion of carcinogenesis by some minor dietary constitutents". Prin-

cess Takamatsu Symp. (1985); 16: 193–203.

Siehe auch Flavonoide.

ZWIEBELN
Mehrere Studien, z. B.

Dorsch, W. u. a., "Antiallergic and antiasthmatic effects of onion extracts". Folia Allergol Immunol Clin (1984); 30: 17.

Elnima, E. I. u. a., "The anti-microbial activity of garlic and onion extracts". Pharmazie (1983); 38 (11): 747–8.

Gupta, N. N. u. a., "Effect of onion on serum cholesterol, blood coagulation factors and fibrinolytic activity in alimentary lipemia". Ind J Med Res (1966); 54 (1): 48–53.

Kawakishi, S. u. a., "New inhi-bitor of platelet aggregation in onion oil". The Lancet (1988); Aug. 6: 330.

Louria, D. B. u. a., "Onion ex-tract in treatment of hyertension and hyperlipidemia: a preliminary communication". Curr Ther Res (1985); 37 (1): 127–31.

Srivastava, K. C., "Effects of aqueous extracts of onion, garlic and ginger on platelet aggregation and metabolism of arachidonic acid in the blood vascular system: in vitro study". Prostaglandins Med (1984); 13: 227–35.

Wagner, H. u. a., "Antiasthmatic effects of onions: inhibition of 5-lipoxygenase and cyclooxygenase in vitro by thiosulfinates and cepae-nes". Pros Leuk and EFAs (1990); 39: 59–62.

Siehe auch Besondere Schutz-stoffe.

REGISTER

Die **fett** gesetzten Seitenzahlen geben die Hauptfundstellen im Kapitel Nahrungsmittelprofile wieder.
Die *kursiven* Ziffern bezeichnen Rezepte.

DANKSAGUNGEN

DANKSAGUNG DES AUTORS

Mein herzlicher Dank gilt James W. B. Richmond, der mir bei den Forschungsarbeiten eine große Stütze war. Daneben möchte ich denjenigen danken, die mir für meine Recherche unentbehrlich wurden, insbesondere Dr. Alan Long.

DER VERLAG

dankt Clare Marshall und Johnny Pau für die Illustrationen; Berit Vinegrad für die Zubereitung der Gerichte; Valerie Barret für ihre Hilfe bei der Rezeptauswahl; Sue Bosanko für den Index; Jasmine Challis für die Nährstoffanalysen im Rezeptteil.

ILLUSTRATIONEN

Laura Jackson: *Symbole in den Nahrungsprofilen* (S. 30–73); Mick Gillah und Tony Graham: Illustration Verdauung (S. 24); Lorraine Harrison: Illustrationen im Kapitel *»Die Gesundheit verbessern«* (S. 76–93).

FOTOS

Von Steve Gorton und Andy Crawford, außer Seite 9 li. oben, Seite 14 re. unten: Science Photo Library/John Mead; Seite 10 li. unten: British Museum, Bridgeman Art Library/ John White; Seite 11 re. oben: Arkopharma, Frankreich; Seite 14 unten Mitte: Science Photo Library/John Mead; Lebensmittel Seite 12–13, 46, 49, 98–141: Andrew Whittuck.

NÄHRSTOFFANGABEN

Die in den Nahrungsmittelprofilen (S. 30–73) enthaltenen Nährstoffdaten sind entnommen aus *»The Composition of Foods«*. Abgedruckt mit Genehmigung von The Royal Society of chemistry und Controller of Her Majestry's Stationery Office.

NÄHRSTOFFANALYSEN

Alle Nährstoffangaben sind ungefähre Werte und beruhen auf den Tabellen in "The Composition of Foods" (mit zusätzlichen Daten für hergestellte und, wo erforderlich, für andere Produkte). Weil der Gehalt und die Verfügbarkeit der Nährstoffe, sowohl in natürlichen Nahrungsmitteln als auch in fertigen Produkten, variiert, dienen die Angaben als Richtlinie und sind nicht als absolute Mengenangaben zu verstehen. Wenn Salz in einem Rezept als abgemessene Menge angegeben wird, wurde es in die Nährstoffanalyse für Natrium aufgenommen. Das gilt nicht, wenn nur »abschmecken« vermerkt wurde. Die jeweiligen Würzgewohnheiten können zu unterschiedlichen Natriumgehalten führen. Gebratene Gerichte können auch in ihrem Fettgehalt variieren (abhängig von der Temperatur des Fetts, wenn die Nahrung zugesetzt wird und während des Bratens). Der Wert für Gesamtfett umfaßt nicht nur Fettsäuren (sowohl gesättigt als auch ungesättigt), sondern auch andere nicht-fettartige Stoffe wie Phospholipide und Sterine. Bei Salatdressings wurde nur eine Angabe gemacht, wenn die Menge der Zutaten genau angegeben ist.